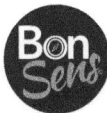

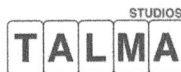

BonSens.org est une association loi 1908 reconnue d'intérêt général. En vertu de la Constitution et de notre droit fondamental à connaître la vérité, notre devoir chez BonSens.org prend sa source dans :

- le devoir de parler du professeur,

- le devoir de parler du journaliste,

- le devoir de parler des scientifiques,

Parce que c'est du bon sens,

Parce que c'est notre devoir,

Quoi qu'il nous en coûte.

Image de couverture : © Pravin Chakravarty | Dreamstime.com
Photo d'Hélène Banoun : Christophe Lepissier
ISBN : 978-1-913191-37-5

Talma Studios International Ltd.
Clifton House, Fitzwilliam St Lower
Dublin 2 – Ireland
www.talmastudios.com
info@talmastudios.com

Hélène Banoun
avec la collaboration de
Pryska Ducœurjoly

LA SCIENCE
FACE AU POUVOIR

Ce que révèle la crise Covid-19
sur la biopolitique du XXIe siècle

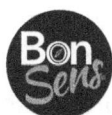

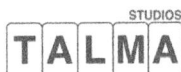

Bon
Sens

STUDIOS
TALMA

Remerciements

Je voudrais d'abord rendre hommage :

Aux médecins et paramédicaux qui ont soigné malgré l'interdiction, dont bien sûr les professeurs Christian Perronne et Didier Raoult, et ceci au péril de leur profession (mise en disponibilité forcée, suspension, voire radiation de l'Ordre des Médecins).

Aux rares scientifiques qui ont compromis leur carrière en s'exposant, parmi eux (sans être exhaustive) : Jean-Marc Sabatier, Laurent Toubiana, Laurent Mucchielli, Martin Zizi en Belgique, Patrick Provost au Québec.

Aux soignants qui ont refusé l'injection expérimentale. Ils sont les héros de cette crise.

Je remercie :

L'association BonSens.org pour avoir pris en charge financièrement le travail de Pryska Ducœurjoly, journaliste scientifique indépendante, avec qui j'ai rédigé ce livre. Corinne Reverbel, Jean-Yves Capo et les membres de BonSens.org pour leur relecture attentive et rigoureuse.

Pryska pour la très plaisante et enrichissante collaboration que nous avons eue tout au long de l'écriture : cela m'a permis de vulgariser et synthétiser mon travail mais aussi de préciser bien des points. Son apport a été essentiel pour fluidifier mon discours.

Le Pr Patrick Provost, le Dr Jean-Marc Sabatier et le Pr-Dr Martin Zizi, qui ont accepté de préfacer le livre.

Alexandra Henrion-Caude pour avoir soutenu mon travail dès 2021 et pour la joie, l'empathie et la bienveillance qu'elle rayonne en permanence.

Tous ceux avec qui je travaille depuis plusieurs années : l'Aimsib (Dr Vincent Reliquet, Dr Eric Menat), le Dr Michel de Lorgeril pour avoir relu et corrigé abondamment mes premiers articles, ReinfoCovid (Carole et Louis Fouché), le CSI (tous ceux qui le font fonctionner, dont Carole et Louis, Vincent Pavan, Emmanuelle Darles, le Dr Philippe de Chazournes, ceux qui assurent la technique – et les intervenants invités comme Pierre Chaillot), pour leur bienveillance, intelligence et les discussions passionnantes que nous avons.

Le Dr Pierre Sonigo pour les échanges sur LinkedIn avant mon éviction, Anne-Marie Moulin et Patrick Tort pour avoir relu avec attention mon texte sur le rôle des anticorps en 2021.

Préfaces

La crise de la Covid-19 a ébranlé les démocraties du monde contemporain comme jamais auparavant. Certes, il y a eu les maladies et les guerres, dont deux mondiales, qui ont marqué et décimé des générations. Mais jamais une situation mondiale n'a concerné autant de personnes ni n'a suscité le niveau de coordination globale par aussi peu de personnes.

Cette coordination unifiée a été rendue possible grâce aux technologies des communications, à une centralisation des pouvoirs et à l'intervention de firmes supranationales de consultants privés et de pharmaceutiques, et de certains individus aux intérêts privés plus puissants que des nations entières et dont les activités ont compromis les sociétés démocratiques.

La gestion de la Covid-19 par les gouvernements, prétendument basée sur LA science, non pas constituée de doutes mais de certitudes, a engendré un contexte politico-scientifique où la science a été utilisée pour justifier un agenda davantage politique que sanitaire, et non pour la prise de décisions éclairées visant, d'abord et avant tout, la protection du public.

On peut également parler de la création d'une triade politico-pharmaco-médicale qui a mené, notamment, à la capture des gouvernements, des organismes réglementaires et des ordres professionnels, en particulier celui des médecins. Cela a pavé la voie à la manipulation des appareils gouvernementaux et de la science, et à la déréglementation des processus d'autorisation des nouveaux produits pharmaceutiques, qui, allégés et accélérés, exposent imprudemment la population à de plus grands risques pour leur santé. Les actions de cette triade sont allées à l'encontre de toutes les règles d'éthique et de déontologie médicales expressément conçues pour baliser les prises de décisions dans des situations comme celle que nous avons vécue avec la Covid-19, notamment le serment d'Hippocrate, le Code de Nuremberg, le principe de précaution, l'évaluation risque-bénéfice individuelle, le consentement libre et éclairé, et le droit de refus.

Tout cela en toute impunité et à des buts forts lucratifs. Cela explique probablement pourquoi nos gouvernements ont ignoré les plans d'urgence pandémique élaborés par leurs propres agences de Santé publique, et ont préféré faire confiance à des firmes de consultants aux intérêts privés… Et qu'ils ont fait l'achat de produits pharmaceutiques expérimentaux par le biais de contrats confidentiels.

À travers cet ouvrage, Hélène Banoun pose un regard critique et analytique sur certains aspects scientifiques de cette crise inédite, à plusieurs égards. Elle nous sort littéralement de notre zone de confort en nous partageant la perspective de nombreux médecins, experts et scientifiques indépendants, à l'esprit critique fort aiguisé, courageux et à contre-courant du narratif officiel. L'engagement d'Hélène et de ses collègues « résistants » envers le bien-être et la santé des populations était non seulement libre de tout conflit d'intérêts, mais relevait d'une forte conscience sociale fondée sur des valeurs morales inébranlables et une profonde humanité.

Pour ces professionnels, la protection du public était une priorité non négociable. Le tribut qu'ils ont dû payer était parfois élevé, mais cela n'entamait en rien leurs convictions désintéressées de « faire ce qui doit être fait ». Ces serviteurs ont honoré, plus que tout autre personne, leur sens du devoir, de la rigueur, de l'intégrité et de la probité scientifique nécessaire pour assurer une offre de services publics de la plus haute qualité qui soit.

Malheureusement, les gouvernements ont fait la sourde oreille et leur ont préféré les conseils de firmes multinationales et de lobbys aux influences démesurées.

Non seulement des experts dévoués et des scientifiques chevronnés dans leur domaine ont-ils vu leurs analyses, critiques et recommandations être ignorées, mais plusieurs ont été châtiés sur la place publique pour avoir osé contredire les autorités. Ces dernières en ont fait des exemples.

Ma collègue, Hélène Banoun, que la présente crise m'a donné le privilège de connaître, fut un exemple de rigueur, d'intégrité, de perspicacité et de persévérance, tel un phare nous guidant au milieu de la tempête.

Je vous souhaite d'être éclairés, comme moi, par ses lumières.

Bonne lecture !

Patrick Provost, PhD
Professeur titulaire
Département de microbiologie-infectiologie et d'immunologie
Faculté de médecine, Université Laval

Ce livre du Dr. Hélène Banoun est assurément un des livres les plus importants jamais publiés sur la Covid-19, les injections « vaccinales » anti-Covid (notamment à ARN messagers) et leurs effets délétères sur l'organisme, ainsi que sur le phénomène de « shedding ». Il s'agit d'un *must read* pour toute personne intéressée par la « pandémie » du SARS-CoV-2 et ses répercussions sur la santé des populations, tant en France qu'à l'étranger. Je recommande ainsi vivement la lecture d'une œuvre particulièrement éclairante pour les personnes de divers horizons, qu'elles soient scientifiques, du milieu médical, ou non. Le lecteur trouvera ici une vision globale et réaliste de la crise sanitaire.

À titre personnel, je tiens à souligner le rôle exceptionnel du Dr Hélène Banoun depuis le début de la crise jusqu'à nos jours, tant au niveau de l'information (acteur majeur du Conseil Scientifique Indépendant ou CSI, et autres), qu'au niveau scientifique (publications dans les revues spécialisées internationales). Enfin, je salue le courage d'une femme extraordinaire dont le dévouement sans limites – pour le bien de tous – a été exemplaire.

Dr Jean-Marc Sabatier
Directeur de recherches au CNRS,
spécialiste des protéines, des toxines
et du drug-design

Avec le slogan « Nous suivons la Science », le duel entre Science et Politique semble s'achever...

Depuis qu'il s'est levé et regarda le Ciel étoilé, il y a fort longtemps, l'esprit humain oscilla entre la Peur et le Merveilleux. Face à l'inexplicable, la pensée devait devenir magique – pour survivre une nuit de plus – pour nous donner cette impression de pouvoir que nous sentions ne pas posséder. La naissance, la mort, et, entre les deux, la maladie, autant de moments où l'impuissance marquait nos pensées.

Deux millions d'années se sont écoulées, et malgré tout notre progrès, même si la science s'est séparée de la magie, ces moments restent des portes ouvertes sur nos plus grandes questions et nos peurs premières. Nous, humains, croyons trop vite en notre rationalité, et nous nous sommes dotés de structures au sein desquelles Science et Politique sont deux vecteurs de pouvoir.

Cela commença il y a bien longtemps, lorsque les Rois-Prêtres combinaient les deux. Il fallait du sang pour soutenir le lever du Soleil, il fallait au Fils du Ciel une armée enterrée pour l'aider à conquérir la Mort.

Cette situation perdura durant des siècles. Avec la « magie » du verre poli en forme de lentille, l'astronomie se sépara de l'astrologie, et « l'affaire Galilée » fut une rupture fondamentale entre pensée magique et pensée scientifique. Malgré sa sentence, Galileo Galilei avait déchiré le rideau : la mesure et l'expérimentation prenaient le pas sur le narratif politique. L'affaire Galilée ne marqua pas la naissance de la pensée rationnelle, car des Grecs aux Mayas, en passant par les Babyloniens, Hindous, Latins, Arabes, Polynésiens, nous étions rationnels. Non, l'affaire Galilée marqua la fin du narratif politique en tant que pouvoir absolu. Plus de sang vierge pour apaiser les dieux... La Peur cédait devant la Logique.

Mais le dragon ne dormait que d'un œil. Et au moment même où nos révolutions technologiques se sont accélérées, des forces profondes se sont réveillées. Naissance, mort et, entre les deux, la maladie, servent de toile de fond.

La Peur est revenue, stimulée et voulue par les nouveaux Rois, et magnifiée par nos moyens de communication de masse. En quelques jours, en février 2020, une partie de l'humanité régressa vers la pensée magique… et le sang coule à nouveau pour apaiser de faux fantasmes. La Peur – soutenue par l'argent – semble gagner…

Le Dr Hélène Banoun est la première à ouvrir ce débat indispensable entre Science et Politique – ces deux vecteurs nécessaires et qui doivent rester indépendants l'un de l'autre, car la politisation de la science est à la fois la fin de la démarche scientifique et la fin de la politique comme force organisatrice. Une situation perdant-perdant est en train de voir le jour, et il est crucial qu'elle avorte.

Avant cette débâcle de la gestion SARS-CoV-2, je ne connaissais pas Hélène. Maintenant, elle me fait l'honneur de lui écrire cette préface – moi, le militaire spécialisé en biodéfense.

Comme tant d'autres scientifiques de toutes spécialités, ce fut la crise qui nous réunit. Avec tant d'autres, nous échangeons pour tenter d'alerter, de sauver, d'expliquer. Nous ne sommes pas des conspirateurs, mais des esprits libres et critiques, qui se sont retrouvés du jour au lendemain du côté de la cognée – attaqués pour ce que nous sommes. Ensemble, mais avec des vues parfois différentes – unis par la certitude que le filtre du Temps consolide la Science, la Vraie – nous avançons…

Le duel entre Science et Politique doit continuer. Et ce livre en est une étape…

Merci Hélène de l'avoir écrit.

Merci à vous de le lire…

Pr Dr Martin Zizi
Mountain View
1er octobre 2023.

Introduction

Ce livre a pris vie grâce à ma passion pour la biologie et mon désir de partager les fruits de mes recherches, celles qui m'ont permis de déchiffrer la crise sanitaire du coronavirus. Durant cette époque, qui nous a tous bouleversés, j'ai puisé dans mes connaissances scientifiques et les connaissances disponibles pour sonder l'origine du virus, comprendre les mécanismes de la maladie et éclairer les zones d'ombre autour des vaccins anti-Covid-19.

Ce voyage à travers les territoires complexes de notre biologie m'a permis d'apprendre énormément, me conduisant parfois à remettre en question la validité de certaines affirmations officielles. Plus le temps passait, plus ces affirmations m'apparaissaient fondées davantage sur une idéologie politique que sur des acquis scientifiques.

Ce livre vise à offrir une vue d'ensemble claire et accessible de l'état actuel des connaissances, dans le but d'éveiller la réflexion et d'enrichir l'esprit critique. Bien que l'épisode Covid-19 semble appartenir au passé, tout indique que le combat est loin d'être terminé face aux crises sanitaires. Après avoir exploré les racines de cette pandémie et effectué une plongée dans la biologie de la Covid-19 et des mécanismes immunitaires, nous évoquerons les enjeux et les risques de la nouvelle ère biopolitique qui influence désormais nos existences.

Je partagerai avant tout mes propres recherches, mais je citerai aussi les contributions de mes collègues scientifiques qui partagent une vision critique. Pour une exploration plus approfondie, je vous invite à consulter mes publications ainsi que celles des experts cités, mais il est impossible d'aborder tous les sujets et vous voudrez bien me le pardonner.

De la pharmacologie à la théorie de l'évolution

Mon parcours scientifique commence avec des études de pharmacie. Pendant mon internat, j'ai eu mon premier aperçu de l'univers fascinant du laboratoire. J'ai ensuite intégré le monde de la recherche, passant sept ans à l'Institut Gustave Roussy, où j'ai exploré la pharmacologie moléculaire anti-cancéreuse, d'abord en tant qu'interne en pharmacie, puis en tant que chargée de recherches Inserm.

Mon travail s'est concentré sur la mutagenèse bactérienne, j'ai étudié comment les mutants bactériens sont sélectionnés en présence de molécules potentiellement anti-cancéreuses. Cela m'a permis de continuer à travailler sur la « paillasse » en bactériologie, une discipline qui m'avait captivée pendant mon internat.

Cependant, j'ai choisi de ne pas poursuivre dans cette voie, le monde de la recherche me semblant trop restreint. J'étais jeune et en quête de nouvelles expériences. De plus, le directeur du laboratoire nous avait confié qu'il ne croyait pas en la pharmacologie comme moyen de traiter le cancer. Il mettait tous ses espoirs dans l'immunothérapie, une intuition qui s'avère juste aujourd'hui. Le fait que notre laboratoire se concentre sur les médicaments anticancéreux était principalement dû au financement de l'industrie pharmaceutique. Comment pouvais-je m'investir pleinement dans ce domaine en sachant que la recherche était d'ores et déjà orientée par des intérêts financiers ?

Par la suite, j'ai obtenu mes certificats de biologie pour devenir pharmacien biologiste. J'ai eu l'occasion de remplacer de nombreux directeurs de laboratoire d'analyses médicales. Finalement, la vie m'a guidée vers une activité artistique. Cependant, durant toutes ces années, mon intérêt pour la biologie n'a jamais faibli.

L'un de mes sujets de prédilection reste l'étude de la biologie du point de vue de la théorie de l'évolution. Cette théorie peut, bien sûr, s'appliquer aux micro-organismes. Bactéries, virus, anticorps, les médias leur prêtent désormais beaucoup attention et les dirigeants politiques parfois bien des intentions.[1] Les virus sont-ils vraiment des ennemis ? Les anticorps « veulent-ils » nous protéger ? La vision anthropomorphique est récurrente dans les discours politiques (et même scientifiques), mais elle a surtout pour objectif de nous faire adhérer à une logique de guerre contre les virus. Je vous livrerai mon point de vue de biologiste dans la deuxième partie du livre, consacrée à la compréhension de l'immunité et aux mécanismes de la maladie de la Covid-19.

---

1. *Les métaphores du virus Covid-19 dans les discours d'Emmanuel Macron et de Pedro Sánchez*, Isabel Negro, Universidad Complutense de Madrid, Çedille n°19, 2021.

L'engagement pour l'information scientifique

Ma passion pour la biologie trouva une nouvelle voie d'expression à travers l'écriture et le partage de connaissances. Mon engagement dans l'information scientifique prit racine en 2017, lorsque l'obligation des onze vaccins pour les nourrissons fut annoncée. Cette décision, à travers les nombreuses critiques qu'elle suscita, m'interpella. À cette époque, je n'avais pas d'opinion formée sur les vaccins. Comme la plupart des professionnels de santé, je n'avais reçu aucune formation spécifique sur le sujet, pas même dans le cadre de mon certificat d'immunologie. Les vaccins étaient considérés comme une évidence et ne semblaient poser aucun problème scientifique.

Intriguée, je décidai d'explorer le sujet de la vaccination à travers le prisme de l'évolution en biologie, c'est-à-dire au regard de la théorie de l'évolution. Après avoir rafraîchi mes connaissances en virologie et immunologie, je publiai un premier article[2] sur le blog de l'Aimsib,[3] une association d'information médicale 100 % indépendante.

Mon article se concentrait sur la vaccination contre la rougeole. Le Dr Michel de Lorgeril, à l'époque membre du comité médical de l'Aimsib, m'aida beaucoup à affiner la rigueur scientifique. Dans cet article, je posais de nombreuses questions sur l'efficacité de ce vaccin. Bien qu'il n'y ait eu aucune marque d'agressivité de ma part, je reçus en réponse une critique sévère d'un immunologiste, étroitement lié à l'industrie pharmaceutique. Je répondis point par point à ses objections. Depuis, il semble que je sois surveillée sur les réseaux sociaux comme le lait sur le feu.

Drôle de coïncidence, juste avant la pandémie Covid-19, une grave épidémie de rougeole se déclencha aux îles Samoa. Elle fut officiellement attribuée à la baisse de la couverture vaccinale. En janvier 2020,[4] je publiai donc un nouvel article, qui contribua à me préparer intellectuellement à aborder la Covid-19. Lorsque l'on commença à parler d'un virus à potentiel pandémique en janvier 2020, j'abordai l'affaire avec un *a priori* de méfiance envers la communication offi-

---

2. *La vaccination anti-rougeole expliquée par une spécialiste en immuno-infectiologie*, Aimsib.org, 26 mai 2019.
3. Association internationale pour une médecine scientifique indépendante et bienveillante, Aimsib.org.
4. *Flambée de rougeole aux Samoa, prévenez l'OMS et l'Unicef*, 5 janvier 2020.

cielle des autorités. Ces dernières étaient au début « rassuristes ». De mon côté, j'avais été avertie très tôt de la gravité potentielle de ce qui nous attendait par un virologiste. Il avait identifié que le virus en question était un SARS très proche de celui de l'épidémie de 2003 ; or, le SARS-1, quoique peu contagieux, avait un taux de létalité élevé.

En vue de ma compréhension personnelle, je commençai à passer au crible toutes les informations officielles, comme pour l'épidémie de rougeole de 2019 aux Samoa. Je compris alors rapidement qu'il y avait une instrumentalisation autour de cette pandémie. Je passai beaucoup de temps à effectuer vérifications sur vérifications face à certaines incohérences manifestes.

J'ai toujours adopté une approche critique vis-à-vis de mes propres interprétations, du moins jusqu'à la mi-2022. Chaque fois qu'une nouvelle information semblait contredire mes déductions, je cultivais le doute et me replongeais dans mes recherches. Je scrutais les études scientifiques derrière les déclarations officielles, analysant chaque donnée, y compris celles dissimulées dans les annexes. Invariablement, je détectais des failles ou des incohérences qui discréditaient la fiabilité de ces études. Aujourd'hui, je pense avoir identifié la majorité des biais scientifiques. Je ne remets plus systématiquement en cause ma perspective face à chaque nouvelle déclaration officielle contradictoire, car, chaque fois que je le fais, je retrouve toujours les mêmes biais. Par ailleurs, je suis loin d'être seule à avoir perçu l'instrumentalisation.

C'est tout naturellement que j'ai cherché à partager mes découvertes en les publiant sur le site de l'Aimsib, la plateforme ResearchGate et LinkedIn. Mes premiers articles s'intéressaient au concept d'immunité de groupe,[5] à l'immunité naturelle[6] ou encore au rôle parfois paradoxal des anticorps.[7] Bien d'autres articles ont suivi durant ces trois dernières années, dans une réflexion nourrie par l'émergence d'autres publications indépendantes et la mise en réseau des chercheurs questionnant la version officielle.

---

5. *Vaccin anti-Covid-19 et immunité de groupe, c'est non... et encore non,* Aimsib.org, 3 mai 2020.
6. *Covid-19 : immunité croisée avec les autres coronavirus, phénomènes immunopathologiques., ResearchGate.* Juillet 2020.
7. *Covid graves, admettre l'existence des anticorps facilitateurs,* Aimsib. org, 23 août 2020.

La force des réseaux scientifiques indépendants

Au fil des mois, les scientifiques critiques cherchèrent naturellement à entrer en contact et, petit à petit, se construisit ce réseau. Tout d'abord via les médias sociaux, puis à travers des rendez-vous physiques. Grâce à mon compte LinkedIn, créé en 2020, je pus établir une relation avec des virologistes et des médecins. Ma présence fut de courte durée sur cette plateforme (appartenant à Microsoft) : mon compte fut brutalement supprimé en mai 2021 après que j'ai relayé un post demandant que les données brutes du système de santé israélien soient rendues publiques. Je ne m'étendrai pas sur les nombreuses censures et sabotages informatiques dont je fus victime. Certes, c'est un faible préjudice comparé à celui des médecins et soignants suspendus ou radiés pour avoir soigné des malades ou s'être opposés publiquement à la politique sanitaire.

En octobre 2020, pendant le deuxième confinement, j'eus l'occasion de rencontrer le Dr Louis Fouché. Ce médecin anesthésiste travaillait alors à l'Hôpital de la Conception à Marseille, situé à moins d'un kilomètre de chez moi. Il posait les fondations de l'organisation ReinfoCovid, avec environ quatre cents médecins, chercheurs, soignants et citoyens, dans le but de promouvoir une autre politique sanitaire. Ce collectif se fédéra ensuite au sein de la Coordination Santé Libre,[8] qui regroupait surtout les médecins ayant bravé l'interdiction officielle de soigner. Cette interdiction de traitement est d'ailleurs toujours en vigueur à l'heure où j'écris ces lignes puisque, sur le site du Vidal, on ne trouve pas mention du traitement ambulatoire précoce pratiqué avec succès à l'IHU de Marseille et recommandé par la Coordination Santé Libre, tout comme d'autres médecins du monde entier, la Front Line Covid-19 Critical Care Alliance (FLCCC) aux États-Unis, la Canadian Covid-19 Care Alliance (CCCA) au Canada.

En janvier 2021, les médecins de la Coordination Santé Libre décidèrent de constituer un Conseil Scientifique Indépendant pour diffuser « des informations scientifiques de haut niveau totalement indépendantes de toute influence financière ou politique ». Il s'agissait de promouvoir le débat et d'apporter un point de vue contradictoire sur les avis et recommandations du Conseil Scientifique gouvernemental…

---

8. https://www.csl.ovh

L'aventure du Conseil Scientifique Indépendant, alias CSI,[9] commença en avril 2021. Les deux premières émissions furent diffusées sur Youtube et rapidement censurées. Le CSI continua à émettre sur la plateforme indépendante Crowdbunker.[10] Un an plus tard, nous réalisâmes une émission en direct devant une salle comble (650 personnes), à Le Fossat, près de Toulouse. Deux ans plus tard, en mai 2023, 1 700 citoyens et personnalités scientifiques se retrouvèrent à Saintes pour fêter la 100e. Cette notoriété, acquise progressivement grâce à la qualité des présentations et des intervenants, permit de faire émerger le débat scientifique auprès du grand public, dans un contexte de censure inédit.

Entre-temps, je continuai à publier l'avancement de mes travaux sur le blog de l'Aimsib et participai à ses congrès annuels, riches en rencontres.

Après avoir initialement travaillé de manière isolée, les chercheurs de diverses disciplines finalement s'unirent et créèrent un réseau solide, échangeant constamment sur tous les aspects liés à la santé. Aux côtés des médecins, nous avons désormais des statisticiens, des épidémiologistes, des modélisateurs, des spécialistes du traitement de données ou des essais cliniques, des informaticiens, des biologistes, des historiens, des juristes, des sociologues, des anthropologues, des psychologues… Au sein du CSI, nous sommes tous bénévoles, au même titre que les personnes qui font fonctionner les sites et gèrent la technique, notamment la partie diffusion vidéo.

Toutes les publications des scientifiques indépendants sont évidemment scrutées de très près par les autorités et les « fact-checkers » (les vérificateurs de faits), qui se ruent sur la moindre inexactitude. Nous n'avons pas droit à l'erreur ou l'approximation : tout ce que nous disons ou publions doit être strictement sourcé et référencé dans la littérature scientifique.

Au cours de ces trois ans et demi, à l'inverse des contradictions manifestes et répétées du discours officiel, la cohérence du discours du CSI s'est renforcée, avec des corrections mineures qui ne l'ont pas affectée. Un autre bel exemple de cette pluridisciplinarité scientifique est l'ouvrage collectif *La Doxa du Covid-19*, paru en janvier 2022, qui

9. https://www.conseil-scientifique-independant.org
10. https://crowdbunker.com/@CSI

rassemble pas moins de trente contributeurs de tous les horizons, sous la direction de Laurent Mucchielli, sociologue et directeur de recherches au CNRS.

D'autres collectifs et associations émergent durant la crise. Par exemple, dès octobre 2020, l'association BonSens.org travaille autour du Pr Perronne pour également ré-informer le grand public sur les différentes problématiques de cette crise, et mettre en œuvre des actions juridiques.

Science ou scientisme ?

Y a-t-il une erreur qu'ils n'ont pas commise ?[11] Le titre du best-seller du Pr Christian Perronne,[12] également vice-président de l'association BonSens.org, résume bien notre action collective et la mise en relief du décalage total entre les affirmations officielles et les publications scientifiques honnêtes et de qualité depuis le début de 2020. Ce décalage reflète l'opposition entre science et scientisme. Comprendre cette distinction est devenu essentiel à l'heure actuelle si le grand public veut s'y retrouver dans le flot des informations.

La science consiste en la production de connaissances objectives et donc vérifiables. Le scientisme, à l'inverse, relève d'une posture idéologique qui instrumentalise la science à ses fins. Il prend au pied de la lettre le « consensus » décidé par les spécialistes de chaque discipline et fait tout pour le confirmer. La crise Covid-19 nous aura apporté la confirmation que le fameux consensus accepté par la communauté scientifique désigne simplement l'état actuel des connaissances sur lequel se sont mis d'accord quelques leaders d'opinion, c'est-à-dire des experts suivis par leurs collègues et ayant l'écoute des médias et des politiques. Ce consensus scientifique est loin d'être systématiquement la « vérité ».

Dans un processus normal d'évolution scientifique, le consensus est remis en question lorsque la confrontation avec les données observées oblige à reconstruire la théorie, voire à changer de paradigme, comme l'explique le philosophe et historien des sciences Thomas Kuhn dans *La Structure des révolutions scientifiques* (1962). « La découverte commence avec la conscience d'une anomalie, c'est-à-dire

_____

11. Albin Michel, juin 2020.
12. Ancien chef de service des maladies infectieuses et tropicales à l'hôpital Raymond-Poincaré de Garches.

l'impression que la nature, d'une manière ou d'une autre, contredit les résultats attendus dans le cadre du paradigme qui gouverne la science normale. »

Ce changement de paradigme ne se fait pas sans résistance et passe souvent par une « crise scientifique », comme ce fut le cas de la révolution copernicienne. Le consensus provisoire est souvent pris par les scientistes comme une « vérité » révélée ; dès lors, il est quasiment impossible de le critiquer sans être accusé d'hérésie et presque excommunié, comme au temps de l'Inquisition. Or, la vérité scientifique n'existe jamais comme un résultat définitif, la production de connaissances étant infinie. Qui peut prétendre être arrivé au bout du savoir ou de la compréhension d'un phénomène ? La démarche scientifique ne consiste pas à révéler une vérité cachée et préexistante à toute recherche et encore moins de l'imposer. Elle consiste à confronter sans cesse les observations aux théories en se fondant sur des hypothèses tirées de ces théories ; lorsqu'il y a discordance, il faut modifier la théorie et non pas rejeter les observations.

Au XIXe siècle, le développement accéléré des sciences de la nature apporte une conception nouvelle du travail scientifique, élaborée à la fois par des philosophes (notamment Auguste Comte) et des scientifiques (de différentes disciplines) ayant posé la connaissance scientifique comme la forme même de toute connaissance rationnelle objective des phénomènes. C'est cette conception, cette idéologie de la Science comme Connaissance ou comme Vérité absolue, qu'on désigne en général sous le terme de scientisme. Comme l'État moderne (né des révolutions bourgeoises) a toujours cherché à rationaliser sa domination et s'y efforce aujourd'hui plus que jamais, le scientisme est nécessairement lié à la raison d'État, c'est-à-dire à la raison du pouvoir.

Le scientisme sanitaire s'illustre par une supériorité des sciences dures par opposition aux sciences humaines, par une hégémonie des statistiques et des résultats de laboratoire, par un affranchissement du diagnostic clinique que représente la consultation médicale et le colloque singulier[13] qui protège le secret médical, par des modélisations mathématiques qui peuvent s'affranchir des données du terrain.

---

13. L'expression « colloque singulier » désigne en médecine la principale modalité de la relation médecin-patient, qui sous-tend une large part de la pratique médicale.

En résumé, le scientisme est devenu un système de valeur dogmatique qui tend finalement à s'éloigner de la véritable connaissance de la réalité. Comme l'écrivait le philosophe Louis Jugnet (1913-1973), « Le scientisme, c'est […] l'impérialisme de la Science de laboratoire sur tous les domaines de la pensée et de la conscience de l'homme ».

La biopolitique en fil rouge

Au fur et à mesure de mes travaux, j'ai compris que l'irrationalité apparente de la gestion de la crise pouvait finalement s'expliquer par le concept de « biopolitique ». Cette notion fut théorisée par le philosophe Michel Foucault pour expliquer comment le pouvoir s'exerce sur les populations humaines et plus seulement dans le cadre des territoires étatiques, mais au niveau global.

La biopolitique est née avec la révolution industrielle, qui nécessitait le contrôle des populations, conçues comme sources de la richesse des nations. Dans le domaine de la santé, il s'agissait de maintenir les populations en état de produire et de se reproduire en vue d'assurer leur productivité et la prospérité de la nation. Le développement de la vaccination apparaît aussi à ce moment-là, dans un but de contrôle des épidémies, mais c'est seulement à notre époque, celle du capitalisme globalisé, qu'elle atteint son développement maximal.

Intégrer ce concept permet de comprendre la logique à l'œuvre derrière les politiques sanitaires, l'instrumentalisation de la science au service d'objectifs autres et les actions intrusives du biopouvoir dans nos vies.

Avec la crise Covid, nous passons à un stade supérieur de contrôle puisque le contrôle des corps conduit au contrôle des esprits par une forme de terreur sanitaire. Le biopouvoir a compris que des gens mûs par la peur se révoltent moins et peuvent continuer à être exploités en tant que corps productifs.

J'expliquerai comment la biopolitique s'éloigne maintenant de son but initial de maintien des populations en état de produire et de se reproduire : elle aboutit paradoxalement à dégrader fortement leur santé. J'évoquerai ainsi dans la troisième partie les effets indésirables des vaccins anti-Covid-19, puis, en dernière partie, les risques des thérapies géniques. Celles-ci sont qualifiées de « progrès révolutionnaire ». Nous verrons que ceci est loin d'être démontré.

Cette pandémie a indubitablement accéléré les progrès de l'immunologie, de la virologie et de notre compréhension de l'évolution des virus. Elle aura aussi permis à ceux qui ont douté dès le début d'en comprendre les enjeux biopolitiques et d'être mieux préparés à l'avenir à réagir aux décisions des autorités, pas seulement sur le terrain sanitaire.

Les crises écologiques et économiques qui planent sur nous seront-elles abordées dans la même logique sécuritaire, visant la reproduction du système économique avec ses normes biopolitiques au détriment de la santé des populations ?

Avec cet ouvrage, tout en restant centrée sur ma spécialité, j'espère nourrir la vigilance des gens dits « ordinaires », c'est-à-dire des non-spécialistes. En effet, la biopolitique étend désormais son influence sur bien des domaines de nos vies.

Comment est produite la connaissance scientifique ?

Avant d'entrer dans le vif du sujet, je vous propose un détour dans le monde foisonnant de la publication scientifique pour comprendre comment s'élabore « l'état actuel des connaissances scientifiques », une expression qui désigne le consensus du monde scientifique autour d'un sujet. Tout l'enjeu de mon travail, au cours des trois années de la crise Covid-19, a justement été de rechercher cet état des connaissances, à partir de ma lecture de la littérature et avec la plus grande honnêteté intellectuelle possible. Il s'agissait pour moi d'apporter des éléments validés par la science sur l'origine de la pandémie, son évolution, la compréhension de la maladie et les traitements. Comme vous allez le constater tout au long de cet ouvrage, cet état des connaissances n'a finalement pas grand-chose en commun avec le récit officiel.

Le long processus de la publication
La production de connaissances scientifiques suit un processus rigoureux et structuré. Pour commencer, les chercheurs doivent obtenir des financements pour leurs projets de recherche. Cela implique de répondre à des appels d'offres, qu'ils soient publics ou privés, et de soumettre des dossiers détaillés décrivant le protocole de recherche.

En France, par exemple, les chercheurs consacrent une grande partie de leur énergie à remplir les dossiers de l'ANR (Agence nationale de la recherche), qui finance la recherche sur projets.

Une fois les recherches réalisées et les expériences menées, les résultats doivent être publiés. Cela nécessite de trouver une revue et de soumettre un article. Le processus de publication est crucial, car le financement de la recherche et l'avancement de carrière des chercheurs dépendent en grande partie du nombre de leurs publications et de leurs citations dans les revues internationales.

Cependant, la publication a un coût. La grande majorité des éditeurs facturent des frais de publication, qui peuvent atteindre 11 000 € pour des revues prestigieuses comme *Nature*. Cette dernière facture à ce prix les articles en libre accès (*open access*) pour les lecteurs.[14] Sinon, ils doivent les acheter ou être abonnés à la revue. Une équipe de recherche ne peut donc publier que si son sujet fait partie d'un projet financé. Au passage, je remercie l'Aimsib d'avoir financé les frais de publication de mon dernier article paru dans l'*International Journal of Molecular Sciences*.[15]

Les revues à comité de lecture : la fin de l'hégémonie ?

Dans le monde de la publication, il faut distinguer les revues à comité de lecture et celles en *preprint*, qui sont des sites web la plupart du temps.

Les revues scientifiques fonctionnent avec le *peer review*, terme anglais qui signifie « examen par les pairs ». Concrètement, lorsqu'un chercheur soumet un article à une revue, il est analysé par d'autres experts du même domaine (les pairs) pour qu'ils évaluent sa qualité, son originalité, sa pertinence. Ces pairs vont alors donner leur avis, faire des suggestions d'amélioration et, enfin, permettre ou non la publication de l'article.

Le processus de *peer review* vise à assurer que seuls les travaux de haute qualité soient publiés, et il est considéré comme un élément essentiel de la recherche scientifique rigoureuse. En réalité, ce critère a désormais du plomb dans l'aile : la majorité des études publiées

---

14. *Open Access Comes to Selective Journal, Inside Higher Ed.*, 23 novembre 2020.
15. Banoun, H. *mRNA: Vaccine or Gene Therapy? The Safety Regulatory Issues, Int. J. Mol. Sci.*, 2023, 24, 10514.

s'avèrent fausses, selon le professeur de médecine John Ioannidis, dans un article de 2005,[16] en raison d'erreurs de conception des études, de biais de sélection et d'autres problèmes méthodologiques. Vous avez tous entendu parler de *The Lancet* et de l'étude qui prétendait que l'hydroxychloroquine était toxique et ne fonctionnait pas sur la Covid-19 : les données ont été simplement inventées ; cependant, *The Lancet* continue à publier comme si de rien n'était. Le *NEJM* (*The New England Journal of Medicine*) a aussi publié des études douteuses. Les revues scientifiques les plus prestigieuses, souvent détenues par de grands groupes, en lien plus ou moins étroit avec l'industrie pharmaceutique, se sont transformées en entreprises lucratives tirant profit des publications. Elles ne sont pas à l'abri des conflits d'intérêts,[17] ce qui peut influencer leur sélection d'articles, en favorisant parfois des travaux peu rigoureux ou censurant d'autres recherches. J'ai pu le constater au cours de mon expérience avec ces revues à comité de lecture.

J'évoquerai dans la deuxième partie du livre l'aventure de mon article *Évolution du SARS-CoV-2* en 2021 dans *Nephron*. À cette occasion, la publication ayant été citée par d'autres études, j'ai reçu des invitations à relire d'autres articles sur le même sujet. J'ai constaté que certains articles de qualité médiocre étaient finalement publiés malgré des avis défavorables, y compris dans des revues prestigieuses. Il est évident que ces dernières cèdent à l'intérêt financier de publier un grand nombre de travaux, au détriment de la sélection rigoureuse qui fit, jadis, leur réputation.

Parmi les exceptions, le *BMJ* (*British Medical Journal*) est l'un des plus honnêtes avec son éditeur Peter Doshi, qui a critiqué la gestion de la pandémie à de nombreuses reprises. Cette revue laisse s'exprimer des médecins et des scientifiques qui ne publient pas ailleurs et les articles sont compréhensibles après traduction pour ceux qui ne maîtrisent pas l'anglais.

Il existe des revues se disant indépendantes, mais leur liberté n'est pas totale dans la mesure où les éditeurs et responsables des pu-

16. Ioannidis JP, *Why most published research findings are false*. PLoS Med. 2005 Aug.2(8):e124. doi: 10.1371/journal, Pmed.0020124. Epub 2005 Aug 30. Erratum in: PLoS Med. 2022 Aug 25;19(8):e1004085. PMID: 16060722; PMCID: PMC1182327.
17. *Justifying conflicts of interest in medical journals: a very bad idea*, BMJ, 2015.

blications sont des universitaires soumis aux mêmes appels d'offres publics/privés pour leurs travaux de recherche. Multidisciplinary Digital Publishing Institute (MDPI), éditeur de plusieurs revues basé en Suisse, a fondé son modèle économique sur une ligne éditoriale plus critique, la diffusion en *open access* et un *peer-reviewing* (relecture par les pairs) sérieux. C'est appréciable pour les chercheurs qui ne vont pas dans le sens du fameux « consensus scientifique » officiel. Cet éditeur a été accusé par quelques scientifiques de faire partie des « revues prédatrices », sans doute parce qu'il dérange. Même s'il s'en est défendu, les publications restent néanmoins payantes.

Qu'entend-on par « revue prédatrice » ? Il s'agit d'un média scientifique qui exploite le modèle de publication en libre accès pour en tirer des profits financiers grâce aux frais de publication. Ce type de revue ne respecte pas les normes de révision par les pairs et contribue à inonder la littérature scientifique de travaux de faible qualité, qui minent la crédibilité de la publication *open access*.

Pour conclure sur les revues à comité de lecture, il est important de savoir que toutes les études qu'elles publient sont répertoriées sur une base de données internationale, il s'agit de Pubmed. Incontournable dans le domaine de la recherche, cette base n'est pas neutre puisqu'elle est un service officiel de la United States National Library of Medicine, contrôlée par les National Institutes of Health américains. Ne sont indexées que les revues jugées de qualité. Celles qui sont trop en dehors de la doxa n'y sont tout simplement pas référencées. En d'autres termes, on ne trouvera pas tout sur Pubmed, mais cela reste une base précieuse pour consulter un grand nombre de références scientifiques. Pubmed met à disposition un outil de recherche accessible à tous qui permet de se documenter dans le vaste univers de la science.

L'essor des preprints
De plus en plus, les chercheurs choisissent de déposer leurs articles sur des sites de *preprint* (prépublication), avant la relecture par les pairs. Cependant, les plus grands sites de prépublication effectuent une première sélection et rejettent les travaux qui ne suivent pas la ligne dominante. Ils sont souvent associés à de puissants groupes. Par exemple, MedRXiv et BioRxiv sont sponsorisés par l'Initiative Chan Zuckerberg, créée en 2015 par Mark Zuckerberg, patron de

Facebook, et sa femme Priscilla Chan. SSRN est un site de prépublication appartenant à Elsevier, dont les principaux actionnaires sont BlackRock, Vanguard et de grandes banques.[18]

Il est alors nécessaire de se tourner vers des sites de prépublication indépendants mais moins consultés. Certains sont plus ouverts que d'autres, tels que Qeios, Research Square, et d'autres n'opèrent aucune sélection, comme OSF, un site de prépublication qui ne censure pas les travaux. J'accorde une mention spéciale à Qeios, qui va chercher des *reviewers* pointus (et ceci gratuitement pour le premier article déposé).

Il ne faut pas confondre ces sites de preprint avec les plateformes de blogging scientifique comme ResearchGate, qui permet d'avoir une page personnelle et de publier ce que l'on veut. Je l'ai fait régulièrement ces dernières années pour rendre accessibles mes travaux.

Les preprints ont pris plus de place avec le développement d'internet et surtout depuis la Covid-19, avec des articles en accès libre le plus souvent : la consultation en est gratuite.

Il existe des dizaines de milliers de revues spécialisées ; si les preprints connaissent un certain essor, c'est aussi parce que les revues à comité de lecture ont démontré leurs limites dans la crédibilité des articles qu'elles publient... La crise Covid-19 a été l'illustration la plus parfaite de cette dérive des grandes revues scientifiques, qui sont un peu ce que les grands médias sont à l'information. Quant aux preprints, ils rendent visibles des recherches aux conclusions divergentes ou critiques, en tout cas indispensables au débat scientifique, même si, au final, le processus de relecture est indispensable pour valider toute publication.

Pourquoi est-ce si laborieux de publier dans une revue à comité de lecture ?

Tout d'abord, il faut poser la bonne question. Elle doit être pertinente sur le plan de la connaissance scientifique et formulée correctement. Ensuite, il faut y répondre en analysant et synthétisant de très nombreuses publications – pour moi, pas question de mener des expériences, car je n'ai pas de labo à ma disposition. Cette phase est particulièrement stimulante, car elle permet de construire une bonne

---

18. MarketScreener.com, Company Reed Elsevier plc.

question et d'y répondre de manière solide. Ensuite, il faut présenter ses arguments en justifiant chaque mot ou affirmation à l'aide de travaux déjà publiés. Vient enfin le moment de trouver la revue appropriée pour soumettre son travail, mais nous ne sommes pas au bout du chemin : si la première version n'est pas rejetée, le texte sera examiné par des critiques sélectionnés par l'éditeur et experts dans le domaine. Lors de la réception des critiques, il est souvent nécessaire de retravailler entièrement le texte, tant sur le fond que sur la forme, y compris avec le défi de la gestion des références aux articles cités, et parfois de procéder à une seconde révision mineure. Ce processus peut prendre plusieurs mois de travail. J'ai découvert qu'il est préférable de déposer la première version sur un site de prépublication tel que Qeios, qui cherche lui-même des critiques pour améliorer grandement l'ébauche. Au passage, précisons que le travail de relecture effectué par les *reviewers* est entièrement bénévole, au seul profit financier de la revue. Bien sûr, cette relecture profite aussi aux auteurs qui ne pourraient pas publier sans ce service, ce qui explique que les chercheurs acceptent cette gratuité, car c'est « donnant-donnant » lorsque c'est à leur tour de publier.

À l'occasion de mon article *Évolution du SARS-CoV-2* publié en 2021 dans *Nephron,* j'avoue avoir sué à grosses gouttes pour formaliser mon texte dans le style si particulier d'un article scientifique. Je dois ensuite redoubler d'efforts pour répondre aux critiques des deux virologistes chargés par l'éditrice de me relire. Juste avant Noël 2020, j'envisage même d'abandonner, mais elle m'encourage à persévérer. À vrai dire, je m'étais promis de ne jamais me lancer dans un tel travail à nouveau. Cependant, depuis lors, j'ai réussi à publier d'autres articles, dont le dernier pour *MDPI*, revue également référencée dans la base de données Pubmed. Après ce nouvel article, cette fois sur le sujet délicat de « la réglementation des ARNm », je me suis répété la même promesse de ne plus chercher à publier dans les revues *peer-reviewed*.

Références scientifiques, mode d'emploi

Vous trouverez dans ce livre une multitude de sources pour étayer mes analyses. Si le travail autour des références est particulièrement contraignant dans le cadre des publications scientifiques, il s'avère beaucoup plus souple dans le cadre d'un ouvrage personnel. J'ai pris le parti de ne citer que des références essentielles ou utiles à la compréhension. Ceux qui cherchent plus de détails peuvent donc se référer à mes articles publiés, tous référencés au fil de l'ouvrage.

Les encarts « Pour aller plus loin » : chaque chapitre du livre s'appuie sur une ou plusieurs publications que j'ai rédigées au cours de la crise sanitaire. Vous les retrouverez avec leur titre et date de publication à la fin de chaque chapitre. Elles vous permettront de retrouver l'intégralité des références scientifiques.

Les notes de bas de page : elles rassemblent d'autres références plus récentes ou majeures dans l'histoire scientifique de la crise Covid-19. De nombreuses sources sont issues de PubMed. Le lecteur peut facilement y accéder par un numéro d'identifiant PubMed (PMID), ce qui lui évitera de recopier le titre de la publication pour y accéder. On peut taper directement « PMID numéro de l'étude » dans le moteur de recherche.

Pour faciliter l'accès à certaines sources, j'ai utilisé une fonction permettant de raccourcir les liens hypertexte (« Tiny URL »). Ces liens courts commencent généralement par « http://tiny.cc » suivi du thème du sujet. Exemple : la vidéo de la conférence sur « L'origine du virus de la Covid-19 » présenté à l'International Covid-19 Summit 2022 est accessible sur http://tiny.cc/ICS-origine.

Retrouver aussi l'intégralité des publications, passées et futures, via :

https://www.researchgate.net/profile/Helene-Banoun
http://tiny.cc/HeleneBanoun.

Chronologie succincte

Quelques repères dans la genèse biopolitique de la crise sanitaire :

1974 : L'OMS adopte son programme élargi de vaccination prévoyant d'étendre à tous les enfants de la planète l'accès aux vaccinations disponibles (à l'époque six vaccins) d'ici l'an 2000.

1983 : Ralph Baric, de l'Université de Caroline du Nord (États-Unis), commence à travailler sur les coronavirus (aucun coronavirus dangereux pour l'homme n'est connu à l'époque).

1986 : Selon une loi votée aux États-Unis, les fabricants ne sont plus responsables des effets indésirables des vaccins inscrits au calendrier des vaccins pédiatriques et pour les femmes enceintes. Ceci concerne les EI inscrits dans les notices. En Europe, les fabricants restent civilement responsables des défauts des vaccins, mais pourraient éviter de payer des indemnités en cas de « vices cachés ». Aucune autre précision n'a été donnée sur la signification spécifique ou la portée juridique d'un « vice caché » dans un vaccin.

1987 : Baric obtient un financement pour étudier la myocardite induite par un coronavirus chez le lapin.

2001 : Baric reçoit un financement pour de la génétique inverse sur les coronavirus et un candidat vaccin vivant atténué.

Septembre 2009 : L'EMA exclut les vaccins géniques (ADN et ARN) contre les maladies infectieuses de la réglementation des produits de thérapie génique (GTP). En juin 2009, l'OMS a déclaré la pandémie H1N1.

2013 : La Darpa, l'agence de recherche du département de la Défense américain, accorde 25 millions de dollars à Moderna pour la recherche sur les vaccins ARNm. La FDA confirme que la réglementation des GTP ne s'applique pas aux vaccins contre les maladies infectieuses.

2015 : Baric et Shi, virologiste en chef du laboratoire de Wuhan, créent un virus SARS chimérique adapté à l'homme.

2017 : Huit nouvelles chimères publiées par Baric et Shi. Publication d'une simulation de pandémie SPARS à coronavirus échappé d'un laboratoire.

10 janvier 2020 : Début du développement du vaccin BNT162b2 de Pfizer.

11 janvier 2020 : Publication de la séquence complète du SARS-CoV-2 de Wuhan.

13 janvier 2020 : Classement en France de l'hydroxychloroquine dans la liste des substances vénéneuses, ce qui en restreint la délivrance, désormais strictement sous ordonnance.

23 janvier 2020 : Confinement à Wuhan et dans le Hubei.

11 mars 2020 : Déclaration de la pandémie Covid-19 par l'OMS.

14 mars 2020 : Décision de premier confinement en France. En Californie, le 19 mars 2020.

22 octobre 2020 : La FDA publie la liste des effets indésirables à surveiller pour les futurs vaccins anti-Covid-19.

Décembre 2020 : Approbation par la FDA du vaccin Covid-19 Pfizer (11/12/2020) et par l'EMA (21/12/2020).

9 juin 2021 : En France, mise en place d'un passe sanitaire pour accéder à certains lieux.

5 août 2021 : Vaccins anti-Covid-19 obligatoires en France pour les soignants et assimilés et personnels de sécurité civile et militaire. Aux États-Unis, obligation pour les employés fédéraux, dont les militaires, et certains employés du secteur privé.

24 janvier 2022 : Passe vaccinal en France, vaccin obligatoire pour accéder à certains lieux, transports et activités, y compris extra-scolaires.

14 mars 2022 : Fin du passe vaccinal en France et des restrictions sur les voyages (vers le Royaume-Uni et au sein de l'espace Schengen).

5 mai 2023 : L'OMS déclare la fin de l'urgence pandémique Covid-19, mais continue à autoriser les vaccins anti-Covid-19 en urgence.

Première partie

LES ORIGINES DE LA PANDÉMIE

Depuis 2020, la question de l'origine naturelle ou non du virus de la Covid-19 fait l'objet d'âpres discussions. Très sincèrement, je pense qu'il est impossible pour un non-scientifique de se faire une idée claire de l'origine de la pandémie. Les scientifiques eux-mêmes doivent passer beaucoup de temps à collecter la matière de leur réflexion et dépenser beaucoup d'énergie à l'analyser. Les virologistes qui se sont exprimés publiquement l'ont toujours fait à demi-mot pour les plus courageux. Ceci n'a pas aidé les journalistes qui, bien que censés proposer un débat ouvert à la contradiction, se sont bornés à relayer le récit officiel. Quant au grand public, trouver les bonnes informations s'avère évidemment bien difficile.

Pour ma part, j'ai eu la chance de recevoir la confidence d'un virologiste. Dès le début de la pandémie, il se montre très catégorique : le virus n'est pas d'origine naturelle. Or, à ce moment-là, je ne suis pas prête à accepter l'idée. Il me faut donc du temps pour me rallier à l'hypothèse du virus artificiel. Il faut dire qu'en 2020, je ne connais quasiment rien à l'histoire de la recherche sur les coronavirus, pourtant très riche. J'ignore l'évolution des techniques de « génétique inverse ». Je pense, en tant que biologiste et au regard de la théorie de l'évolution, que la recherche de laboratoire ne peut parvenir à un virus aussi « réussi », c'est-à-dire autant adapté à l'homme et aussi contagieux. Je suis bien loin de la réalité scientifique.

Je commence donc à rassembler des données issues de la recherche en virologie mais aussi des éléments de contexte politique qui, progressivement, me conduisent à radicalement changer de point de vue. Je comprends rapidement qu'il ne faut pas seulement se limiter à l'angle strictement scientifique mais aussi intégrer le concept de « biopolitique ».

À l'automne 2023, alors que j'écris ces lignes, la plus grande confusion règne encore au sujet de l'origine du virus, confusion entretenue par les médias mainstream, surtout en France. Mais les médias ne sont pas les seuls responsables : des scientifiques internationaux de premier plan jouent un rôle majeur dans la désinformation.

Un bon résumé de l'état des connaissances est fait en avril 2023 par Adrian Gibbs,[19] un professeur émérite de virologie australien, à la retraite et donc… libre de s'exprimer. Son article conclut à l'absence de preuve concernant l'origine animale du virus SARS-CoV-2, l'hypothèse initiale officielle. Personne n'a pu démontrer un passage naturel des chauves-souris à l'homme impliquant des animaux hôtes intermédiaires. La cause la plus probable à ce jour est celle d'une manipulation génétique.

Adrian Gibbs revient sur un article qui fait date : *The Proximal Origin of SARS-CoV-2*,[20] publié dans la prestigieuse revue *Nature*. Ce papier contribue dès mars 2020 à imposer comme établie l'hypothèse de l'origine naturelle du virus. Il fait tache d'huile puisqu'il est téléchargé plus de 5,7 millions de fois, et cité dans 2 650 articles scientifiques ! Gibbs nous révèle que la première version affirmait presque le contraire de la conclusion publiée. Nous apprenons qu'il a été réécrit sous la pression politique au plus haut niveau. Des emails déclassifiés en attestent, obtenus grâce à une requête d'accès aux documents administratifs (dite FOIA) déposée par l'association US Right to know. Ces emails sont ceux des échanges entre plusieurs scientifiques et des personnalités haut placées : Jeremy Farrar, directeur du Welcome Trust, une puissante fondation britannique dédiée à la recherche médicale, nommé depuis scientifique en chef de l'OMS en 2023 ; Anthony Fauci,[21] directeur de l'Institut national des allergies et maladies infectieuses (NIAID) aux États-Unis et par ailleurs conseiller de la Maison-Blanche pour la crise Covid-19 ; Francis Collins, le directeur des Instituts nationaux de la Santé (NIH).[22] Tous auraient été

19. *How did SARS-CoV-2 get from bats to humans? Summary of a talk to the Australian National University Emeritus Faculty on 19 April 2023*, by Adrian Gibbs.
20. Andersen, K.G., Rambaut, A., Lipkin, W.I. et al., *The Proximal Origin of SARS-CoV-2, Nat Med.*, 2020.
21. Directeur du National institute of allergy and infectious diseases (NIAID) de 1984 à décembre 2022, Fauci travaillait aux NIH depuis 1968. Il a pris sa retraite à 82 ans.
22. De 2009 à décembre 2021. Les National Institutes of Health (NIH, que l'on peut traduire par Instituts américains de la santé) sont des institutions gouvernementales des États-Unis s'occupant de la recherche médicale et biomédicale. Ils dépendent du Département de la Santé et des Services sociaux des États-Unis.

très impliqués dans ces discussions en vue d'influencer les auteurs de l'étude.[23]

Les courriels déclassifiés montrent ainsi que tous les scientifiques participant aux échanges ont connaissance d'une particularité moléculaire dans le génome du SARS-CoV-2, le *site furine*. Tous ont compris que cette particularité favorise l'infection et, surtout, qu'elle ne peut pas être d'origine naturelle. Les auteurs ont finalement choisi de travestir la réalité. De toute évidence, leur position a été influencée par une logique biopolitique incarnée par Anthony Fauci, Francis Collins et Jeremy Farrar.

Un mois plus tôt, Jeremy Farrar condamne « les théories du complot suggérant que le Covid-19 n'a pas d'origine naturelle » dans une tribune parue dans *The Lancet* en février 2020, avec vingt-six autres scientifiques. Là encore, les scientifiques ne sont pas neutres : *The Telegraph*[24] révèle en septembre 2021 que la totalité des signataires, sauf un, sont en lien avec des chercheurs de Wuhan, dont Jeremy Farrar…

Le rôle d'Anthony Fauci dans la genèse de la crise du SARS-CoV-2 apparaît rapidement comme central. En janvier 2022, le sénateur Rand Paul formule de graves accusations contre le directeur du NIAIH lors d'une audition publique au Sénat américain consacrée à la gestion de la crise.[25] Selon Rand Paul, Fauci avait connaissance des expériences dites de *gains de fonction* sur les coronavirus menées par une ONG américaine, Eco Health Alliance, financée par les NIH et en partenariat avec l'Institut de virologie de Wuhan.

Fauci dément avoir joué le moindre rôle dans le financement de ces manipulations controversées. Il n'en demeure pas moins que les documents déclassifiés montrent que ces expériences ont bien eu lieu sous l'égide de Eco Health Alliance au laboratoire de Wuhan et, sur-

---

23. Kristian Andersen, auteur de *The Proximal Origin of SARS-CoV-2*, a admis que Fauci l'a « incité » à écrire l'article dans le but de « réfuter » la théorie des fuites de laboratoire. Communiqué de presse du 23 juin 2323 du Committee on Oversight and Reform (www.oversight.house.gov).

24. *Revealed: How scientists who dismissed Wuhan lab theory are linked to Chinese researchers*, Sarah Knapton, 10 septembre 2021, Telegraph. co.uk.

25. *États-Unis : le sénateur Rand Paul charge le Dr Fauci : « Il est une menace pour les Américains »*, FranceSoir.fr, 12 janvier 2022.

tout, qu'elles ont pu aboutir à la création du SARS-CoV-2... En quoi consistait ces recherches ? C'est justement ce que nous allons découvrir ensemble dans cette première partie.

1.1 L'essor des expérimentations
sur les gains de fonction

De la même manière que les États cherchent à anticiper les crises économiques avec des tests de résistance des banques, les gouvernements lancent des programmes de recherche pour prévenir les pandémies à virus émergents. Il s'agit de protéger les populations en anticipant, d'une part, les phénomènes de mutation virale et, d'autre part, la réponse sanitaire, notamment avec des médicaments et des vaccins. Les États, en collaboration avec des organismes supranationaux et des ONG, réalisent aussi des simulations de pandémie. Nous évoquerons ces scénarios prévisionnels à la fin de cette partie.

Dans le cadre de la politique de prévention des pandémies, les programmes de recherche sur les virus ont été particulièrement nombreux ces deux dernières décennies. Ils se déroulent dans le secret des laboratoires de très haute sécurité (souvent classés P4[26]). Parmi les nouveaux outils de manipulation génétique, la technologie des gains de fonction a été particulièrement employée et développée, notamment sur les coronavirus. De quoi s'agit-il concrètement ?

Anticiper les mutations des virus
L'expression « gain de fonction » (*gain of function* en anglais, ou GoF) a été forgée pour décrire les expériences destinées à comprendre comment un pathogène peut acquérir une fonction supplémentaire pour s'adapter à son environnement, voire devenir pandémique, c'est-à-dire être capable d'infecter l'homme et de se transmettre efficacement sur toute la planète.

Certains scientifiques pensent pouvoir anticiper l'évolution naturelle des virus, et ce à travers différents types de manipulation reproduisant ce qui peut se passer dans la nature. Évidemment en laboratoire, il n'est pas autorisé d'infecter les humains intentionnellement, même s'il se peut qu'un virus passe accidentellement d'une culture cellulaire ou d'un animal à l'homme et de ce fait s'adapte à lui. En revanche, on infecte des cultures de cellules humaines et, par ce biais, on peut étudier ou forcer l'adaptation d'un virus à l'homme.

---

26. C'est le plus haut niveau de sécurité, mais les coronavirus peuvent se manipuler en BSL3 ou même BSL2, https://consteril.com/biosafety-level-guidance-Covid-19-research.

Pour obtenir des gains de fonction, on peut traditionnellement :

– cultiver les micro-organismes (bactérie ou virus) sur des cellules animales ou humaines et les faire passer de cellules en cellules ;

– infecter des animaux et faire passer le micro-organisme d'animal à animal (*serial passage*).

Ces manipulations de laboratoire visent à augmenter la transmissibilité, la pathogénicité et le tropisme d'hôte (quel animal peut être infecté ?) en exerçant une pression de sélection sur le micro-organisme. La pression de sélection consiste à sélectionner des virus mutants qui pourront s'adapter à un nouvel hôte (cellule ou animal). Concrètement, au sein d'une culture de virus sur des cellules ou chez un animal infecté, il y a toujours des milliards de *virions* (individus virus) et parmi eux des mutants dont certains seront spontanément adaptés à un hôte encore jamais rencontré par le virus. On recherche et on sélectionne alors ces mutations qui peuvent engendrer une augmentation de la pathogénicité ou de la transmissibilité. Avec le développement des techniques de biologie moléculaire, il est maintenant possible de produire des mutations à volonté sans attendre qu'elles apparaissent spontanément (c'est la génétique inverse). La dernière de ces techniques permet même désormais de synthétiser le génome complet d'un virus.

Vingt ans de recherche

Les expériences de gain de fonction commencent au début du XXIe siècle. La crainte qu'un virus de grippe aviaire puisse un jour provoquer une pandémie humaine conduit deux laboratoires des États-Unis à modifier le virus H5N1. Il s'agit de voir s'il peut évoluer pour se transmettre de l'oiseau à l'homme, et ce, à partir du furet, un modèle expérimental bien établi pour la transmission oiseau-homme. Les deux laboratoires, utilisant des approches différentes, réussissent à isoler des virus pouvant se propager d'un furet à l'autre,[27] par aérosols, c'est-à-dire dans l'air.

Leurs tentatives en 2012, finalement couronnées de succès, de publier ces résultats font émerger le premier grand débat concernant les expériences dites de gain de fonction (GoF) sur des agents pathogènes à potentiel pandémique. La question de la sécurité est bien

27. Imperiale MJ, Casadevall A, *Rethinking Gain-of-Function Experiments in the Context of the Covid-19 Pandemic, mBio.*, 2020, PMID 32769091.

évidemment au cœur des préoccupations. La libération accidentelle d'un virus hautement transmissible et hautement pathogène peut conduire à une pandémie mondiale potentiellement très mortelle. Les autorités craignent aussi que la publication d'une telle expérience ne fournisse un mode d'emploi aux bioterroristes pour reproduire des GoF et libérer des agents biologiques dangereux. Les résultats sont finalement publiés en 2012.

Premier moratoire

En 2014, plusieurs manquements aux protocoles de sécurité dans des laboratoires aux États-Unis sont mis à jour : des fioles du virus de la variole laissées à l'abandon dans une réserve des Instituts Nationaux de la Santé (NIH), des dizaines d'Américains travaillant aux Centres de contrôle et de prévention des maladies (CDC) potentiellement exposés au bacille de l'anthrax, des échantillons de virus de la grippe ordinaire contaminés par le virus H5N1 involontairement envoyés par les CDC... Plus de deux cents scientifiques montent alors au créneau et réussissent à obtenir l'arrêt des expériences sur les gains de fonction.

Un moratoire sur les expériences de GoF sur les virus de la grippe, du MERS et des SARS (ces deux dernières maladies étant provoquées par des coronavirus) est donc décidé le 17 octobre 2014 outre-Atlantique sous le mandat d'Obama : « Aucun nouveau financement du gouvernement des États-Unis ne sera accordé pour des projets de recherche sur le gain de fonction dont on peut raisonnablement penser qu'ils confèrent des attributs aux virus de la grippe, du MERS ou du SRAS, de sorte que le virus aurait une pathogénicité et/ou une transmissibilité accrues chez les mammifères par voie respiratoire. La pause dans le financement de la recherche ne s'applique pas à la caractérisation ou aux tests des virus de la grippe, du MERS (coronavirus du chameau) et du SRAS présents à l'état naturel, à moins que l'on ne s'attende raisonnablement à ce que les tests augmentent la transmissibilité et/ou la pathogénicité. »

Les GoF, enjeu biopolitique

Tout aurait pu en rester là, mais les partisans des GoF ne lâchent pas prise. Le 19 décembre 2017, sous le mandat du président Trump, Francis Collins, directeur des NIH, lève le moratoire[28] et promet un cadre plus sûr : « La recherche GoF est importante pour nous aider à identifier, comprendre et développer des stratégies et des contre-mesures efficaces contre les agents pathogènes en évolution rapide qui constituent une menace pour la santé publique, écrit-il dans un communiqué de presse (...). Nous avons la responsabilité de veiller à ce que la recherche sur les agents infectieux soit menée de manière responsable et de tenir compte des risques potentiels de biosûreté et de biosécurité associés à de telles recherches. »

Cette levée du moratoire se produit au moment où le secrétaire au ministère de la Santé (HHS – Health and Human Services) démissionne. Le poste reste vacant jusqu'en janvier 2018. Les NIH et le très puissant Anthony Fauci, dont nous avons déjà parlé en introduction, en profitent pour occuper l'espace politique vacant et relancer, en coulisses, le financement des GoF.

Anthony Fauci est un personnage central du système de santé des États-Unis. Dès le départ, il défend les recherches de GoF et déclare en 2012 que « le rapport risque-bénéfice de ces recherches penche clairement en faveur de la société ». Argumentation scientifique ou raison d'État sanitaire ? Pour Fauci : « La nature elle-même est le plus dangereux des bioterroristes »... Une déclaration typiquement d'ordre biopolitique qui permet de justifier des décisions potentiellement risquées pour la santé publique.

Les sénateurs Ron Johnson et Rand Paul, qui firent partie du Committee on Homeland Security and Governmental Affairs ayant contribué au moratoire de 2014, reviennent à la charge en 2020 et 2021. Ils accusent Anthony Fauci d'avoir permis le financement des GoF sur les coronavirus.

---

28. Communiqué de presse du 19 décembre 2017, *NIH Lifts Funding Pause on Gain-of-Function Research*.

Une illusion scientifique ?

Le monde de la recherche découvre avec étonnement la levée du moratoire sur les gains de fonction, et apparaît divisé sur la question.[29] Les partisans de ces expériences soutiennent qu'elles pourraient faciliter le développement de vaccins et permettre de mieux connaître les mécanismes moléculaires des agents pandémiques. D'autres chercheurs sont plus sceptiques : « Nous ne pouvons pas même prédire ce que les souches actuelles de la grippe saisonnière vont faire d'une saison à l'autre, explique Ian Mackay de l'Université du Queensland en Australie. Au lieu de se concentrer sur la compréhension de ces virus et l'amélioration des vaccins, les gens préfèrent s'inquiéter des virus qui ne sont pas encore devenus transmissibles et qui ne le seront peut-être jamais. »

De fait, n'est-il pas présomptueux de vouloir anticiper l'évolution d'un virus par des expériences de laboratoire ? De mon point de vue, c'est une tentative vouée à l'échec, dans la mesure où il est impossible de reproduire in vitro l'environnement naturel d'un microorganisme, avec ses multiples et complexes interactions. C'est aussi l'avis de Simon Wain-Hobson,[30] professeur à l'Institut Pasteur. Pour lui, il existe une « foule d'arguments virologiques très détaillés » expliquant qu'il soit pratiquement impossible de prédire les pandémies : « De telles expériences peuvent identifier les mutations qui peuvent affecter les caractéristiques des agents pathogènes, mais il n'y a aucune garantie que le prochain virus pandémique suivra l'une des feuilles de route génétiques que la recherche sur le gain de fonction a tracées. »

Pour aller plus loin

Origine du virus de la Covid-19, mise à jour 1er avril 2022, Banoun, Hélène, 2022.

---

29. Talha Burki, *Ban on gain-of-function studies ends*, *The Lancet Infectious Diseases*. 2018. PMID 2941296.
30. Simon Wain-Hobson, *Gain-of-function research can't deliver pandemic predictions. Are there alternatives?*, *Bulletin of Atomic Scientists,* 27 juin 2022.

Que signifie origine « naturelle » ou « artificielle » ?

Origine naturelle : dans cette hypothèse, il s'agit d'un virus de zoonose (virus animal) capable d'infecter l'homme et de provoquer une pandémie, donc possédant la capacité de se transmettre immédiatement et très efficacement d'homme à homme. Dans le cas du MERS (« grippe » du chameau à coronavirus) et de l'Ebola (virus de fièvre hémorragique), il se produit des épidémies sporadiques par *spillover* (débordement), mais pas de pandémie. L'épidémie de SARS-CoV de 2003 pourrait avoir débuté par plusieurs passages répétés de l'animal à l'homme à partir d'un animal sauvage, la civette.

Origine artificielle ou synthétique : il s'agit d'un virus provenant de la chauve-souris, qui a été cultivé en laboratoire (sur des lignées cellulaires et chez des animaux) et s'en échappe. Ce virus peut avoir subi une modification volontaire (intervention humaine pour modifier sa séquence, voire synthèse totale à partir d'une séquence modifiée par rapport à celles connues) ou involontaire (par passages sur cultures cellulaires). Dans tous les cas, il y a un passage obligatoire sur cellules en culture. L'origine n'est donc jamais 100 % synthétique, ce sont des cellules qui permettent à un virus d'« exister » : si on synthétise en laboratoire une séquence génomique de virus, il faut injecter cette séquence dans une cellule pour que celle-ci produise le premier virus issu de cette manipulation.

1.2 L'origine du virus Covid-19 : issu d'une fuite de laboratoire ?

Les premiers doutes sur l'origine naturelle du virus apparaissent dès le mois de janvier 2020.

Après la publication de la séquence complète du génome du SARS-CoV-2 par les Chinois, des virologistes remarquent des caractéristiques moléculaires étonnantes en comparaison avec les coronavirus déjà connus. Elles se trouvent sur sa protéine Spike et lui permettent de se lier à des molécules humaines. Pour mémoire, les protéines Spike sont situées à la surface de la membrane des coronavirus, et ce de manière très proéminente et en abondance. Ces nouvelles caractéristiques présentes dans la Spike du SARS-CoV-2 rendent ce virus particulièrement infectieux.

En 2020, en France, et dans de nombreux pays, le traitement médiatique sur l'origine du virus est très orienté pour coller au récit « officiel », c'est-à-dire une origine naturelle via le pangolin, tout autre hypothèse étant qualifiée de « complotiste ». Il est à noter toutefois que, parmi les médias à grande audience, le journal *FranceSoir*, dès août 2020, publie une série d'articles scientifiques grand public écrits par Valère Lounnas et le Dr Gérard Guillaume sur ce sujet.[31]

Le site furine

Situé à la jonction des deux sous-unités de la protéine Spike, le site furine permet au coronavirus d'infecter les humains et de pénétrer dans de nombreux organes. La furine est une enzyme présente sur de nombreux types de cellules humaines et peut favoriser l'entrée du virus dans ces cellules. Ce site furine est mentionné dès janvier 2020 par une équipe chinoise, qui a publié en chinois. Des chercheurs d'Aix-Marseille Université et du CNRS[32] et de l'Université de Montréal

---

31. *L'histoire du Covid*, Valère Lounnas et Gérard Guillaume, Dossier FranceSoir.fr, http://tiny.cc/dossierFranceSoir.
32. Coutard B, Valle C, de Lamballerie X, Canard B, Seidah NG, Decroly E., *The Spike glycoprotein of the new coronavirus 2019-nCoV contains a furin-like cleavage site absent in CoV of the same clade*, *Antiviral Res.* 2020, PMID 32057769. Un article écrit par Étienne Decroly, directeur de recherche au CNRS dans le laboratoire « Architecture et fonction des macromolécules biologiques » (AFMB) de l'Université d'Aix-Marseille.

identifient aussi le site en janvier 2020, tout en pointant son rôle dans l'émergence et la pathogénicité du virus. Des chercheurs indiens (équipe de Pradhan) publient également sur le site furine au même moment.

Un récepteur ACE2

Autre caractéristique, la Spike du SARS-CoV-2 possède une séquence remarquable d'acides aminés, le RBD (receptor binding domain), dotée d'une forte affinité pour une molécule présente sur de nombreux types cellulaires humains, l'ACE2. Cela permet au coronavirus de se lier à des cellules humaines et de se propager dans le corps. L'ACE2 (ECA2 en français : *enzyme de conversion de l'angiotensine 2)* fait partie du système rénine-angiotensine, grand régulateur de la pression artérielle et de nombreuses fonctions métaboliques vitales impliquant les poumons, le cœur, les reins, entre autres. Jean-Marc-Sabatier (directeur de recherches au CNRS) explique le rôle central de l'ACE2 et les effets inflammatoires créés par la protéine Spike du SARS-CoV-2 (principale protéine de surface du virus) dès le début de l'année 2020. Nous y reviendrons dans la deuxième partie consacrée à la pathologie de la Covid-19.

Le fait remarquable est le suivant : si ces deux caractéristiques, site furine et récepteur ACE2, avaient déjà été retrouvées dans la famille des coronavirus, elles n'avaient jamais été présentes ensemble sur un même coronavirus avant le SARS-CoV-2.

De plus, la première apparition officielle du virus (et la détermination de sa séquence) montre que l'adaptation de la Spike à l'ACE2 humain est étonnamment poussée. Dès l'émergence du SARS-CoV-2, la Spike apparaît d'ailleurs bien mieux adaptée à l'ACE2 humain qu'à tout autre ACE2 animal. Voilà qui semble contredire le fait que ce coronavirus soit le fruit d'une évolution du virus après moult passages chez un hôte animal.

Des séquences HIV

Une autre spécificité étonnante du SARS-CoV-2 est détectée par des spécialistes du virus du Sida, en particulier le professeur Luc Montagnier[33] : il s'agit d'homologies de séquences entre le SARS-CoV-2

33. Perez, JC., & Montagnier, L. (2020, April 25), *Covid-19, SARS and Bats Coronaviruses Genomes Unexpected Exogeneous RNA Sequences.*

et le virus HIV. Les tout premiers à avoir noté ce phénomène sont l'équipe indienne de Pradhan. En janvier 2020, elle a déjà livré une publication à ce sujet. Devant les attaques qui ne manquent pas de survenir, les auteurs choisissent finalement de retirer l'article.[34] Ensuite, après vérification de leurs travaux, ils essayent de republier, mais sans succès. Leurs travaux sont néanmoins confirmés par la suite par plusieurs études.

Pourquoi des séquences « HIV » ?

On trouve sur la Spike trois morceaux de séquences analogues à celles de la Gp 120, protéine de surface du HIV, qui sont capables de favoriser l'entrée du virus dans les cellules immunitaires. Mais ces morceaux de séquence sont peut-être trop courts pour avoir une activité biologique (d'après le commentaire du professeur Jacques Fantini à la suite de ma présentation de l'origine du virus à l'International Covid-19 Summit le 30 mars 2022 à l'IHU Marseille).

Dans le cas de l'hypothèse de l'origine artificielle du SARS-CoV-2, ces séquences HIV auraient pu servir à faciliter la pénétration du virus dans les cellules immunitaires (via un récepteur spécifique aux cellules dendritiques, le DC-SIGN), peut-être dans l'idée d'anticiper l'évolution d'un virus pandémique où la transmissibilité via le récepteur ACE2 ne serait pas suffisante. À noter que le SARS-CoV-1 était peu transmissible. Les manipulateurs de gain de fonction ont pu essayer d'en augmenter la transmissibilité par ce moyen supplémentaire.

La présence des séquences HIV pourrait aussi provenir de travaux de recherche sur un vaccin contre le Sida. Il existe en effet des expériences employant un coronavirus comme vecteur pour le vaccin contre le HIV.

---

34. *Uncanny similarity of unique inserts in the 2019-nCoV Spike protein to HIV-1 gp120 and Gag*, Prashant Pradhan et al. *bioRxiv*, 2020.

Les expériences douteuses d'EcoHealth Alliance

Aussi étonnant que cela puisse paraître, toutes ces mutations que nous venons d'évoquer se retrouvent dans un projet de recherche antérieur à la pandémie, dédié à la création d'un nouveau coronavirus, sous la direction d'une ONG américaine, EcoHealth Alliance. Son projet, nommé DEFUSE, consiste à anticiper une pandémie de coronavirus issus de chauves-souris. Il s'agit d'abord de construire un virus transmissible à l'homme qui pourrait émerger à partir du virus sauvage, puis de concevoir par la même occasion le vaccin et les thérapeutiques pour le combattre.

Il est réellement frappant de constater que les coronavirus pandémiques proposés dans le projet DEFUSE possèdent les caractéristiques moléculaires spécifiques du SARS-CoV-2 : le site furine, le récepteur RBD pour s'adapter à l'ACE2 et des séquences HIV.[35] Difficile de croire à une coïncidence…

À l'origine, le projet DEFUSE est écrit pour répondre à un appel d'offres de l'agence de recherche de l'armée américaine, la Darpa (Defense Advanced Research Projects Agency). Cet appel d'offres passé en 2018 s'inscrit dans le cadre du programme de prévention des épidémies PREEMPT (PREventing EMerging Pathogenic Threats). Il concerne l'élaboration de modèles permettant d'anticiper l'émergence des futurs coronavirus à potentiel pandémique, la vérification de la validité de ces modèles par des expériences *in vivo* sur différentes espèces animales (évaluant la capacité des virus modélisés de sauter d'une espèce à l'autre) et enfin les moyens de prévenir la diffusion de ces virus à partir de leur réservoir animal que sont les chauves-souris (en y supprimant ce virus).

Parmi les chercheurs impliqués dans le projet, outre Peter Daszak, le directeur de EcoHealth Alliance, on trouve Ralph Baric, professeur à l'université de Caroline du Nord aux États-Unis et Zhengli Shi, principale virologiste de l'Institut de virologie de Wuhan. Le projet DEFUSE de Daszak-Shi-Baric sera finalement refusé par la Darpa, à cause des risques qu'il présente. Cependant, l'agence ne s'interdit pas de financer certaines parties du projet si d'autres financements sont

---

35. Il n'est pas question nommément de séquences HIV dans le DEFUSE, mais des récepteurs DC-SIGN, qui sont des séquences plus tard identifiées comme identiques à celle du HIV.

trouvés… On ne peut donc exclure sa participation confidentielle au projet, puisque ce type de projet est financé par le NIH.

Bien avant cet appel d'offres, l'équipe Daszak-Shi-Baric a déjà l'occasion de collaborer étroitement dans le cadre de plusieurs programmes de recherches de gain de fonction, menés au laboratoire de virologie de Wuhan et cofinancés par les National Institutes of Health américain par l'intermédiaire de EcoHealth Alliance. Ces recherches de gain de fonction (GoF) concernent l'acquisition de la faculté pour le virus de se lier à l'ACE2 humain en vue d'anticiper l'émergence d'un virus potentiellement pandémique et de développer à l'avance les stratégies vaccinales pour y répondre. Par ailleurs, on sait aussi que de nombreuses expériences d'insertion de sites furine ont déjà été réalisées depuis les années 2000 afin de potentialiser l'infection par les coronavirus.

Pour résumer, entre 2004 et 2015, la plupart de ces expériences sont menées par des équipes dirigées par Ralph Baric et Zhengli Shi. Elles concernent le site furine, la liaison à l'ACE2 des coronavirus, ainsi que la liaison aux parties DC-SIGN des cellules immunitaires (par les « séquences HIV », voir encadré).

L'article en français de trois virologistes marseillais de renommée internationale, paru en avril 2021 dans *Virologie*,[36] passe en revue les arguments en faveur d'une origine non naturelle. Les programmes de recherche menés à l'Institut de virologie de Wuhan (WIV) par Eco Health Alliance et cofinancés par le NIH sont jugés par les auteurs comme compatibles avec l'hypothèse d'un accident de laboratoire.

De la Caroline du Nord à Wuhan
Ces expériences ont commencé à Université de Caroline du Nord, financées par le NIAID dirigé par Anthony Fauci, en collaboration avec l'Institut de virologie de Wuhan. Elles sont vraisemblablement délocalisées à Wuhan après le moratoire des États-Unis sur les GoF en 2014. Les chercheurs Baric et Shi n'ont jamais cessé leur collaboration et poursuivi leurs expériences de construction d'un virus chimère à partir d'un coronavirus de chauve-souris.

---

36. Étienne Decroly, Jean-Michel Claverie, Bruno Canard, *Le rapport de la mission OMS peine à retracer les origines de l'épidémie de SARS-CoV-2*, point de vue soumis au journal *Virologie*. 2021.

En 2015, Baric et Shi s'illustrent par la construction du premier coronavirus synthétique à partir de la technique de la génétique inverse, et publient leurs travaux.[37] Baric pose également la question du danger de ce type d'expériences : le risque de générer des pathogènes plus dangereux est à mesurer face au bénéfice d'anticiper les futures pandémies. Il est bien placé pour le savoir.

En 2017, le groupe de Shi Zhengli et Peter Daszak publie la création de huit nouvelles chimères à partir d'un virus collecté chez les chauves-souris, ces chimères sont proches du SARS-CoV-2 de 2019…

Des déclarations compromettantes

Dans une interview de 2020,[38] Peter Daszak explique les expériences menées par Eco Health Alliance : « Vous pouvez manipuler le virus au laboratoire, la protéine Spike est responsable de la capacité du virus à infecter un animal, vous pouvez modifier la séquence de la protéine Spike (construire une protéine), c'est ce que nous faisons avec Ralph Baric, nous insérons la séquence de cette protéine dans un autre virus. Nous essayons de développer un vaccin contre ce nouveau virus que nous construisons pour anticiper une pandémie. » Comment ignorer cette information et cet aveu ?

De son côté, Ralph Baric déclare en 2020 que si le SRAS-CoV 2 provient d'un laboratoire, les réponses se trouvent dans les archives du laboratoire de Wuhan. « Dans la chimère que nous avons faite en Amérique en 2015 avec le virus du SRAS, avec le professeur Zhengli Shi de l'Institut de virologie de Wuhan, nous avions laissé des mutations de signature, donc il était visible que c'était le résultat du génie génétique. Sinon, il n'y a aucun moyen de distinguer un virus naturel d'un virus fabriqué en laboratoire. » Malheureusement, les bases de données chinoises de Wuhan ont disparu, et les données étaient inaccessibles dès le 12 septembre 2019. Depuis juin 2020, la page entière a été retirée du web.

---

37. Menachery, Shi, Baric, *A SARS-like cluster of circulating bat coronaviruses shows potential for human emergence. Nat Med.*, 2015, PMID 26552008.
38. Accordée au virologiste Vincent Racaniello, podcast TwiV n°615, 19 mai 2020 : https://www.microbe.tv/twiv/twiv-615/

Le curriculum de Ralph Baric en dit long sur les multiples manipulations effectuées sur les coronavirus. Ce professeur de l'Université de Caroline du Nord a reçu des financements en 2005 pour la recherche sur des candidats vaccins vivants atténués contre le SARS-CoV (responsable de l'épidémie de 2003 en Asie) et, en 2008, pour une recherche sur un vaccin mucosal[39] contre le HIV utilisant comme vecteur un coronavirus de rhume banal. Cela pourrait expliquer que la chimère SARS-CoV-2 contienne des séquences HIV.

Le SARS-CoV-2 pourrait avoir été conçu en vue d'un vaccin atténué contre le HIV ou bien, tel que décrit dans le projet DEFUSE, comme un modèle de virus à potentiel pandémique, ou encore pour un vaccin atténué contre tous les coronavirus.

Cachez ce site que je ne saurais voir...
Un autre aveu qui plaide en faveur de la thèse d'une fuite de laboratoire provient de Shi Zhengli. La virologiste chinoise publie en février 2020 les alignements des séquences d'amino-acides de la Spike du SRAS-CoV-2 en regard de celles des autres coronavirus. Étonnamment, la comparaison s'arrête à l'acide-aminé 675, juste avant le fameux site furine, nouvellement apparu à la position 682-686. Shi prétend que les seules modifications importantes dans la séquence du nouveau virus par rapport aux autres coronavirus connus se trouvent ailleurs que sur le site furine. Elle oublie aussi de mentionner la forte affinité du nouveau coronavirus pour l'ACE2. C'est un peu comme si un inspecteur de police envoyé sur les lieux d'un crime négligeait la présence sur place d'un couteau ensanglanté.

Ces deux « oublis » sont-ils intentionnels de la part de Shi Zhengli ? En effet, ces caractéristiques ne peuvent lui avoir échappé, étant donné qu'il s'agit de sa spécialité. Toutefois, on ne peut s'attendre à ce qu'elle reconnaisse publiquement avoir inséré ce site furine. Pour information, Shi, en tant que directrice du Center for Emerging Infectious Diseases du WIV, a reçu plus de 1,2 million de dollars du gouvernement américain entre 2014 et 2019.

Du point de vue de la théorie de l'évolution, la probabilité que ces deux mutations caractéristiques (liaison à l'ACE2 humain et site furine) soient apparues par hasard en même temps sur un virus est

---

39. Qui pénètre par les muqueuses, par voie nasale notamment.

infime voire nulle : en effet, il n'existe aucune pression de sélection naturelle pour qu'un virus parfaitement adapté à un animal sauvage mute et saute à l'homme avec une telle efficacité. On ne peut pas en dire autant des virus des animaux d'élevage, qui font des aller-retour animal-homme et s'adaptent peu à peu. D'autre part, comparée aux virus naturels précédents, l'apparition du site furine n'est pas accompagnée d'autres mutations ponctuelles dans la séquence, ce qui aurait été attendu lors d'une évolution naturelle.

On peut supposer que ces recherches sur les virus chimères étaient bien avancées dès 2017, puisque Anthony Fauci annonce le 10 janvier 2017 qu'il y aurait une « épidémie surprise » pendant le mandat de Donald Trump… Étrange déclaration. Cependant, nous verrons bientôt d'autres étonnantes « anticipations » de pandémies avant la crise Covid-19.

Collaboration de Moderna avec le NIH
D'autres collaborations des NIH américains sont susceptibles d'avoir une responsabilité dans cette crise sanitaire hors norme par bien des aspects. Évoquons ici le partenariat avec Moderna sur les ARN messagers, l'une des composantes de la réponse à la pandémie.

Moderna reçoit en 2013 un financement de 25 millions de dollars de la Darpa pour développer des ARNm capables d'être rapidement déployés en cas d'émergence d'un nouveau pathogène. La collaboration concerne en particulier des vaccins ARNm anti-Ebola, VRS et autres virus (non précisés). En 2017, le Français Stéphane Bancel, le PDG de Moderna, décide de réorienter la recherche de l'entreprise en direction des vaccins contre les maladies infectieuses, après avoir rencontré des problèmes de toxicité avec les thérapies ARNm dans le cas des maladies rares.

En juin 2018, le NIH élargit son partenariat avec Moderna pour inclure une recherche à grande échelle en vue de trouver un vaccin contre les coronavirus. En 2019, l'accord de transfert de technologie et de répartition des bénéfices entre le NIAID de Fauci (l'un des centres des NIH) et Moderna est modifié. Moderna et le NIAID travaillaient depuis longtemps sur les vaccins à ARNm mais pas sur les coronavirus. En avril 2019, il est fait mention d'une recherche sur des vaccins concernant le MERS. Et en juin 2019, une nouvelle modification dans le contrat évoque la possibilité d'insérer un site furine sur la Spike d'un coronavirus. Pourquoi au printemps 2019 ?

Des chercheurs (Amabati et al.[40]) ont examiné un brevet Moderna datant de 2016 qui concerne une recherche de « vaccins » contre le cancer. Ils ont retrouvé la même séquence des douze nucléotides qui composent le site furine du SARS-CoV-2 ! Cette séquence n'a pas été « revendiquée », c'est-à-dire qu'elle n'est pas présentée comme propriété de Moderna. En fait, elle est commune à celle trouvée dans une bactérie et dans une protéine humaine de réparation de l'ADN, qui participe à la défense contre les cancers. Rappelons que Moderna travaillait au départ sur les médicaments ARNm anti-cancer. Tout ceci ne prouve pas que Moderna avait anticipé la séquence exacte du site furine de ce virus, mais on peut s'étonner de la coïncidence. Je le mentionne, car cette affaire a été beaucoup commentée.

Des virus qui se sont échappés des labos par le passé

À l'occasion de mes recherches pour rédiger les articles sur « l'origine du virus » et « la biopolitique au XXIᵉ siècle », j'ai découvert que d'autres épidémies virales pourraient être liées à des virus de laboratoire. Ces échappements ont été documentés dans la littérature scientifique. Voici quelques exemples :

– le virus de Marburg a été découvert en 1967, à l'occasion d'une première épidémie ; il ne proviendrait pas d'une expérience de GoF (qui n'étaient pas pratiquées à l'époque), mais d'une recherche de laboratoire sur le virus de la polio sur des singes africains ;

– le virus du SIDA pourrait provenir d'un essai clinique en 1979 d'un vaccin anti-hépatite B sur des homosexuels ; une autre hypothèse avance que le HIV proviendrait d'expériences sur les vaccins anti-poliomyélite en Afrique, également sur des singes ;

.../...

---

40. *MSH3 Homology and Potential Recombination Link to SARS-CoV-2 Furin Cleavage Site, Front. Virol.*, 2022.

– l'épidémie de 1977 de grippe H1N1 était due à un virus très proche de ceux circulant dans les années 50, trop proche pour paraître naturel, comme si l'évolution en avait été gelée... Cela pourrait s'expliquer par l'échappement d'un virus conservé au laboratoire. L'épidémie de 2021 d'Ebola pourrait aussi provenir d'une fuite de labo pour les mêmes raisons, à savoir une faible évolution du virus comparé à la précédente épidémie.

– le virus H1N1 serait sorti d'un laboratoire en 2009 et pourrait être à l'origine de la pandémie de 2009/2010. L'une des hypothèses est celle d'un vaccin, contre la grippe du porc, mal inactivé, qui se serait ensuite adapté et transmis à l'homme (Gibbs et al. 2009) ;

– pour le SARS-CoV de 2003, il existe trois cas documentés d'échappement de ce virus, en provenance de laboratoires de sécurité P3 et P4 (Singapour, Taiwan et Chine).

À la source de ces informations : je vous recommande la synthèse du Groupe de travail sur les armes chimiques et biologiques sur les incidents de laboratoire ayant induit des épidémies : *Laboratory Escapes and "Self-fulfilling prophecy" Epidemics.* Martin Furmanski MD. Scientist's Working Group on Chemical and Biologic Weapons. Center for Arms Control and Nonproliferation.

https://armscontrolcenter.org ou https://tinyurl.com/escaped-virus

Wuhan ou Fort Detrick ?

Tous ces éléments convergent fortement vers l'hypothèse d'un virus de laboratoire. L'autre question est maintenant de savoir de quel laboratoire a pu sortir le SARS-CoV-2.

Pourrait-il provenir d'un centre américain impliqué dans la collaboration avec la Chine sur la recherche des gains de fonction ? Cette question est très sensible sur le plan politique, car elle implique soit l'Université de Caroline du Nord (UNC), soit Fort Detrick (le laboratoire P4 de l'Armée US[41]), voire les deux. Le laboratoire militaire possède en effet des brevets en commun avec Ralph Baric.

41. De l'USAMRIID (United States Army Medical Research Institute of Infectious Diseases).

Des scientifiques anonymes, rassemblés dans le collectif Milk Tea Alliance, signent un article preprint[42] très bien documenté en décembre 2021, qui relance la suspicion. La conclusion est sans appel : parmi de nombreux arguments, d'après des tests sur des lots sanguins prélevés avant la pandémie, les États-Unis seraient le premier pays à avoir connu l'épidémie de Covid-19 ! En août 2021, un haut diplomate chinois a aussi déclaré que Fort Detrick et l'UNC devraient faire l'objet d'une « enquête transparente avec un accès complet » dans le cadre de la recherche des origines du nouveau coronavirus... Cette demande n'est pas dénuée de fondement scientifique, même si elle reste inaudible sur le plan politique pour les États-Unis.

En juillet 2019, un manquement aux procédures de sécurité est rapporté à Fort Detrick, ce qui conduit à la fermeture provisoire du laboratoire, à la suite d'inspections menées par le CDC. Le gouvernement des États-Unis refuse l'enquête de l'OMS. Or, après la fermeture du laboratoire, des maladies respiratoires sont répertoriées dans l'environnement proche. Ainsi, en juillet 2019, une mystérieuse épidémie de pneumonie, associée à l'utilisation de « cigarettes électroniques » (sic !), est signalée dans une, puis deux maisons de retraite proches de Fort Detrick, avec de nombreux décès. Les symptômes ressemblent étrangement à la Covid-19. Les tests virologiques et bactériologiques ne détectent aucun agent pathogène connu, les symptômes disparaissent en quelques jours chez les résidents traités pour cette pneumonie atypique.[43] Cette épidémie, donc attribuée au vapotage, se propage dans tout le pays et, au 17 décembre 2019, plus de 2 500 hospitalisations sont signalées dans cinquante États.

Des tests rétroactifs très actifs
Lors de tests sanguins effectués sur des sérums « prépandémiques » (du sang prélevé avant l'émergence officielle du virus), il est découvert que des personnes possèdent déjà des anticorps spécifiques anti-SARS-CoV-2 dès décembre 2019 aux États-Unis. Une étude à

---

42. *Investigation Report on Covid-19 Transmission* (v1.0.0), Milk Tea Alliance, Zenodo, 2021, https://doi.org/10.5281/zenodo.5752000.
43. *Third person has died after respiratory illness outbreak at Greenspring Village, Fairfax officials say*, Washington Post, July 17, 2019, consulté le 20 juin 2023.

ce sujet est publiée en novembre 2020.[44] Le même phénomène est confirmé par la suite en France pour des sérums de novembre 2019[45] et en Italie dès septembre 2019.[46]

Aux États-Unis, un autre article publié en 2020 à propos d'un test ultra-sensible et spécifique de détection des antigènes du virus SARS-CoV-2 montre qu'ils sont présents dès le 1er octobre 2019 chez des patients américains souffrant de pneumopathie atypique.[47] À ce propos, il aurait été intéressant de tester les sérums de ceux concernés par l'épidémie de vapotage près de Fort Detrick en juillet 2019. Bien que des chercheurs aient probablement été tentés de le faire, il est possible qu'ils aient été découragés, car aucune étude sur le sujet n'a été publiée à ce jour.

Quoi qu'il en soit, la concordance entre la détection d'anticorps et d'antigènes avant janvier 2020 apporte des preuves d'une présence antérieure du virus. La question de la circulation du virus avant son émergence officielle finit par être soulevée dans le *British Medical Journal*,[48] une des revues médicales les plus réputées.

Il y a donc une forte probabilité que le virus se soit d'abord échappé d'un laboratoire américain, mais il n'est pas question pour les États-Unis et leurs alliés de l'admettre, évidemment.

---

44. Sridhar V Basavaraju et al., *Serologic Testing of US Blood Donations to Identify Severe Acute Respiratory Syndrome Coronavirus 2 (SARS-CoV-2)–Reactive Antibodies: December 2019–January 2020*, Clinical Infectious Diseases, 15 June 2021.

45. Carrat F et al., *Evidence of early circulation of SARS-CoV-2 in France: findings from the population-based "CONSTANCES" cohort*, Eur J Epidemiol., 2021, PMID 33548003.

46. Apolone et al., *Unexpected detection of SARS-CoV-2 antibodies in the prepandemic period in Italy*, Tumori, 2021 Epub 2020 Nov. PMID 33176598.
 Antonella et al., *Molecular evidence for SARS-CoV-2 in samples collected from patients with morbilliform eruptions since late 2019 in Lombardy, northern Italy*, Environmental Research, 2022.
Lai et al., *Evidence of SARS-CoV-2 Antibodies and RNA on Autopsy Cases in the Pre-Pandemic Period in Milan (Italy)*, Front. Microbiol, 2022.

47. Ogata et al., *Ultra-Sensitive Serial Profiling of SARS-CoV-2 Antigens and Antibodies in Plasma to Understand Disease Progression in Covid-19 Patients with Severe Disease*, Clin Chem., 2020 Dec., PMID 32897389.

48. Canuti et al., *Waiting for the truth: is reluctance in accepting an early origin hypothesis for SARS-CoV-2 delaying our understanding of viral emergence?*, BMJ Global Health, 2022, PMID 35296465.

L'UNC (Université de Caroline du Nord), où exerce Baric, n'est pas innocente non plus, car six accidents concernant des coronavirus créés en laboratoire sont signalés[49] entre 2015 et 2020…

La fuite de laboratoire est une thèse de plus en plus admise officiellement. D'ailleurs, les services secrets américains écrivent de manière diplomatique que l'origine du virus est plus probablement liée à une fuite de laboratoire qu'à un phénomène naturel.[50] Même en France, « l'Académie de Médecine penche pour un accident de laboratoire », relate Le Point du 20 avril 2023.[51] En juin 2023, le Pr Renaud Piarroux, microbiologiste et infectiologue, l'évoque très clairement lors d'un débat pour Sorbonne Université.[52]

Pourtant, au congrès de virologie NIDO consacré principalement aux coronavirus, qui se tient à Montreux en mai 2023, aucune communication discutant de l'origine artificielle n'est prévue. Le seul scientifique qui pose des questions à ce sujet est intimidé et censuré.[53]

Les organisateurs de ce congrès ont-ils été soudoyés ? De quoi ont-ils eu peur ?

Quel pouvait être le but de ces expériences de GoF ?

Il est difficile de conclure, mais on peut s'intéresser au CV de Ralph Baric (qui pourrait être l'homme clé) pour comprendre. Il a reçu dès 2005 des financements pour rechercher des candidats vaccins vivants atténués contre le SARS-CoV et pour un vaccin nasal (fondé sur l'immunité des muqueuses) contre le HIV utilisant comme vecteur un coronavirus de rhume banal. Cela pourrait expliquer la chimère SARS-CoV-2 contenant les séquences HIV.

Dans le cas d'un virus issu du projet DEFUSE, c'est-à-dire en vue d'anticiper l'émergence des futurs coronavirus à potentiel pandémique, les auteurs devancent la réalisation de leur modélisation comme s'ils

---

49. *Here Are Six Accidents UNC Researchers Had With Lab-Created Coronaviruses*, *ProPublica*, Aug. 17, 2020.
50. *Declassified-Assessment-on-Covid-19-Origins*, National Intelligence Council, août 2021.
51. ANM, séance dédiée : *De l'origine du SARS-CoV2 à la virologie/biologie dangereuse*, 18 avril 2023.
52. *Débat | Origines Covid-19*, Chaîne YouTube Sorbonne Université, 20 juin 2023.
53. *The Great Raccoon Dog Mystery*, Jonathan Latham, PhD, *Independent Science News*, 29 juin 2023.

avaient la maîtrise de « La Machine à explorer le temps ». Dans une rupture de la logique du raisonnement, les concepteurs du projet Eco Health Alliance sont tellement certains d'avoir modélisé les futurs virus pandémiques qu'ils envisagent de vacciner les chauves-souris contre des virus non encore apparus avec justement ces virus synthétiques vivants. Ils considèrent donc que ces virus vont apparaître naturellement chez les chauves-souris et qu'il faudra les immuniser pour les empêcher de les transmettre à l'homme.

Afin de vérifier la possibilité de vacciner les chauves-souris contre ce futur virus, EHA propose d'utiliser un virus vivant aérosolisé ; pourquoi ne pas avoir pris un virus non humanisé ou bien inactivé, voire un pseudovirus incapable de se répliquer ? Non seulement l'EHA propose des expériences interdites de GoF, mais elle envisage aussi de diffuser les virus à potentiel pandémique par aérosol : on comprend la prudence de la Darpa.

Nouvel appel au moratoire

En 2022, des virologistes français spécialistes des coronavirus publient une tribune choc intitulée *Les apprentis sorciers du génome*. Ils demandent un moratoire sur les expériences de gain de fonction concernant des virus à potentiel pandémique, sur les projets de forçage génétique et sur les vaccins auto-disséminants.[54]

Il faudrait faire une large publicité à ces prises de position, ainsi qu'à l'initiative internationale Biosafety Now,[55] basée aux États-Unis, qui demande aussi l'arrêt des GoF. Malheureusement, les autorités et les médias continuent de semer la plus grande confusion sur ce sujet afin d'empêcher la population de connaître la réalité. Encore une fois, le biopouvoir s'acharne contre les observations scientifiques.

Le virologiste Robert Redfield, directeur des CDC de 2018 à janvier 2021, se prononce aussi en 2023 pour un moratoire sur la recherche sur le gain de fonction. Au sein de la Task force Covid-19 de la Maison-Blanche, il fait d'ailleurs partie des scientifiques en désaccord total avec Anthony Fauci sur l'origine « naturelle » du virus. Dans une

---

54. *Les apprentis sorciers du génome (Forçage génétique, vaccins auto-disséminants, virus chimériques...)*, Bruno Canard, Etienne Decroly & Jacques Van Helden, *Le Monde Diplomatique*, février 2022.
55. https://biosafetynow.org/

interview accordée à la chaîne américaine *The Hill*,[56] il nous prévient : la prochaine pandémie sera de nouveau liée à la recherche sur les gains de fonction, soit à cause d'une fuite accidentelle, soit à cause d'un acte bioterroriste. Un débat public et démocratique devient urgent.

Après trois ans d'interrogations sur l'origine du SARS-CoV-2, ce débat sur les GoF n'est toujours pas d'actualité. Nous verrons dans la dernière partie du livre que la recherche sur les GoF continue, en toute impunité, sur de nombreux virus, et dans le plus grand silence des médias.

L'hypothèse de la déforestation comme origine de la pandémie ?
Cette hypothèse est principalement soutenue par des écologistes et des critiques de l'agriculture industrielle, comme Rob Wallace. Ils avaient déjà souligné les risques des élevages intensifs dans l'apparition des épidémies de grippe avant la pandémie de Covid-19. Selon Wallace, l'agrobusiness rassemble des milliers d'animaux domestiques génétiquement similaires, vivant dans des conditions de stress, ce qui les rend sensibles à des virus auxquels leurs congénères sauvages résistent. Par exemple, les canards sauvages qui transmettent des virus de la grippe aux élevages de poulets y sont très résistants et en sont des porteurs sains.[57]

Avec l'émergence de la Covid-19, la critique s'élargit des élevages intensifs de porcs et de volailles à la déforestation. L'idée est que la destruction des habitats naturels facilite le passage des virus d'animaux sauvages à l'homme. Cette explication semble mettre d'accord les tenants de l'origine naturelle du virus et les écologistes. Elle est même reprise par les évolutionnistes, comme ceux du Muséum d'histoire naturelle,[58] par des scientifiques qui ont pourtant évoqué dès 2020 la possibilité d'une origine artificielle du virus,[59] ainsi que par des institutions comme l'Unesco.

---

56. Dr. Redfield, *On Rising: Gain-of-Function Research WILL Cause The 'NEXT GREAT PANDEMIC'*, https://youtu.be/3N676CD1rlw.
57. Chan JF et al., *Interspecies transmission and emergence of novel viruses: lessons from bats and birds*, Trends Microbiol., 2013, PMID : 23770275.
58. *L'émergence des zoonoses, une mécanique implacable*. Article sur le site du Museum d'histoire naturelle. www.mnhn.fr. 2022.
59. Sallard et al. *Retrouver les origines du SARS-CoV-2 dans les phylogénies de coronavirus*, Medecine/science 2020, https://hal.science/hal-02891455.

Cependant, cette confusion entre élevage industriel et rencontre occasionnelle avec la faune sauvage me pose problème. Comme le souligne le Muséum d'histoire naturelle, un changement d'hôte d'un animal à l'homme suppose un processus évolutif. Comment expliquer qu'un virus parfaitement adapté à un animal passe chez l'homme et puisse d'emblée provoquer une pandémie ?

En revanche, les allers-retours que font les variants successifs entre l'homme et l'animal dans un élevage vont permettre une adaptation progressive pouvant mener à une pandémie. C'est ce qui se produit régulièrement avec la grippe aviaire ou porcine et ce qui s'est produit avec le variant du SARS-CoV-2 venant des visons.[60]

Il est important de distinguer ce processus d'adaptation progressive du phénomène de *spillover* ou débordement. Ce dernier permet à un virus d'animal sauvage d'infecter quelques humains exposés à une grande quantité de particules virales, mais cela ne donne pas naissance à une pandémie, seulement à des épidémies localisées. C'est, par exemple, ce qui s'est produit dans la grotte de Mojiang, où Zhengli Shi, de l'Institut de virologie de Wuhan, va chercher des chauve-souris porteuses des coronavirus qui ont infecté des mineurs en 2012. Gravement atteints, certains en décèdent, mais ne transmettent pas le virus à d'autres humains. On observe un phénomène similaire avec les épidémies d'Ebola, qui touchent des personnes en contact avec des chauves-souris ou des singes de brousse.

Loin de moi la volonté d'ignorer la réalité de la destruction du milieu naturel par l'agriculture industrielle ou de polémiquer sur le changement climatique. Cependant, on peut constater que cette hypothèse de la déforestation pour expliquer l'origine du virus arrange bien du monde : les écologistes politiques, les responsables des labos où se pratiquent les expériences sur les gains de fonction (GoF), et des organismes supranationaux comme le Forum Économique Mondial (FEM), qui se refont un vernis écologiste à peu de frais. La déforestation participe à la modification de l'atmosphère, car les arbres, comme tous les végétaux, transforment le gaz carbonique en oxygène. Le FEM pourrait bien nourrir le projet d'utiliser le changement climatique comme outil biopolitique de contrôle des populations.

---

60. Comme l'a expliqué Didier Raoult dans une vidéo YouTube du Bulletin d'information scientifique de l'IHU le 15 décembre 2020.

En insistant sur cet aspect de la modification du milieu naturel, ces acteurs peuvent éviter de parler d'autres dégâts sur la biosphère. En France, il est même question de réglementer le « traitement médiatique des enjeux environnementaux », c'est-à-dire de limiter les publications autorisées à celles conformes au « consensus » scientifique. Cela ne vous rappelle-t-il rien ?

Pour aller plus loin

– *Origine du virus de la Covid-19 : mise à jour 1ᵉʳ avril 2022*, Banoun, Hélène, 2022.

– Une présentation vidéo a été faite pour le International Covid-19 Summit 2022 – IHU Marseille, 30 mars 2022. Elle est disponible sur la plateforme Odysee, http://tiny.cc/ICS-origine.

– *Que révèle la gestion de la Covid-19 sur la biopolitique au XXIᵉ siècle : Comment le concept de biopolitique peut nous aider à comprendre la politique sanitaire mondialisée*, Banoun, Hélène, 2023.

1.3 La biopolitique, clé de compréhension de la politique sanitaire mondialisée

Comme nous l'avons vu, l'épidémie de Covid-19 provient d'expériences de laboratoire de plus en plus risquées. Elles s'inscrivent plus largement dans le contexte biopolitique. Le concept de biopolitique est théorisé par Michel Foucault à la fin des années 1970 pour désigner une nouvelle forme d'exercice du pouvoir, davantage axée sur le contrôle de la vie des populations que le contrôle des territoires.

La biopolitique explique bien des incohérences dans la gestion de la crise. De toute évidence, certaines décisions ont davantage été motivées par des impératifs idéologiques et politiques que par des motifs scientifiques.

Du contrôle des territoires au contrôle des populations

Dans l'Europe de l'Ouest de la fin du Moyen-Âge, c'est-à-dire à partir du XVe siècle, des États modernes se forment en se séparant des institutions féodales. Les penseurs de ces États en formation se rendent compte progressivement que la prospérité des nations provient surtout de la population et non du territoire, aussi vaste et riche soit-il, car, sans elle, on ne peut extraire les richesses de la terre.

À partir de cette réflexion, le pouvoir commence à vouloir régner sur les corps. En effet, de la bonne santé de la population et de ses capacités de reproduction dépend son efficacité à exploiter la richesse de la terre et, plus tard, à produire des biens manufacturés. Ce n'est pas un hasard si la biopolitique se développe véritablement avec l'ère industrielle. Il s'agit alors d'assurer les capacités productives et reproductives pour répondre aux nouveaux impératifs productivistes.

La santé, un problème d'État

Avec l'ère industrielle, une prise de conscience émerge à propos de l'hygiène. La « révolution sanitaire » est sans doute la première expression majeure de l'ère biopolitique. Parmi les mesures comme l'assainissement ou l'aménagement des villes, la vaccination s'impose comme un moyen privilégié.

Auparavant déjà, la variolisation, première campagne de vaccination de masse, est promue et imposée dans ce but d'améliorer la productivité, avec des bénéfices montrés comme supérieurs aux risques connus, comme l'explique Daniel Bernoulli (médecin et mathématicien) en 1760[61] à l'aide d'une modélisation mathématique[62] : « Si on adopte l'inoculation, il en résultera un gain de plusieurs milliers de personnes pour la société civile ; même si elle est meurtrière, comme elle tue les enfants au berceau, elle est préférable à la variole qui fait périr des adultes devenus utiles à la société... » Bernoulli conclut que, si l'on néglige le point de vue de l'individu, « il sera toujours géométriquement vrai que l'intérêt des Princes est de favoriser l'inoculation ». Dès ses débuts, la vaccination est justifiée au nom de la raison sanitaire d'État. Elle tolère mal les critiques autour du risque individuel, pas plus aujourd'hui qu'hier.

La biopolitique se focalise rapidement sur la vaccination généralisée et obligatoire, d'abord contre la variole, plus tard contre d'autres maladies. Depuis les années 2000, cette propension à la vaccination de masse s'est renforcée sous l'égide de l'OMS et de ses programmes.[63] Dès qu'un vaccin est disponible, il doit être utilisé. L'OMS ne se préoccupe pas de savoir si la maladie est dangereuse, et pour qui, ou si un traitement existe. La vaccination contre un nombre croissant de maladies est promue intensivement, voire rendue obligatoire, et ce dans quasiment tous les pays du monde.[64]

---

61. *Essai de l'analyse de la mortalité causée par la petite vérole et des avantages de l'inoculation pour la prévenir*, Histoires et Mémoires de l'Académie des Sciences, 2, 1766, Anne Marie Moulin, thèse de doctorat en médecine, 1979, cité par Michel Foucault.
62. *Un exemple de modélisation*, Annette Leroy, Institut de Recherche sur l'Enseignement des Mathématiques, https://www.apmep.fr/Bulletin-459.
63. Dans la Résolution WHA42/32-1989, l'OMS décrit son programme de vaccination contre la rougeole, la poliomyélite, le tétanos néonatal et la coqueluche : il est question d'une couverture vaccinale complète de la population par ces vaccins. Il est décidé aussi d'incorporer au fur et à mesure de leur disponibilité les nouveaux vaccins aux programmes nationaux de vaccination. World Health Assembly, 42. (1989). Forty-second World Health Assembly, Geneva, 8-19 May 1989: resolutions and decisions, annexes, World Health Organization, p. 33. https://apps.who.int/iris/handle/10665/171211
64. En France, les deux derniers épisodes qui témoignent de cette intensification des immunisations vaccinales concernent les vaccinations

La vaccination, « fondement du système de soins primaires »

L'OMS soutient ainsi l'Agenda d'immunisation 2030, alias IA2030, promu par de nombreux partenaires (Gavi,[65] Fondation Bill et Melinda Gates, Unicef, les CDC américains). Sur la page d'accueil du site,[66] on peut lire : « La vaccination est le fondement du système de soins de santé primaires et un droit de l'homme incontestable. C'est aussi l'un des meilleurs investissements en matière de santé que l'on puisse faire avec de l'argent. [Le programme] IA 2030 envisage un monde où chacun, partout, à tout âge, bénéficie pleinement des vaccins pour améliorer sa santé et son bien-être. »

Dans ce contexte « vaccinaliste », la rapidité de l'autorisation de mise sur le marché dont bénéficient les nouveaux vaccins contre la Covid-19 ne paraît pas si étonnante. On comprend aussi pourquoi la critique n'a pas été possible. L'idéologie vaccinaliste est d'autant plus difficile à critiquer que les enjeux financiers pour l'industrie pharmaceutique sont énormes. Les vaccins sont devenus plus rentables que la plupart des médicaments courants, dont les brevets tombent dans le domaine public après la période de validité maximale de vingt ans. À titre d'exemple, le vaccin contre le papillomavirus Gardasil, le plus cher de tous les vaccins, est vendu à 130 € la dose environ et rapporte 2 milliards de dollars annuels à Merck.[67] En 2020, la couverture mondiale avec deux doses du vaccin anti-HPV était de 13 %. L'OMS a déclaré vouloir éradiquer le cancer du col de l'utérus au moyen d'un taux de couverture vaccinale mondiale de 90 % d'ici 2030.[68] Or, cette organisation mondiale est-elle encore vraiment neutre ? En effet, à ce jour, il n'existe aucune preuve formelle que ce vaccin réduise l'incidence du cancer du col de l'utérus, mais des effets indésirables graves du Gardasil existent et font polémique dans le milieu scientifique et médical.

---

obligatoires du nourrisson, qui sont passées de trois à onze en 2018, et la vaccination contre le papillomavirus, désormais intensivement promue au collège depuis la rentrée 2023.

65. Alliance mondiale pour la vaccination.

66. https://www.immunizationagenda2030.org/, consulté le 29 juin 2023.

67. *Vaccins : les raisons de la méfiance*, Arte, mars 2017.

68. *Couverture vaccinale*, 22 avril 2022, OMS, https://www.who.int/fr/news-room/fact-sheets/detail/immunization-coverage

Même les partisans de la vaccination s'inquiètent de l'influence du secteur pharmaceutique sur la politique sanitaire mondiale,[69] cette industrie représentant désormais un danger pour la santé.[70]

L'aspect autoritaire de l'idéologie vaccinale a sans doute sa source dans la doctrine du solidarisme[71] de Léon Bourgeois, qui influence le socialisme libéral contemporain. Cet homme politique radical de la IIIe République s'est inspiré des travaux de Pasteur pour penser la prophylaxie sociale. Le solidarisme servit de support philosophique et moral au système de protection sociale ébauché sous la IIIe République, dont la Sécurité sociale, établie en 1945, fut l'héritière. Le solidarisme était une voie médiane pour stabiliser la République et garantir la paix sociale. La source de l'obligation sociale provient de ce que les solidaristes nomment le « quasi-contrat », c'est-à-dire un contrat « rétroactivement consenti », puisque, à l'évidence, aucun individu n'a pu choisir librement à la naissance de participer ou non à la vie sociale. La gauche contemporaine est encore influencée par cette doctrine et les travaux de Pasteur : cela peut expliquer son vaccinalisme.

Dans les faits, la biopolitique d'aujourd'hui s'éloigne de son but initial, car elle aboutit à dégrader fortement la santé des populations, notamment par l'introduction de thérapeutiques insuffisamment éprouvées, sources d'effets nocifs importants.

Le débat interdit

Au cours de la crise du coronavirus, chacun a pu constater la disparition du débat contradictoire.[72] Le pouvoir s'est employé à discréditer les critiques de sa biopolitique en les assimilant systématiquement au complotisme. Au départ, les termes « théorie du complot » et « complotisme/conspirationnisme » sont utilisés pour désigner les explications non officielles de l'assassinat du président Kennedy. De-

---

69. *A proper 'pandemic treaty' would value universal access over profit*, Human Rights Watch, A. Kayum Ahmed, 19 avril 2023.
70. *The pharmaceutical industry is dangerous to health. Further proof with Covid-19*, Fabien Deruelle, *Surg Neurol Int.*, 2022 Oct., PMID 36324959.
71. *Le solidarisme de Léon Bourgeois, un socialisme libéral ?*, Nicolas Delalande, *La vie des idées*, 30 janvier 2008.
72. Voir *Le Débat interdit – Langage, Covid-19 et totalitarisme*, Ariane Bilheran et Vincent Pavan, éd. Trédaniel, mars 2022.

puis la crise sanitaire, ces termes connaissent un grand succès et une véritable postérité avec le renfort de tous les médias subventionnés.

Il faut dire que les critiques de la biopolitique ne manquent pas depuis mars 2020 sur les canaux médiatiques alternatifs, moins accessibles à la censure du biopouvoir. Ainsi, la Commission européenne note une recrudescence des théories du complot en lien avec la pandémie de coronavirus et se dote d'un arsenal d'outils de communication pour contrer ces « dérives ». La Commission classe parmi ces théories notamment l'affirmation selon laquelle le virus aurait été conçu artificiellement. On peut supposer que cette idée sera prochainement retirée de la liste noire.

De mon point de vue, le vrai complotisme est celui qui explique la politique sanitaire actuelle par un plan programmé de réduction de la population mondiale. Il résulte d'une incompréhension et consiste à attribuer toute perturbation du système social à une volonté maléfique provenant des hautes sphères du pouvoir. Je le combats, car le pouvoir s'en sert pour discréditer toutes les critiques fondées scientifiquement, en les amalgamant avec le complotisme. Pour ma part, je m'en tiens aux faits. Je m'attache à mettre en lumière les contradictions du biopouvoir, son idéologie scientiste et ses erreurs manifestes au regard de l'état des connaissances à travers la littérature. Le concept de biopolitique me paraît suffisant pour expliquer la gestion de la Covid-19 sans aller chercher une volonté de dépopulation de la part de tous ceux impliqués.

Instrumentalisation de la pandémie

La pandémie Covid-19 a permis au biopouvoir d'avancer sur plusieurs fronts : les recherches de GoF, la mise sur le marché des thérapies géniques vaccinales, la vaccination généralisée et l'idée d'une identification numérique,[73] en lien justement avec la généralisation de la vaccination.

Le projet d'identification des individus par le biais vaccinal est déjà évoqué en novembre 2017 par Seth Berkley, le patron de l'organisation mondiale pour l'Alliance vaccinale, Gavi, basée à Genève. Il déclare alors qu'il faut améliorer les moyens de tracer le taux de couverture vaccinale des enfants du monde entier ; pour ce faire, les

---

73. Voir le CSI n°102 du 27 avril 2023 : Fréderic Boutet – Identité numérique – avec Emmanuelle Darles et Dr Eric Ménat, sur Crowdbunker.com.

Nations Unies envisagent un plan d'identité numérique 2030, via téléphones portables, pour tenir à jour les données recueillies sur les enfants des contrées éloignées.

De leur côté, les leaders du G20 publient une déclaration commune à Bali le 16 novembre 2022 pour promouvoir un standard mondial de preuve de vaccination pour les voyages internationaux, inspiré des passeports vaccinaux Covid-19. Cette décision s'appuie sur un accord international conclu sous l'égide de l'OMS en 2005 : International Health Regulations 2005 (Régulation sanitaire internationale). C'est justement ce Traité Pandémie qui devait être révisé entre le 21 et le 30 mai 2023 à Genève à l'assemblée mondiale de l'OMS. Pour l'instant, rien n'a encore été signé. La discussion a été reportée à septembre 2023, puis *sine die*, apparemment.

En juin 2023, l'UE et l'OMS posent déjà une première pierre pour un passe sanitaire mondial et annonce un partenariat[74] pour la mise en place d'un système de certification mondial, à l'image du certificat Covid-19 numérique de l'Union européenne. « En juin 2023, l'OMS adoptera le système de certification numérique Covid-19 de l'UE afin de mettre en place un système mondial qui contribuera à faciliter la mobilité mondiale et à protéger les citoyens du monde entier contre les menaces actuelles et futures pour la santé. Il s'agit du premier élément constitutif du réseau mondial de certification sanitaire numérique de l'OMS (Global Digital Health Certification Network), qui mettra au point un large éventail de produits numériques pour améliorer la santé de tous [...]. Ce partenariat s'emploiera à développer techniquement le système de l'OMS selon une approche par étapes afin de couvrir des cas d'utilisation supplémentaires, qui peuvent inclure, par exemple, la numérisation du certificat international de vaccination ou de prophylaxie. » Bref, un passeport sanitaire mondial qui devrait contenir bon nombre de vaccinations obligatoires.

---

74. Communiqué de presse du 5 juin 2023 de la Commission européenne : « Santé numérique : La Commission et l'OMS lancent une initiative historique dans le domaine de la santé numérique pour renforcer la sécurité sanitaire mondiale ».

Traités pandémie OMS et UE

Le futur traité sur les pandémies de l'OMS fait couler beaucoup d'encre en 2023 et agite les réseaux sociaux. D'après Francis Boyle, professeur de droit, il instaurera un État policier médical et scientifique,[75] l'OMS pourra ainsi dicter les soins primaires à dispenser par les médecins, ordonner des confinements, des masques et des vaccins.

Rien ne filtre dans la presse sur ce qui a déjà été mis en place au niveau européen. Un nouveau règlement européen entre en vigueur en catimini en novembre 2022[76] sur les « menaces transfrontières graves pour la santé ». Il institutionnalise tout ce qui a été fait lors de la pandémie Covid-19 pour les prochaines pandémies. Il faut noter qu'une maladie émergente sans critère de gravité est maintenant considérée comme une menace transfrontière grave… La surveillance numérique des populations, les exercices de simulation de pandémie, l'achat groupé de « contre-mesures médicales », c'est-à-dire médicaments et vaccins, sont ainsi pérennisés et déjà prévus en Europe sur le plan légal.

Un agenda de contrôle pas seulement sanitaire

Pour l'organisation du Forum Économique Mondial, dont le fondateur et président est l'Allemand Klaus Schwab, les passeports vaccinaux serviront de passerelle pour la mise en place de l'identité numérique. Il s'agit donc d'identifier les personnes principalement en fonction de leur statut vaccinal et de leur ouvrir certains droits, ou pas : « L'identité numérique détermine à quels produits, services et informations nous pouvons accéder et inversement ceux qui nous sont inaccessibles. » Le Forum Économique Mondial, organisation non élue, aurait-elle le pouvoir de rendre ses décisions applicables par l'intermédiaire de l'OMS ?

On peut lire dans le livre *The Great Reset* de Klaus Schwab et Thierry Malleret que la pandémie représente une « fenêtre d'opportunité » pour restructurer et réinitialiser l'économie mondiale selon les plans

---

75. Les vidéos Debriefings sur FranceSoir.fr, *Le traité sur les pandémies*, 23 février 2023.
76. *Règlement UE 2022/2371 du Parlement européen et du Conseil du 23 novembre 2022* concernant les menaces transfrontières graves pour la santé et abrogeant la décision n°1082/2013/UE.

du Forum Économique Mondial.[77] Pour les auteurs, il y aura un avant et un après-crise Covid-19, et pas seulement pour les industries qui auront beaucoup profité de la gestion de la pandémie, comme les big tech et les industries de la santé. Un retour à l'ère pré-pandémique est d'après eux inimaginable pour les secteurs du spectacle, du voyage, de l'hôtellerie et les autres, qui devront tous s'adapter... L'avenir dira si ces gourous de la grande réinitialisation ont réussi, mais leurs intentions ne sont en tout cas pas cachées.

De nouveaux programmes de gestion de crise
La gestion de la pandémie Covid-19 est la suite logique de l'histoire récente de la biopolitique. Ce qui se décide pour l'avenir reste dans la même ligne. Les États et les organisations supranationales vont continuer à promouvoir des programmes de prévention des pandémies, qui comprennent, d'une part, des exercices de simulation (voir le chapitre suivant) et, d'autre part, des recherches sur les agents pathogènes (GoF) et les nouvelles technologies vaccinales, notamment à ARNm.

En octobre 2022, dans le but de « créer un monde libre d'incidents biologiques catastrophiques », la Maison-Blanche lance une stratégie nationale de biodéfense de 88 milliards de dollars. En cas de pandémie, les États-Unis ambitionnent de pouvoir tester de nouveaux agents pathogènes dans les douze heures, de mettre les tests rapides à la disposition du public dans les quatre-vingt-dix jours, de reprogrammer les médicaments existants dans les quatre-vingt-dix jours, et enfin de développer de nouveaux vaccins dans un délai de cent jours.

Une autre « Mission 100 jours » est également prônée par des organisations non élues soutenant la biopolitique vaccinaliste. La très pro-vax Coalition for Epidemic Preparedness Innovations (CEPI), sponsorisée par la fondation Bill et Melinda Gates entre autres, entend ainsi devancer les prochains virus avec les dirigeants du G7 et les nations du G20 : « Un plan ambitieux – la Mission 100 jours – réduira considérablement le temps nécessaire au développement de nouveaux vaccins contre les menaces virales émergentes. Ces me-

---

77. *The Great Reset*, Klaus Schwab et Thierry Malleret, *La Grande réinitialisation*, juillet 2020, publication du Forum Économique Mondial.

naces comprennent : les coronavirus, à l'origine du SARS et du MERS avant la Covid-19 ; les filovirus, dont Ebola et sa souche soudanaise, qui se propage actuellement en Ouganda ; et les orthopoxvirus, auxquels appartiennent la variole et la variole du singe. »[78]

La tendance est au remplacement de certains vaccins « classiques » par des vaccins ARNm en commençant par les vaccins grippaux. Je reviendrai sur ces vaccins du futur et le statut des thérapies géniques dans la dernière partie consacrée à l'avenir de la biopolitique. Ces produits et leur formulation posent d'importants problèmes de sécurité et d'efficacité. Il est donc urgent de lancer un véritable débat à leur sujet.

Une chose est sûre, le biopouvoir n'a pas fini de prendre soin de nous.

Pour aller plus loin
– « *Que révèle la gestion de la Covid-19 sur la biopolitique au XXIe siècle : Comment le concept de biopolitique peut nous aider à comprendre la politique sanitaire mondialisée*, ResearchGate, avril 2023.

---

78. *We must stop being one step behind whichever virus comes for us next,* tribune de Richard Hatchett, directeur du Cepi, *The Financial Times,* 24 octobre 2022.

1.4 Simulation des pandémies

Comment comprendre que l'on ait adopté en même temps partout dans le monde des mesures sanitaires quasi similaires ? Une stratégie mondiale était-elle déjà à l'œuvre ? En réalité, avant la crise de 2019, les gouvernements avaient eu l'occasion de se préparer à travers des simulations de pandémie organisées par des organisations supranationales. Ils avaient donc connaissance de plusieurs scénarios hypothétiques destinés à les aider dans la gestion complexe d'une pandémie mondiale : communication institutionnelle (notamment face à la « désinformation » sur les réseaux sociaux), développement et distribution de médicaments (vaccins, thérapies nouvelles et/ou expérimentales) et autres mesures sanitaires (confinements, masques, tests).

Parmi les producteurs de scénarios, on retrouve notamment l'OMS, le Forum Économique Mondial, le CEPI[79] et des ONG de type *think tank* comme le Johns Hopkins Center for Health Security (CHS).[80] Des personnes comme Bill Gates, grand financeur de l'OMS, et Klaus Schwab, le patron du FEM, jouent aussi un rôle clé. Si, depuis des années, ces acteurs nous préviennent du risque pandémique, c'est sans doute aussi parce qu'ils sont bien placés pour connaître le danger des expériences sur les gains de fonction qui se déroulent partout sur la planète… Expériences qu'ils n'évoquent pas, ou très peu, dans leurs communications officielles. Certains interprètent ces simulations comme une preuve que la pandémie de SARS-CoV-2 a été organisée en amont par ces mêmes organisations. Cependant, il ne faut pas confondre anticipation (l'objet de ces scénarios) et programmation d'une épidémie.

À titre de comparaison, l'industrie du cinéma excelle aussi dans les fictions d'anticipation. Par exemple, en 2011, neuf ans après l'épidémie de SRAS et deux ans après celle du H1N1, le film *Contagion* de

---

79. Coalition lancée lors de la réunion annuelle du FEM de 2017 à Davos.
80. Organisation indépendante à but non lucratif de l'école de santé publique Johns Hopkins Bloomberg. Le centre s'efforce de protéger la santé des populations contre les épidémies et les pandémies. Il s'intéresse également aux armes biologiques et aux implications des biotechnologies émergentes en matière de biosécurité. Il conseille le gouvernement des États-Unis, l'Organisation mondiale de la santé et les Nations Unies.

Steven Soderbergh met en scène l'émergence d'un virus mystérieux très mortel, le MEV-1, de contagiosité maximum, avec des quarantaines, la distanciation sociale, le tout basé sur le fameux « R-zéro » (nombre moyen de cas générés par un cas). Beaucoup d'éléments évoquent ce que nous avons connu en 2020/2021. Heureusement, et contrairement aux prévisions épidémiologiques dramatiques, bien réelles celles-là, de l'Imperial College de Londres,[81] la pandémie a été bien moins grave.

Les auteurs de scénarios catastrophes n'en sont pas pour autant les programmateurs. Néanmoins, ils peuvent nous préparer psychologiquement à entrevoir la possibilité de pandémies mortelles et ainsi nous « programmer » à accepter certaines privations de liberté.

J'évoquerai ici cinq simulations importantes organisées depuis 2009, en me limitant aux aspects politico-sanitaires. Cette année-là, la pandémie de grippe H1N1, qui s'avèrera beaucoup moins sévère qu'annoncé,[82] offre aux CDC (Centers of Diseases Control, États-Unis) l'opportunité d'affiner leurs méthodes de surveillance des pandémies et d'accélération de la mise à disposition de vaccins. Cette épidémie va aussi favoriser la multiplication des simulations de pandémies. L'examen chronologique de ces scénarios fictifs depuis 2010 nous montre un affinage progressif et une ressemblance de plus en plus forte avec la crise Covid-19. Tour d'horizon.

Première anticipation de la fondation Rockefeller
Dans la foulée de l'épidémie du H1N1, la fondation Rockefeller publie en 2010 un scénario de pandémie se produisant en 2012.[83] Elle est décrite comme très mortelle (8 millions de morts en quelques mois), les pays pauvres étant plus touchés que les riches. Les confinements et mesures autoritaires sont appliqués partout ; les peuples abandonnent facilement leurs libertés, mais commencent à se rebeller par la suite.

---

81. L'Imperial College de Londres a utilisé un modèle mathématique supposant un R0 de 2,4, motivant le gouvernement britannique à imposer le confinement. Neil Ferguson et son équipe avaient prévu 510 000 morts au Royaume-Uni et plus de 2,2 millions aux États-Unis en l'absence de mesures sanitaires.
82. Elle fait surtout des dégâts parmi les obèses : 477 décès aux États-Unis entre avril et août 2009.
83. *Scenarios for the Future of Technology and International Development*, mai 2010, https://www.fichier-pdf.fr/2020/04/13/rockefeller/

Seconde simulation en 2017 : The Spars Pandemic

Cette anticipation fait l'objet d'une publication de 90 pages[84] réalisée par le Johns Hopkins Bloomberg School of Public Health. Il s'agit d'une pandémie à coronavirus originaire d'Asie et échappé d'un laboratoire... Le déroulé des événements, qui s'apparente à un fiasco en matière de gestion de crise, est assez édifiant par les similitudes qu'il présente avec la crise Covid-19. Dans ce scénario, l'institut essaye probablement d'anticiper la pire situation possible, sans doute afin de ne pas la reproduire au cours de la future crise épidémique.

La simulation insiste beaucoup sur les erreurs de communication à ne pas commettre et sur les moyens de contrer les fake-news sur l'inefficacité et la toxicité du traitement proposé par les autorités.

Le coronavirus est identifié grâce à des tests de diagnostic basés sur la désormais fameuse technologie RT-PCR (Reverse transcription polymerase chain reaction). Les malades sont infectieux avant la déclaration des symptômes, rendant leur isolement difficile et facilitant la diffusion de la maladie. Les enfants sont plus atteints que les adultes et la mortalité est plus élevée chez eux. Un antiviral développé contre le SARS de 2003 (responsable de la première pandémie à coronavirus connue) est approuvé comme traitement, bien que non dénué d'effets indésirables. Il est bientôt prouvé que ce médicament ne réduit pas la transmission. La communication officielle s'illustre par ses contradictions sur l'efficacité de l'antiviral.

La pandémie fait surtout des ravages dans les pays pauvres où les systèmes de santé sont défaillants. Les CDC reconnaissent finalement que la létalité est beaucoup plus faible qu'annoncée. Le public commence à se désintéresser de la maladie. Les agences de santé préparent une campagne mondiale de communication pour contrer ce désintérêt en attendant l'arrivée du vaccin : des célébrités et des scientifiques participent à cette campagne. Peu après, la FDA (Food and Drug Administration, États-Unis) publie les résultats d'une étude clinique montrant que les antiviraux sont finalement peu efficaces sur le virus.

Le vaccin est censé arriver bientôt et les gouvernements ne doivent pas rater la communication. Les premiers vaccins seront rares et il faut donc désigner des personnes prioritaires (enfants, adolescents et femmes enceintes). Le rapport décrit comment des effets indésirables

84. http://tiny.cc/spars-pandemic.

émergent proportionnellement au nombre d'Américains qui reçoivent le vaccin. Les parents affirment que leurs enfants présentent des symptômes neurologiques. En mai 2027, les parents commencent à intenter des poursuites et à exiger la suppression de la responsabilité protégeant les sociétés pharmaceutiques qui ont développé le vaccin « Corovax ». La simulation indique que « les théories du complot ont également proliféré sur les réseaux sociaux, suggérant que le virus avait été créé et introduit à dessein dans la population par des sociétés pharmaceutiques ou qu'il s'était échappé d'un laboratoire gouvernemental testant secrètement des armes biologiques ».

Je vous laisse apprécier les similitudes frappantes avec la pandémie de SARS-CoV-2. Il faut rappeler la chronologie des expériences de GoF à ce propos : dès 2015, la génétique inverse est utilisée pour créer des virus chimères par Ralph Baric et ses équipes. En 2017, Shi Zhengli publie avec EHA huit chimères très proches du futur SARS-CoV-2.

Les gouvernements ont-ils tiré un enseignement de cette simulation ? Oui et non… On peut déjà remarquer que les scénaristes de *The Spars Pandemic* sont conscients des dangers des nouveaux traitements et notamment des vaccins. Le risque neurologique est en effet un trait commun à bon nombre de vaccinations. Le Johns Hopkins Bloomberg School of Public Health ne s'illusionne pas sur l'efficacité des remèdes du futur que proposera l'industrie pharmaceutique pour contrer des virus émergents.

Le scénario anticipe une compétition entre différents pays pour placer leurs antiviraux malgré leur faible efficacité. Dans la réalité, nous avons assisté à une tentative de la part de la société Gilead de placer son antiviral, le Remdesivir, en bonne position sur toute la planète malgré sa toxicité et son absence d'efficacité connues.

La surévaluation de la létalité de la pandémie est également anticipée. Quand cela devient assez évident, le public commence à se désintéresser du risque pandémique. La communication officielle doit contrer cette indifférence jusqu'à l'arrivée du vaccin. Il semble que sur ce point, la leçon ait été retenue puisque l'intérêt pour la Covid-19 n'a pas faibli jusqu'en 2022 : les mesures restrictives sous forme de *stop-and-go* et la communication ininterrompue sur la gravité de la maladie ont maintenu la peur, l'attente du vaccin et l'acceptation de son administration.

« Un monde en danger », le scénario de l'OMS en 2019

La simulation *A World at Risk* est publiée en septembre par le Conseil de surveillance de la préparation mondiale (Global Preparedness Monitoring Board), qui se définit comme un « organe indépendant de surveillance et de responsabilisation chargé d'assurer la préparation aux crises sanitaires mondiales ». Organisé conjointement par le directeur général de l'OMS et le président de la Banque mondiale, le GPMB est composé de dirigeants et d'experts issus d'un large éventail de secteurs.[85]

Leur scénario met en scène une pandémie à virus respiratoire qui aurait pu être fabriqué en laboratoire et s'avère plus dangereuse qu'un virus naturel, capable de tuer des millions de personnes et d'anéantir 5 % de l'économie mondiale, créant des ravages, de l'instabilité et de l'insécurité généralisés. Voici quelques extraits :

« Le monde est insuffisamment préparé particulièrement en ce qui concerne la mise au point et la fabrication de vaccins innovants, d'antiviraux à large spectre, d'interventions non pharmaceutiques appropriées *[comme le port du masque, les confinements, ndla]*, de thérapies ciblées (y compris les anticorps monoclonaux), de systèmes de partage des séquences de tout nouvel agent pathogène et de moyens pour partager équitablement des contre-mesures médicales limitées entre les pays. »

« De nouvelles thérapies et des antiviraux à large spectre sont largement disponibles pour traiter et réduire la mortalité due à une série de virus ; les nouveaux agents pathogènes sont systématiquement identifiés et séquencés, et les séquences sont partagées sur un site web accessible dans le monde entier *[c'est ce qui s'est réellement passé avec la création du GISAID, qui recense les séquences du virus déposées par les scientifiques, ndla]*. La fabrication décentralisée de vaccins *[y compris les types de vaccins à acides nucléiques, même si le terme ARNm n'est pas employé, ndla]* commence dans les jours suivant l'obtention des nouvelles séquences et les vaccins efficaces sont prétestés et leur utilisation est approuvée dans les semaines qui suivent *[c'est ce qui s'est passé avec le début de fabrication en janvier et février 2020 pour Pfizer et Moderna, ndla]*.

---

85. En 2020, le GPMB publie *Un monde en désordre*, qui s'appuie sur le premier rapport *Un monde en danger* et sur les enseignements tirés de la Covid-19. Communiqué de presse sur *Un monde en désordre*, rapport GPMB 2020, 14 septembre 2020.

« Il est nécessaire de coordonner la réponse au niveau planétaire avec une direction bien identifiée. »

« Outre le risque accru de pandémie dû aux agents pathogènes naturels, les progrès scientifiques permettent de concevoir ou de recréer en laboratoire des micro-organismes pathogènes. Si des pays, des groupes terroristes ou des individus scientifiquement avancés créent ou obtiennent puis utilisent des armes biologiques présentant les caractéristiques d'un nouvel agent pathogène respiratoire à fort impact, les conséquences pourraient être aussi graves, voire plus graves, que celles d'une épidémie naturelle, tout comme une libération accidentelle de micro-organismes susceptibles de provoquer une épidémie ».

L'expérience Event 201 d'octobre 2019

Ce scénario est celui qui fait le plus couler d'encre sur les réseaux sociaux au cours de la crise sanitaire : il est très proche de la réalité mais aussi dans le temps. Cette simulation est d'autant plus troublante que certains éléments, évoqués plus haut, montrent que le virus circulait déjà au moment où se tient cette simulation.

Event 201 est un exercice qui a lieu en octobre 2019 à New York, organisé par le Center for Health Security du Johns Hopkins, la Bill et Melinda Gates Foundation et le Forum Économique mondial. Une vidéo est même publiée en octobre 2019 sur la chaîne Youtube du Johns Hopkins.[86] Il simule une épidémie d'un nouveau coronavirus transmis de la chauve-souris au porc et à l'homme, entraînant une grave pandémie.

L'agent pathogène et la maladie qu'il provoque sont largement inspirés du SRAS de 2003, mais il est plus transmissible dans le cadre communautaire par des personnes présentant des symptômes bénins. Il n'y a pas de vaccin disponible au cours de la première année. Il existe un médicament antiviral fictif (sic !) pouvant aider les malades, mais il ne limite pas de manière significative la propagation de la maladie. À mesure que les cas et les décès s'accumulent, les conséquences économiques et sociétales deviennent de plus en plus graves. Le scénario se termine au bout de dix-huit mois, avec 65 millions de

---

86. *Event 201 Pandemic Exercise: Segment 1, Intro and Medical Countermeasures (MCM) Discussion*, Chaine Youtube du Center for health security, 1 600 260 vues (consulté le 30 juin 2023).

décès. La pandémie commence à ralentir en raison de la diminution du nombre de personnes sensibles. Elle continue à un certain rythme, jusqu'à ce qu'un vaccin efficace soit disponible ou que 80 à 90 % de la population mondiale ait été exposée. À partir de ce moment, il est probable qu'elle devienne une maladie infantile endémique.

Les recommandations suivantes sont énoncées pour la prochaine pandémie :

– renforcer les stocks de contre-mesures médicales (masques, gants, surblouses, etc.) ;

– soutenir le développement et la fabrication accélérée de vaccins, de produits thérapeutiques et de diagnostics ;

– donner la priorité à la réduction des impacts économiques des épidémies et des pandémies ;

– lutter contre la désinformation…

Il faut noter qu'il n'est pas question, dans Event 201, de confinements. Des discussions ont-elles eu lieu sur l'impact économique de ceux-ci ? Pourquoi sont-ils finalement décidés en mars 2020, alors que toutes les études scientifiques montrent déjà leur inutilité et leur effet délétère ?[87] Les confinements ont représenté un coût énorme et aggravé la crise économique, mais le biopouvoir a démontré par ce biais qu'il peut imposer pour un temps sa logique biopolitique aux instances économiques mondiales.

On notera aussi, dans ce scénario, que l'immunisation naturelle par l'infection est finalement jugée comme aussi efficace que le vaccin pour mettre fin à la crise. Dans l'épidémie réelle de 2020, le pouvoir a plutôt dénigré l'efficacité de l'immunisation naturelle. Rappelons-nous des propos de Melinda Gates au début de 2021 avec le déploiement de la campagne vaccinale : « La vie « normale » ne pourra pas reprendre tant que toute la population mondiale n'aura pas été vaccinée. »

---

87. Voir le travail de Jean-Dominique Michel en particulier, ses livres, ses interventions au CSI en 2021 : https://www.anthropo-logiques.ch. En 2020, le sujet semblait encore possible à évoquer puisque la *Tribune de Genève* avait publié une tribune de J.-D. Michel critiquant ces mesures « non pharmaceutiques » : *Covid-19 : un immense virologiste partage mes analyses*, 12.05.2020.

La simulation du Forum Économique Mondial, novembre 2019

Outre la politique économique mondiale, le FEM s'occupe aussi des risques associés aux pandémies. Dans un rapport du 19 novembre (qui n'est plus disponible en ligne, mais sauvegardé sur Web Archives[88]), il s'inquiète de la facilité récente de pouvoir fabriquer des virus de synthèse à partir de brins d'ADN. Ces brins peuvent d'ailleurs être commandés à des sociétés commerciales. Le FEM demande de surveiller de près les commandes de brins d'ADN pour empêcher la fabrication d'agents biologiques dangereux.

Ici, on retrouve le scénario d'un virus issu de laboratoire. En 2019, non seulement les rédacteurs ne peuvent ignorer que des coronavirus chimériques ont déjà été fabriqués, mais ils sont aussi peut-être parfaitement informés de l'accident de laboratoire de Fort Detrick de juillet 2019.

Que peut-on déduire de ces scénarios ?

Ces simulations deviennent au fil du temps de plus en plus précises. Dès 2017, il est question d'une pandémie à coronavirus. Les risques liés aux virus de synthèse sont aussi soulignés. De toute évidence, ces organisations se tiennent informées des progressions de la recherche et des travaux publiés depuis 2017, sur les gains de fonction notamment. Dans les deux simulations de 2019, il n'est pas exclu que les instances nationales aient pris au sérieux la curieuse pneumopathie qui a commencé dès l'été 2019 aux États-Unis, dans l'environnement proche du plus gros laboratoire militaire des États-Unis... Elles auraient alors tenté de préparer les États à gérer la propagation épidémique à venir.

Ces simulations ne sont bien sûr pas infaillibles, d'autant plus qu'elles émanent d'institutions connues pour leurs conflits d'intérêts. Elles ne sont donc pas neutres dans leur projection des événements. De fait, les scénarios présentent un certain nombre de points faibles en matière d'analyse scientifique et médicale, probablement liés à un aveuglement dogmatique. Par exemple, les simulations prévoient toujours des pandémies très sévères, sans doute parce que leurs calculs se basent sur des modèles mathématiques de propagation épidémique peu fiables, mais dignes des scénarios hollywoodiens. Or, ces

---

88. http://tiny.cc/rapportFEM2019.

modèles ont déjà maintes fois montré leurs limites dans le passé. Par ailleurs, ces prévisions ne prennent pas en compte que les pays développés puissent être plus touchés que les pays émergents, que les populations occidentales soient paradoxalement en moins bonne santé (obésité, diabète, troubles du développement, cancers…), elles n'imaginent pas qu'une partie de la population puisse être plus sensible à un virus respiratoire. Pourtant, la pandémie de 2009 à grippe H1N1, qui avait touché plutôt les enfants et adultes jeunes, s'est révélée particulièrement grave pour les obèses.

Étrangement, les scénaristes ne tiennent pas compte non plus du problème du délabrement des systèmes de soins des pays dits « riches » : urgences saturées, manque de personnel et de matériel, cadences insoutenables, étatisation de la décision sanitaire au détriment de la compétence des praticiens de terrain… Le monde médical est en crise et ce n'est pas nouveau, mais les prévisionnistes de pandémie n'envisagent pas d'apporter des améliorations sur ce point.

D'autres scénarios à venir

Les exercices de pandémies restent plus que jamais d'actualité. Bill Gates propose d'ailleurs de réaliser un exercice de pandémie tous les cinq ans. Le Gavi, Alliance mondiale pour la vaccination, qui incarne le « volet solution », s'est donné pour mission de répertorier tous les virus émergents, afin de mieux orienter le financement de la recherche vers de nouveaux vaccins : virus de la fièvre de la Vallée du Rift, hantavirus, autre coronavirus, fièvre hémorragique Crimée-Congo, fièvre de Lassa, virus de Marburg, fièvre jaune, grippe H1N1 et H7N9, Chikungunya, Ebola, Nipah.

L'OMS reproduit fidèlement cette liste d'*agents pathogènes prioritaires* en novembre 2022.[89] « Elle est devenue un point de référence pour la communauté des chercheurs sur les domaines où il faut concentrer les énergies pour gérer la prochaine menace », affirme la Dre Soumya Swaminathan, ex-scientifique en chef de l'OMS.

Vaccins, tests et nouveaux traitements… Finalement, s'il y a bien un grand absent dans l'anticipation institutionnelle des épidémies, c'est

---

89. *ONU Info : L'OMS recense les agents pathogènes susceptibles de provoquer de futures pandémies*, 21 novembre 2022, https://news.un.org/fr/story/2022/11/1130032.

la prévention santé, comme moyen individuel d'améliorer son immunité par une alimentation saine, l'exercice physique régulier ou encore la gestion du stress. Un bon terrain peut permettre de résister à un grand nombre d'agents pathogènes (voir le chapitre *L'immunité naturelle face au Covid-19*). Cette solution documentée scientifiquement n'est apparemment pas prioritaire. Serait-ce parce qu'elle rapporte moins que le développement de multiples vaccins spécifiques à chaque maladie ?

Pour aller plus loin
– *Simulations de pandémies depuis 2010 : ce qu'elles nous apprennent de très déplaisant sur la Covid-19*, 21 février 2021, aimsib.org.
– *Influence et pandémies* (Marco Pietteur, 2022). Le livre de Michel Cucchi est un précieux complément. Ce docteur en sociologie et en médecine et cadre de la fonction publique hospitalière s'est intéressé à l'influence des puissances financières sur les décisions sanitaires. « Depuis la fin des années 90, les États-Unis organisent régulièrement des exercices impliquant des responsables politiques de premier plan et de toutes nationalités pour tester des scénarios de sécurité intérieure qui tournent autour du contrôle des populations. La pandémie apparaît comme un moyen de déclencher des prises de contrôle sur la population difficilement réalisables autrement : un moyen commode de sidération, de conditionnement d'une population ainsi placée dans un état d'anxiété et de dépendance de consignes émanant d'autorités supérieures rendues inaccessibles à toute critique. »

Deuxième partie

LA MALADIE COVID-19

Je dois admettre qu'au début de la pandémie, en mars 2020, j'éprouve une certaine appréhension vis-à-vis du virus : le choc du premier confinement me fait angoisser pendant quelques heures. Après une rencontre avec des amis ayant contracté une forme modérée de Covid-19, je connais une légère toux, qui disparaît rapidement sans laisser de trace, je retrouve donc la raison tout aussi rapidement. Cet « incident » n'influence en aucun cas mes investigations ultérieures sur la maladie. Comme l'épicentre de la pandémie se situe en Chine, c'est naturellement vers ce pays que j'oriente mes premières recherches.

Le 28 mars 2020, un article d'*Asia Times* au titre peu flatteur rappelle aux Français qu'en date du 13 janvier 2020, l'hydroxychloroquine est classée comme substance toxique par la ministre de la Santé : *Pourquoi la France cache-t-elle un traitement peu onéreux et testé contre le virus ?* Le 1er mars 2020, un consensus[90] d'experts est publié à Shanghai, en présentant l'épidémiologie de la maladie, les aspects cliniques, les critères diagnostiques, mais aussi les traitements. L'hydroxychloroquine, ainsi que la vitamine C à haute dose, sont alors suggérées comme premiers traitements. En revanche, les antibiotiques et les corticostéroïdes à forte dose ne sont pas recommandés. Une attention particulière est déjà accordée à la protection du microbiote intestinal.

Il est important de souligner que dans la version ultérieure de ces recommandations publiée dans le *Chinese Medical Journal*,[91] l'hydroxychloroquine, toujours présente, est rétrogradée en fin de liste, et les antibiotiques sont toujours considérés comme un traitement

---

90. *Consensus and Guide to New Corona Virus Infections*, Expert Group on Clinical Treatment of New Corona Virus Disease in Shanghai, *China Journal of Infectious Diseases*, mars 2020, https://Covid-19-evidence.paho.org/handle/20.500.12663/1098 / http://tiny.cc/shanghai-consensus.
91. *Guidance for the management of adult patients with coronavirus disease*, Chinese Thoracic Society and Chinese Association of Chest Physicians. 2019. *Chin Med J (Engl)*. 2020 Jul 5.

irrationnel. Ces modifications reflètent l'homogénéisation de la biopolitique à l'échelle mondiale au fil de l'évolution de la pandémie.

Plus tard, j'ai l'occasion de rencontrer Jean-Marc Sabatier, directeur de recherches au CNRS et spécialiste des protéines. Il a publié un article[92] début 2020 prévoyant et expliquant toutes les pathologies associées à la Covid-19 à partir de la liaison de la Spike au récepteur humain de l'ACE2. Ces pathologies découlent du dérèglement du « système rénine-angiotensine », qui coordonne de nombreuses fonctions vitales de l'organisme.

Dans mon travail de collecte d'informations, je concentre principalement mes efforts sur la virologie et l'immunologie, ainsi que sur les tests antigéniques et la PCR. Je cherche à comprendre la réaction du système immunitaire face à ce virus et comment cette réaction peut être détectée en laboratoire.

Cet ouvrage ne vise donc pas à dresser un tableau clinique exhaustif de la maladie, ni à énumérer ses symptômes tels que l'insuffisance respiratoire ou la perte du goût et de l'odorat. Ce sont des aspects largement couverts par les médecins, dont c'est le domaine d'expertise. Mon but est plutôt de vous partager le fruit de mes recherches personnelles pour vous offrir un éclairage complémentaire sur la crise sanitaire.

Ma quête pour comprendre les phénomènes immunopathologiques, tels que l'orage immunitaire caractéristique des cas graves de Covid-19, m'amène à me demander pourquoi certaines personnes sont épargnées par cette réaction sévère. En 2020, j'interprète d'abord cette protection par l'immunité « croisée » avec les coronavirus du rhume banal. En d'autres termes, le fait d'avoir été en contact avec des virus proches du SARS-CoV-2 aurait entraîné le système immunitaire d'un grand nombre de personnes à répondre efficacement à ce nouvel agresseur. À cette époque, nous pensons que les enfants étaient épargnés de la Covid-19 grâce à cette réaction croisée.

Toutefois, en 2022, lors d'une nouvelle plongée dans les études sur le sujet, je constate que l'absence de maladie chez les enfants (à l'exception de ceux souffrant de graves pathologies chroniques) résulte

---

92. Cao Z, Wu Y, Faucon E, Sabatier, *SARS-CoV-2 & Covid-19: Key-Roles of the 'Renin-Angiotensin' System / Vitamin D Impacting Drug and Vaccine Developments, JM. Infect Disord Drug Targets.* 2020. PMID 32370727.

plutôt d'un système immunitaire plus naïf, pré-activé pour réagir aux virus, et non de l'immunité croisée (déjà entraînée). Le rôle protecteur du microbiote intestinal est également mis en évidence. Les adultes qui échappent aux symptômes de la Covid-19 pourraient avoir préservé ce système immunitaire « jeune » et ce microbiote en bonne santé.

En approfondissant davantage, j'essaie de comprendre pourquoi certains anticorps jouent un rôle nuisible, en opposition avec la vision classique de l'immunologie, qui les considère comme des « protecteurs ». En effet, une corrélation a été établie entre des Covid-19 sévères et un fort taux d'anticorps circulants. Comment l'expliquer ?

L'article que je rédige sur ce sujet est grandement inspiré par les travaux révolutionnaires de Pierre Sonigo, qui a travaillé à l'Institut Pasteur dans les années 1980-1990 sur le VIH et la quête infructueuse d'un vaccin. À partir de la théorie de l'évolution, Pierre Sonigo a remis en question la vision finaliste du système immunitaire, qui soutient que ses cellules sont *faites pour* nous protéger. Au lieu de cela, nous devrions les considérer comme des animaux primitifs microscopiques qui cherchent avant tout à se nourrir. Dans cette logique, les anticorps deviennent des « hameçons », permettant de capturer les nutriments, que cela soit ou non au bénéfice de l'organisme hôte.

Ce rôle potentiellement délétère est reconnu autant pour des anticorps naturels (induits par une infection) que vaccinaux. Je suis amenée à explorer ce mécanisme pour les vaccinations contre la dengue, la grippe, la rougeole et, bien sûr, la Covid-19 et les vaccins anti-Covid-19.

Parallèlement, je m'intéresse à l'évolution du virus de la Covid-19 face au système immunitaire et je publie en 2021 un article sur ce sujet dans la première phase de la pandémie (2020).

La théorie de l'évolution m'aide aussi à comprendre la « compétition » entre le virus de la grippe et celui de la Covid-19 au début de la pandémie, ce qui peut expliquer que le virus de la grippe ait été moins présent.

En ce qui concerne le diagnostic pratique de la maladie, je critique la surutilisation des tests, qui ont remplacé le diagnostic humain. En tant que biologiste, j'ai toujours été formée à l'idée que la clinique prime. Si les résultats de laboratoire sont en contradiction avec l'examen clinique, c'est le praticien qui a raison au final. La différence entre un cas Covid-19 et une personne malade est fondamentale du point de vue scientifique, mais la biopolitique a entretenu la confusion. L'épidémiologiste Laurent Toubiana, qui a contribué à l'élaboration du système français de surveillance des maladies infectieuses Sentinelles, un système reconnu à l'échelle mondiale, a aussi largement souligné cette distinction fondamentale pour l'évaluation des épidémies de grippe.[93]

Nous reviendrons largement sur le rôle qu'a joué la biopolitique dans le traitement de la maladie. La décision politique demeure déterminante dans l'élaboration de notre stratégie thérapeutique contre cette maladie, parfois sans rapport avec les preuves scientifiques. L'exemple de l'Inde est significatif : dans l'État d'Uttar Pradesh, l'ivermectine est privilégiée, tandis que dans le Kerala, la stratégie est basée sur la vaccination. L'Uttar Pradesh présente des taux de mortalité significativement plus bas et a rapidement mis KO le variant Omicron.[94] La biopolitique n'est pas toujours au service de la santé publique.

Immunité naturelle : concept à double sens

Le mot *immunité* recouvre deux aspects, puisqu'il désigne à la fois le processus et le résultat de ce processus (la protection contre un pathogène).

L'immunité naturelle désigne donc à la fois le processus actif de défense de l'organisme et la protection acquise qui résulte d'une infection naturelle. On emploie cette expression en opposition à l'immunité vaccinale, qui désigne à la fois le processus de réponse de l'organisme à un vaccin et la protection qui en résulte.

---

93. Épidémiologiste et chercheur de l'Institut national de la santé et de la recherche médicale (INSERM). Voir son site : http://recherche.irsan.fr/ et son livre *Covid-19 – Une autre vision de l'épidémie : Les vérités d'un épidémiologiste.*, Ed. L'artilleur, 20 avril 2022.
94. Retour en Inde, Gérard Maudrux, 9 juin 2023, www.Covid-19-factuel.fr et Tour du monde des traitements – Inde, interview avec le Dr Chaurasia : « l'ivermectine, ça marche », 24 mars 2021, Francesoir.fr.

2.1 L'immunité naturelle face à la Covid-19

Comprendre l'immunité ou l'immunisation et sa durée face à la Covid-19 n'a pas été tâche facile. Une grande partie des recherches consacrées à cette question tend à confondre les marqueurs de l'immunité, tels que les anticorps ou les cellules immunitaires, avec la véritable protection, qui se traduit par l'absence de réapparition de symptômes lors d'une nouvelle rencontre avec le virus.

Les études qui s'appuient sur des observations cliniques et non pas seulement sur des tests biologiques sont rares. De plus, elles ne précisent pas la nature de la protection contre la réinfection : est-ce contre une forme légère de la maladie ou contre une forme plus grave ? Ces détails importants sont rarement spécifiés, ce qui rend les conclusions peu claires. Il est donc difficile de se faire une opinion précise sur l'immunité naturelle face à la Covid-19 à la lumière de la littérature scientifique.

Peut-on être infecté plusieurs fois par le SARS-CoV-2 ?

Quels sont les principaux acteurs de notre immunité naturelle impliqués dans la réponse à ce nouveau virus ?

Pourquoi les enfants n'ont-ils pas été touchés par la Covid-19 ?

Autant de questions importantes pour définir l'immunité naturelle face à la Covid-19 et, par la suite, évaluer l'efficacité de la vaccination. Dans les faits, on a fabriqué des vaccins en un temps record avant même de bien connaître la réponse naturelle du système immunitaire à l'infection et on a établi leur efficacité sur des marqueurs traditionnels de l'immunisation vaccinale, les fameux anticorps, sans se demander s'ils étaient pertinents dans cette nouvelle pathologie. Comme nous allons le voir plus loin, ces anticorps ne sont pas la panacée en matière d'immunité.

L'écosystème de l'immunité naturelle

Notre système immunitaire est comme un jardinier avisé, qui travaille sur deux fronts principaux pour maintenir un bon terrain : l'immunité innée et l'immunité acquise.

L'immunité innée fait office de clôture naturelle du jardin immunitaire, elle assure la première barrière de défense contre tout type d'agent infectieux. Elle est présente au niveau de nos muqueuses, notamment via le microbiote intestinal, ainsi qu'au niveau des tissus respiratoires ou cutanés. Les cellules de l'immunité innée ne sont pas spécifiques, elles reconnaissent les virus grâce à des motifs protéiques et d'acides nucléiques qui déclenchent une réponse (phagocytose et sécrétion d'un grand nombre de molécules antivirales et pro-inflammatoires, les cytokines et les interférons).

Dans le cas du SARS-CoV-2, la reconnaissance par les cellules immunitaires des muqueuses des voies aériennes et des poumons fournit une réponse immunitaire locale entraînant le recrutement d'autres cellules immunitaires à partir du sang : neutrophiles, les macrophages, les cellules tueuses (NK), etc.

L'immunité acquise désigne les capacités du jardinier expérimenté qui a appris à analyser son environnement et à distinguer les éléments à éliminer. Elle est spécifique (capable de cibler un agent particulier) et dotée de mémoire. Cette immunité participe à l'élimination des pathogènes via deux voies d'action : l'immunité humorale et l'immunité cellulaire.

L'immunité humorale produit des anticorps grâce aux cellules B, qui neutralisent les pathogènes, les marquent pour destruction, ou activent un système appelé « complément » pour les éliminer.

L'immunité cellulaire, orchestrée par les cellules T, détecte et élimine directement les cellules infectées. L'immunité cellulaire est cruciale pour contrôler les infections qui se produisent à l'intérieur des cellules, comme les infections virales.

Les cellules de ces deux types d'immunité collaborent en permanence. Notre système immunitaire est toujours en interaction avec son environnement. Il est en formation continue pour savoir identifier les visiteurs, connus ou nouveaux venus. Il entretient ses barrières naturelles et s'adapte à bien des agressions extérieures. Il contribue au maintien de notre santé, d'où la nécessité d'en prendre soin.

Qu'est une tempête de cytokines ?

C'est l'une des principales causes de la gravité de la maladie chez les patients atteints de Covid-19. Elle désigne une réaction excessive de l'immunité face au SARS-CoV-2, probablement due à des perturbations du bon fonctionnement immunitaire causées par le virus lui-même. Elle peut être comparée à une tempête dévastatrice dans notre jardin immunitaire, où la suractivation du système immunitaire libère massivement des cytokines pro-inflammatoires, ces substances qui signalent l'arrivée d'un envahisseur.

Ce phénomène, également connu sous le nom d'orage cytokinique, commence comme une bourrasque locale, mais peut rapidement se propager à l'ensemble des organes, recrutant davantage de cellules immunitaires dans les tissus infectés.

La libération contrôlée de cytokines joue d'ordinaire un rôle clé dans la résolution de l'infection. Cependant, un déséquilibre dans les niveaux de ces médiateurs pro-inflammatoires et antiviraux peut s'accompagner d'un syndrome de détresse respiratoire aiguë et d'une défaillance multiviscérale.

Un mot sur les anticorps neutralisants

Une précision sémantique s'impose pour éclaircir certaines incohérences entre les résultats de diverses études scientifiques et les observations de la vie réelle. Il est question ici de la neutralisation d'un virus et de l'expression *anticorps neutralisants*. Il est essentiel de distinguer deux concepts : d'une part, la neutralisation d'un virus *in vivo*, c'est-à-dire ce qui se produit chez une personne infectée qui répond bien au virus et ne présente pas ou peu de symptômes ; et, d'autre part, l'étude *in vitro* de la capacité neutralisante des anticorps dans l'environnement d'un laboratoire.

Le Test de neutralisation par réduction de plaque (PRNT) est reconnu comme la référence pour mesurer les anticorps neutralisants contre le SARS-CoV-2. Ce test consiste à prélever du sérum de personnes rétablies (ou vaccinées) et à évaluer son aptitude à bloquer l'entrée d'un virus (ou d'un pseudovirus) dans des cellules sensibles cultivées en laboratoire.

Cependant, sans entrer dans les détails techniques, il est important de souligner que les conditions en laboratoire ne parviennent pas à reproduire fidèlement ce qui se passe *in vivo* sur une muqueuse ou dans le sang. Cette déconnexion pourrait expliquer pourquoi on découvre parfois une grande quantité d'anticorps neutralisants chez un patient gravement atteint de la Covid-19, qui pourtant n'a manifestement pas réussi à neutraliser le virus *in vivo*.

.../...

Ajoutons que ce test *in vitro* est souvent employé pour évaluer l'efficacité d'un vaccin : si les anticorps induits par lui sont suffisamment neutralisants *in vitro*, on conclut à l'efficacité de celui-ci.

L'immunité naturelle contre la Covid-19 : une évaluation complexe

Pour promouvoir l'immunité vaccinale, bon nombre d'études laissent entendre que l'immunité naturelle ne protège pas des réinfections. Or, dans la plupart des cas, ces études sont basées sur des tests PCR indiquant éventuellement un contact répété avec le virus, mais en aucun cas une réinfection véritable, c'est-à-dire basée sur des symptômes. Chacun a pu le constater dans son expérience personnelle au cours de la période de la folie des tests.

Prenons par exemple cette étude danoise[95] publiée dans *The Lancet* en mars 2021, qui affirme que près de la moitié des plus de 65 ans peuvent être réinfectés par le virus. L'étude est uniquement basée sur des tests PCR, qui sont utilisés comme le marqueur de la réinfection, comme c'est le cas dans une très grande majorité des études. Les auteurs reconnaissent la limite de leur étude : « Notre ensemble de données comprend des résultats de tests de personnes présentant peu ou pas de symptômes ». Autrement dit, ils admettent tout de suite que les personnes testées ne sont pas vraiment malades. Néanmoins, les chercheurs considèrent ces cas comme des personnes réinfectées. L'escroquerie de la *réinfection asymptomatique* traduit surtout un grand flou sur les connaissances en matière d'immunité. Et pourtant, les auteurs concluent : « Nos données indiquent que la vaccination des personnes précédemment infectées doit être effectuée, car la protection naturelle ne peut pas être invoquée. »

La grande majorité de ces réinfections n'en est pas à proprement parler, puisqu'elles sont asymptomatiques : ce n'est qu'un portage nasal du virus, ou de parties du virus, sans infection systémique. Ceci n'est pas étonnant pour un virus de rhume. On le retrouve souvent à cet endroit-là, car les anticorps sanguins n'y circulent pas, le nez étant un « sanctuaire immunitaire », ainsi que le rappelle le biologiste français

---

95. *Covid-19 : 47 % de réinfections chez les plus de 65 ans*, dans une étude danoise, *Medscape*, 8 avril 2021.

Pierre Sonigo.[96] « L'infection produit un simple rhume, plus ou moins symptomatique, parfois accompagné d'un syndrome grippal bénin et l'immunité protégeant les muqueuses n'est ni aussi efficace ni aussi durable que dans les poumons. »

Concrètement, chez de nombreuses personnes, le virus s'invite sans pouvoir pénétrer la barrière mucosale ni générer le moindre symptôme. Avec la généralisation des tests PCR décorrélés de l'état clinique du patient, on surestime les taux d'infections et de réinfections véritables (pulmonaires) et on minimise la protection réelle procurée par l'immunité acquise après infection.

L'utilisation des tests PCR comme marqueur de la réinfection est d'autant plus bancale que cet outil diagnostic n'a pas été étalonné correctement au départ et qu'il n'a pas fait l'objet de contrôle régulier concernant sa sensibilité et d'aucun concernant sa spécificité. Nous y reviendrons plus loin dans la partie consacrée au traitement politique de la maladie.

Les études honnêtes ont montré que les véritables réinfections sont très rares[97] (au moins avant la généralisation de la vaccination). Elles concluent aussi que l'immunité naturelle est supérieure à la protection conférée par le vaccin.

---

96. *Faut-il vacciner contre la détection par PCR ou contre la maladie Covid-19 ?*, Pierre Sonigo, Caroline Petit, Nathalie Jane Arhel, *John Libbey Eurotext*, 21 septembre 2021.
97. Hélène Banoun, *Covid-19, immunité naturelle versus immunité vaccinale*, 3 octobre 2021, Aimsib.org.

Que penser des tests sérologiques ?

Je détaille le problème de la fiabilité de ces tests dans une autre enquête publiée fin octobre 2021 sur le site de l'Aimsib, *Évaluer l'immunité naturelle anti-Covid-19 : sérologie, immunité cellulaire*. Les tests sérologiques ont, comme les tests PCR, de nombreuses faiblesses. Leurs performances varient considérablement, certains tests étant loin de répondre aux critères de sensibilité et d'efficacité proposés par la FDA. D'autre part, ils ont été conçus à partir des antigènes de la souche de référence isolée à Wuhan en 2019. Depuis, le virus a énormément muté et certains antigènes des variants circulants par la suite pourraient induire la synthèse d'anticorps non reconnus par ces tests sérologiques. Cette éventualité a pourtant été soulignée par la FDA assez précocement.

Un dernier problème avec les sérologies évaluant les taux d'anticorps : elles ont tendance à sous-évaluer l'immunité de la population dans la mesure où un grand nombre de personnes n'ont pas besoin de sécréter des anticorps et peuvent compter sur une immunité cellulaire (croisée) ou innée pour se défendre contre les maladies. Nous verrons aussi plus loin que personne ne connaît le taux d'anticorps qui correspond à une immunité et on ne sait même pas si un taux d'anticorps quelconque est corrélé à une protection contre la réinfection.

Les anticorps, insuffisants pour évaluer l'immunité

Dans la série *Info ou intox*, les médias s'intéressent à des questions comme « Avoir contracté la Covid-19 protège-t-il davantage que le vaccin ? »[98] La réponse est toujours en faveur de la vaccination, à grand renfort d'avis d'experts. Citons celui d'un membre de l'Académie nationale de médecine, qui explique à France Info : « Une infection bénigne chez un enfant ou une jeune personne n'offrira pas de réponse immunitaire ou, au mieux, très peu. Une réinfection est donc possible. Sur le taux d'anticorps, le vaccin offre plus de garanties. »

---

98. www.francetvinfo.fr, le 23/11/2021.

Certaines personnes qui ont eu la Covid-19 peuvent ne pas avoir d'anticorps détectables. En effet, la protection contre une réinfection par le SARS-CoV-2 est le résultat de la réaction des différentes branches du système immunitaire. L'immunité innée non spécifique (celle des muqueuses) y participe grandement et elle n'est pas mesurable. Ensuite entre en jeu l'immunité spécifique adaptative (cellulaire et humorale). Souvent, les individus peuvent être protégés par la réaction croisée à des virus proches rencontrés précédemment : cela suffit à les protéger avant qu'ils ne développent des anticorps (ou des cellules T) spécifiques du nouveau virus. Dans ce cas, on sera incapable de détecter une immunité spécifique au SARS-CoV-2 alors que ces individus sont bien protégés. Finalement, on ne détectera des anticorps (ou des cellules T spécifiques) que chez ceux qui n'ont pas réussi à éliminer le virus rapidement. Ceci est, bien sûr, schématique et on peut trouver des exceptions : par exemple, des personnes n'ayant jamais eu de symptômes de Covid-19 mais ayant des anticorps spécifiques du SARS-CoV-2.

Les réponses immunes des personnes qui ont rencontré le virus sont très hétérogènes et certaines peuvent ne pas produire d'anticorps contre l'un ou l'autre des antigènes du virus. De plus, les mutations du virus sont nombreuses. Selon le variant auquel a été confronté le patient, les anticorps produits pourraient donc ne pas être détectés par certains tests sérologiques.

En résumé, les anticorps ont amplement démontré leurs limites comme marqueurs de l'immunité, qu'elle soit naturelle ou vaccinale. Selon une étude[99] française du Centre hospitalier universitaire de Strasbourg, citée par les CDC américains, la sérologie pour détecter l'infection par le SARS-CoV-2 n'est pas fiable dans le sens où on observe une absence d'anticorps mais une solide immunité cellulaire chez des personnes qui ont peu de symptômes ou qui sont asymptomatiques. C'est aussi exactement ce qu'a montré une autre étude publiée en 2020 (Cox et al) : les personnes séronégatives peuvent disposer d'une très bonne immunité cellulaire,[100] avec les lympho-

---

99. Gallais F, Velay A, Nazon C, Wendling M, Partisani M, Sibilia J, et al., *Intrafamilial Exposure to SARS-CoV-2 Associated with Cellular Immune Response without Seroconversion, France, Emerg Infect Dis.*, 2021.
100. *Not just antibodies: B Cells and T Cells mediate immunity to Covid-19, Nature Reviews Immunology*, août 2020.

cytes B et T. J'ai abondamment détaillé cette problématique dans mes articles.[101]

Enfin, si certains déplorent la chute des anticorps circulants dans les mois qui suivent la vaccination ou l'infection, il faut savoir que cette baisse est tout à fait normale : elle se produit dans toutes les infections, sinon le sang serait épaissi par tous les anticorps qui s'accumuleraient tout au long de la vie. Parallèlement à cette baisse se construit et s'affine la mémoire immunitaire.

Pour toutes ces raisons, un pourcentage important de la population infectée peut présenter une sérologie négative dans les mois suivant l'infection. La recherche des marqueurs de l'immunité cellulaire est plus précise, mais ces tests ne sont pas applicables en routine et coûtent cher.

Comment expliquer une deuxième infection Covid-19 ?

L'infection naturelle par les coronavirus en général ne donne pas une protection complète et durable : à chaque rencontre avec un virus de rhume banal, le virus peut se développer dans le nez mais ne donnera pas de symptôme de rhume chez la plupart des personnes.[102] Pourquoi certains refont des symptômes de Covid-19 à chaque nouvelle rencontre avec le SARS-CoV-2 ? D'après ce que je comprends de la littérature scientifique, cela tient très probablement à une réponse inappropriée du système immunitaire. Lors d'une réinfection chez une personne qui n'a pas été correctement soignée lors de l'infection précédente, le système immunitaire déborde de son effet protecteur et provoque une inflammation exagérée responsable des symptômes de la réinfection. Ceci se produit à chaque ré-exposition aux antigènes viraux (la Spike en particulier), que cela soit dû à une infection ou à une vaccination.

Lors d'une seconde rencontre avec le virus, ces phénomènes peuvent se développer même chez certains qui ont bien réagi la première fois : le fameux site furine est un « superantigène » capable de provoquer

---

101. Notamment *Covid-19 : immunité naturelle versus immunité vaccinale*.
102. Voir *Vaccins anti Covid-19 et immunité de groupe, c'est non et encore non*, Aimsib.org, 3 mai 2020.

des phénomènes immunopathologiques graves.[103] Plus le système immunitaire est stimulé par le virus (ou le vaccin qui induit la production de la protéine Spike porteuse de ce superantigène), plus on risque de déclencher ces phénomènes délétères. De plus, comme l'a bien montré Jean-Marc Sabatier,[104] directeur de recherche au CNRS, la liaison du virus à l'ACE2 dérégule le système rénine-angiotensine et, par effet domino, le système immunitaire. Il est donc important de soigner la Covid-19 dès l'apparition des symptômes d'infection systémique. Si le virus n'est pas éliminé des voies respiratoires supérieures, il se propage dans tout l'organisme.

Covid-19 long : quand les symptômes persistent

La persistance des symptômes de Covid-19 de façon chronique ou récurrente est une particularité du SARS-CoV-2 par rapport aux autres coronavirus. Cela peut s'expliquer de plusieurs façons. Il peut s'agir de réinfections comme décrit ici, avec l'exacerbation renouvelée des phénomènes immunopathologiques. Nous verrons aussi que le génome du virus est capable de s'intégrer dans le génome des patients et donc d'exprimer la protéine Spike toxique du virus et ainsi d'entretenir les pathologies associées au SARS-CoV-2. Nous aborderons également plus loin le rôle des anticorps « anti-idiotypes » capables de reproduire la toxicité de la Spike en dehors de toute présence de virus ou de Spike. Le Covid-19 long existe bien et a fini par être reconnu par les autorités. Nous verrons que la Spike vaccinale peut être aussi toxique et, même plus, que la protéine virale, et qu'ainsi les effets du vaccin reproduisent la pathologie du virus. Il sera donc difficile de distinguer un effet indésirable du vaccin d'un Covid-19 long. Les autorités profitent largement de cette proximité pour faire passer les effets indésirables du vaccin pour des Covid-19 longs.

Ce que nous apprend la réponse immunitaire des enfants

Au cours des derniers mois, nous affinons progressivement notre compréhension de la manière dont notre système immunitaire réagit

---

103. Cheng MH et al. *Superantigenic character of an insert unique to SARS-CoV-2 Spike supported by skewed TCR repertoire in patients with hyperinflammation. Proc Natl Acad Sci U S A.* 2020 Oct., PMID 32989130.
104. *Covid-19. Les articles censurés de Jean-Marc Sabatier 2020 - 2021 - 2022,* 19 janvier 2023, Chez IDJ.

à la Covid-19. Une partie de cette compréhension vient de l'étude des enfants et de certains adultes qui, de manière surprenante, ne sont pas touchés par la maladie.

En 2022, j'approfondis cette question dans un article[105] qui explore pourquoi certaines personnes éliminent rapidement le virus, empêchant ainsi une réaction exagérée du système immunitaire qui pourrait conduire à des formes modérées ou sévères de Covid-19.

Dans ce texte, je mets en parallèle la réponse immunitaire des enfants et celle des adultes. J'examine également la littérature scientifique concernant la différence entre la réponse des adultes ne présentant pas de symptômes ou ayant une forme légère de la maladie, et celle de ceux qui développent une forme sévère de Covid-19.

Les données de morbidité et de mortalité montrent que, dans l'ensemble, les enfants sont peu affectés par la Covid-19. Ils sont souvent asymptomatiques et les cas graves sont rares, sauf chez ceux qui ont déjà des problèmes de santé. Chez les adultes, environ 40 % des cas sont asymptomatiques.

Plusieurs facteurs sont proposés pour expliquer pourquoi certaines personnes sont moins touchées par la Covid-19, mais aucun ne semble être le facteur principal. Par exemple, la quantité de récepteurs du virus (ACE2) dans le corps ne paraît pas être un facteur déterminant. De plus, les enfants et les adultes infectés ont des charges virales[106] similaires, les quantités de virus présentes dans leur corps ne différant pas vraiment. Enfin, une immunité préexistante aux virus du rhume (des coronavirus proches du SARS-CoV-2) ne semble pas non plus expliquer pourquoi les enfants sont moins touchés, car elle ne leur est pas spécifique.

De toute évidence, la réponse immunitaire innée, notre première ligne de défense contre les infections, joue un rôle crucial. Il semble que la clé de la résistance à la Covid-19 chez les enfants et la plupart des

---

105. *Pourquoi les enfants et de nombreux adultes ne sont-ils pas touchés par la Covid-19 ? Rôle de la réponse immunitaire de l'hôte, Infectious Diseases Research* 2022.
106. Charge virale : quantité de virions produite par la personne infectée. La quantité de virions qui infecte un individu lors de la contagion doit être nommée « inoculum ». C'est cette charge virale qui est estimée par la Rt-PCR.

adultes réside dans leur état inflammatoire de base :[107] plus ce niveau d'inflammation est bas, moins la personne est susceptible de développer la maladie.

D'autres facteurs importants sont les co-infections potentielles et l'état du microbiote – l'ensemble des micro-organismes qui vivent dans notre corps – dans les voies respiratoires et digestives. Plusieurs études ont ainsi souligné que la santé de notre microbiote est un facteur crucial dans la prévention de la Covid-19.

Ces observations nous aident à comprendre pourquoi l'âge a rapidement été identifié comme un facteur déterminant. En vieillissant, notre système immunitaire change, devenant souvent plus inflammatoire (« *inflamm-aging* »). Cette inflammation chronique, combinée à une immunité innée déficiente et à un dérèglement de l'immunité adaptative liée à l'âge, pourrait être la principale cause des formes sévères de Covid-19.

En revanche, les enfants et les adultes peu touchés par la Covid-19 ont une réponse immunitaire précoce et efficace, en particulier au niveau des muqueuses. Cette réponse est liée à la présence d'IgA muqueuses, un type d'anticorps présent dans nos sécrétions, et à une production contrôlée d'interférons et de cytokines, des protéines clés dans la réponse précoce de notre immunité cellulaire innée.

L'interféron, qui fait partie de notre première ligne de défense immunitaire, contribue à éliminer le virus. Cependant, si cette immunité innée n'arrive pas à débarrasser l'organisme du virus, celui-ci se multiplie, entraînant une production excessive d'interférons. Cette surproduction peut alors avoir des effets nocifs. L'interféron joue donc un rôle à double tranchant : il peut être protecteur, mais aussi contribuer à une forme sévère de Covid-19. La chronologie de l'expression de l'interféron est cruciale : il doit être produit avant l'apparition des premiers

---

107. L'inflammation est une réponse du système immunitaire à une blessure, une infection ou une irritation. C'est un processus complexe qui implique de nombreux types de cellules et de molécules dans le corps. Contrairement à l'inflammation aiguë, qui est souvent localisée et accompagnée de symptômes visibles, l'inflammation chronique peut être plus diffuse et se manifester par divers symptômes chroniques. Sur le plan biologique, on peut l'évaluer par des tests sanguins : vitesse de sédimentation des érythrocytes, taux de protéine C-réactive (CRP), cytokines pro-inflammatoires et globules blancs.

symptômes. Si l'expression de l'interféron se produit pendant la phase symptomatique, cela peut accentuer la « tempête de cytokines », une réaction inflammatoire excessive responsable des formes sévères. À noter que la quantité de virus (ou charge virale) présents dans le nez a un lien direct avec la quantité d'interférons circulant dans l'organisme.

En fin de compte, l'immunité adaptative, celle qui est spécifique au virus de la Covid-19, semble jouer un rôle mineur, voire nul. Elle pourrait même être nuisible. En revanche, le microbiote des voies respiratoires (et du tractus intestinal), qui intervient en premier rempart, joue un rôle important dans la protection contre la Covid-19. Un déséquilibre du microbiote (dysbiose) est souvent observé dans les formes sévères de la maladie, et il est souvent associé à la présence de co-infections. Ces dernières surchargent notre système immunitaire, l'empêchant de lutter aussi efficacement qu'il le devrait contre la Covid-19 et elles favorisent la croissance du virus.[108]

Que peut-on en déduire pour les traitements ?

Ces observations permettent d'envisager des solutions thérapeutiques. Tout d'abord, pour prévenir la Covid-19, il est important de contenir l'état inflammatoire de base qui contribue au vieillissement du système immunitaire. Cet *inflamm-aging* est aggravé par l'obésité, le manque d'exercice physique, le stress chronique et le déséquilibre du microbiote. Un premier moyen à la portée de tous est donc de veiller à son hygiène de vie en apportant une attention particulière à la bonne santé de sa flore orale et intestinale, notamment par l'emploi de probiotiques.

D'un point de vue médical, des médicaments qui modulent la réaction immunitaire, comme l'hydroxychloroquine et l'ivermectine, peuvent s'avérer efficaces. Ces deux remèdes ont pourtant suscité une intense polémique à propos de leur efficacité et de leur innocuité. Cette controverse est davantage politique que scientifique, nous en reparlerons plus loin.

Parmi les autres remèdes possibles, on retrouve les corticoïdes, qui agissent comme des anti-inflammatoires, à utiliser uniquement sur avis médical. Les antihistaminiques, généralement utilisés pour traiter

---

108. Voir les travaux du Dr Claude Escarguel : *La fin d'un mythe : « Si c'est un virus, pas d'antibiotique ? »*, Francesoir.fr, 14 novembre 2022.

les allergies, ont également un rôle à jouer dans le traitement de la Covid-19 : ils ont montré une action antivirale contre plusieurs virus et peuvent inhiber la production de certaines substances inflammatoires. Et, bien sûr, les antibiotiques qui, contrairement aux idées reçues, peuvent avoir une action antivirale et également lutter contre les co-infections.

En résumé

De toute évidence, la science des vaccins s'appuie beaucoup trop sur les anticorps comme indicateur principal d'efficacité. Ainsi que nous venons de le voir, la réalité est beaucoup plus complexe.

L'immunité cellulaire, qui représente un pilier de notre système de défense contre les maladies via l'immunité acquise, est négligée depuis les débuts de l'immunologie. Cette discipline s'est développée en se concentrant principalement sur l'étude des anticorps, notamment au service de la science vaccinale émergente. L'étude de l'immunité cellulaire est délaissée au profit de l'étude des interactions entre antigènes et anticorps. De nos jours, l'accent est encore trop souvent mis sur la sérologie, qui recherche les taux d'anticorps circulants, car elle est plus facilement automatisable et s'intègre mieux à des processus industriels. Inversement, l'étude individualisée de l'immunité cellulaire pour des patients ne l'est pas encore.

Par ailleurs, une nouvelle tendance inquiétante se dessine pour l'étude des vaccins : le remplacement des essais cliniques complets par des tests d'*immuno-bridging*. Ces derniers mesurent seulement les niveaux d'anticorps, supposés être LE corrélat de protection. Or, ce postulat est loin d'être démontré par la littérature scientifique…

Pour aller plus loin

– *Covid-19, immunité naturelle versus immunité vaccinale*, 3 octobre 2021, aimsib.org.

– Évaluer l'immunité naturelle anti-*Covid-19* : sérologie, immunité cellulaire, 24 octobre 2021, aimsib.org.

– *Covid-19 : immunité croisée avec les autres coronavirus, phénomènes immunopathologiques,* août 2020, https://hal.science/hal-02914300.

– Pourquoi les enfants et beaucoup d'adultes ne sont pas atteints par la Covid-19 ? Rôle de la réponse immunitaire de l'hôte. https://hal. science/hal-03762891. Traduction de la publication originale *Why are children and many adults not affected by Covid-19? Role of the host immune response, Infect Dis Res.*, 2022.

2.2 Ces anticorps qui peuvent faciliter les infections

Les anticorps sont souvent perçus comme des protecteurs. Or, dans les faits, certaines réponses de notre système immunitaire impliquant ces anticorps peuvent avoir des conséquences délétères pour l'organisme en facilitant les infections virales.

Dans ce chapitre nous allons aborder en détail deux phénomènes liés aux anticorps qui, bien qu'apparentés, ne doivent pas être confondus :

– d'un côté, l'empreinte immunitaire ou antigénique, décrite pour la première fois sous le nom surprenant de « péché originel antigénique » (OAS, Original Antigenic Sin) ;

– de l'autre, la facilitation des infections par les anticorps (ADE, Antibody-dependent Enhancement).

Au fil de mes investigations, j'ai consacré du temps à comprendre ces processus immunitaires. Nous allons donc explorer la manière dont ces deux phénomènes peuvent se combiner et conduire à une sensibilité accrue à certaines infections, Covid-19 incluse. Ils offrent également un aperçu de la façon dont certains vaccins, y compris traditionnels, peuvent parfois provoquer un effet contraire à celui escompté, en favorisant l'infection.

Nous verrons que la *facilitation des infections par les anticorps* permet d'expliquer en partie la gravité de certaines maladies Covid-19 et l'excès de Covid-19 post-vaccinaux.

L'*empreinte immunitaire* pourrait de son côté être impliquée dans l'inefficacité des vaccins sur les variants successifs.

Ce chapitre est sans doute l'un des plus complexes de ce livre, car il est difficile de simplifier outre mesure les observations témoignant que le système immunitaire ne joue pas toujours un rôle bénéfique, ainsi que la théorie qui explique ce phénomène. Ce sera l'occasion de montrer la pertinence de l'aphorisme trop peu appliqué de Theodosius Dobzhansky : « Rien n'a de sens en biologie, si ce n'est à la lumière de l'évolution. »

Avant d'entrer dans le détail, résumons simplement ces deux notions complexes :

– dans l'empreinte immunitaire (OAS), il y a un blocage partiel ou total de la production d'anticorps spécifiques d'un nouveau virus, apparenté à un virus (naturel ou contenu dans un vaccin) déjà rencontré. L'OAS empêche la fabrication d'anticorps spécifiques au « nouveau » virus auquel est confronté l'organisme ;

– dans la facilitation des infections par les anticorps (ADE), un premier contact avec le virus, qu'il soit dû à un vaccin ou à une infection naturelle, peut produire des anticorps qui ne sont pas parfaitement adaptés pour combattre les différentes versions du virus. Lors d'un contact ultérieur, lorsque ces anticorps imparfaits se lient avec le virus, cela peut l'aider à pénétrer dans nos cellules et à se multiplier.

Le « péché originel » de l'infection primaire

Le concept d'*empreinte immunitaire* fut élaboré il y a moins d'un siècle. Dans les années 1940, le Dr Thomas Francis, un médecin et épidémiologiste, fait une observation surprenante lors d'un essai clinique d'un vaccin contre la grippe : les vaccinés ont des taux d'anticorps plus faibles que les non-vaccinés lors d'une infection ultérieure. Cette infection était causée par un virus circulant proche du virus inactivé utilisé dans le vaccin, mais qui avait évolué (un variant donc). Le Dr Francis observe également ce phénomène lors d'infections naturelles successives.

En 1960, il décrit et nomme ce phénomène paradoxal le « péché antigénique originel ».[109] Il faut rappeler qu'il était également fils de pasteur… Il n'est pas question de critiquer les chercheurs adeptes d'une religion, quelle qu'elle soit, mais ne devraient-ils pas toujours séparer leur foi de leurs travaux scientifiques ?

Le péché antigénique originel décrit la tendance du système immunitaire à se fier à sa mémoire d'une infection précédente lorsqu'il rencontre à nouveau le même agent infectieux ou une version légèrement modifiée. Cette « empreinte » provoque une réponse rapide, mais mal adaptée. Elle peut aussi paradoxalement limiter le système immunitaire, le rendant incapable de développer des réponses plus efficaces lors d'infections ultérieures par un agent légèrement différent. Plus tard, ce phénomène est renommé « imprégnation antigénique » ou « immunitaire » pour faire disparaître la connotation religieuse.

---

109. Thomas Francis, *On the Doctrine of Original Antigenic Sin*, *Proceedings of the American Philosophical Society*, vol. 104, no 6, 1960.

Thomas Francis suggère une solution pour éviter l'empreinte immunitaire : vacciner les enfants très tôt contre toutes les souches de grippe ayant circulé dans le passé. Il déclare : « De cette manière, le péché originel de l'infection pourrait être remplacé par la bénédiction initiale de la vaccination. ». C'est ainsi que l'idéologie de la vaccination commence à remplacer la science immunologique. Les chercheurs ont continué à recommander des vaccinations avec des doses plus fortes ou des rappels plus fréquents pour éviter ce fameux péché originel d'une primo-infection ou d'une vaccination.

Décryptage du mécanisme biologique de l'empreinte immunitaire
Beaucoup d'interprétations peu convaincantes circulent dans la littérature scientifique au sujet de « l'empreinte antigénique ». Je finis par trouver une explication cohérente compatible avec la théorie de l'évolution dans certaines études (Kim JH et al., 2009, Taylor et al., 2015). Il pourrait s'agir d'une compétition entre deux sous-types de cellules B, lymphocytes produisant des anticorps : les lymphocytes « mémoires » et les lymphocytes naïfs. Les lymphocytes mémoires, qui ont déjà rencontré le virus naturel ou vaccinal, le reconnaissent lors d'un contact ultérieur grâce à leurs anticorps pas parfaitement adaptés, mais suffisamment capables de s'y lier ; les lymphocytes naïfs, destinés à produire des anticorps spécifiques, c'est-à-dire adaptés à la nouvelle version du virus, n'ont pas le temps d'être mis en contact avec le virus : les lymphocytes mémoires, qui sont plus rapides, accaparent les antigènes viraux, empêchant ainsi les lymphocytes naïfs de les rencontrer et de produire les anticorps spécifiques nécessaires. Les lymphocytes naïfs ne peuvent donc pas passer par les étapes de maturation qui leur feraient produire des anticorps spécifiques, mieux adaptés aux variants successifs.

Un obstacle inattendu à l'efficacité des vaccins
Le phénomène de l'empreinte antigénique pourrait expliquer la faible efficacité du vaccin contre la grippe, désormais bien documentée.[110]

---

110. Une étude de cas publiée par les CDC montre 0 % d'efficacité en 2021 : *Influenza A (H3N2) Outbreak on a University Campus* — Michigan, October–November 2021, https://www.cdc.gov/mmwr/volumes/70/wr/pdfs/mm7049e1-H.pdf. Voir aussi la métanalyse sur Cochrane.org : Demicheli V, Jefferson T, Ferroni E, Rivetti A, Di Pietrantonj C, *Les vaccins pour prévenir la grippe chez les adultes en bonne santé*, 1 février 2018.

D'après des travaux sur des souris soumises à des immunisations successives avec des virus inactivés de la grippe, on a pu constater que la charge virale (le nombre de particules virales) dans les poumons des souris vaccinées était bien supérieure à celle des souris non vaccinées.[111] Les souris vaccinées n'ont sans doute pas produit d'anticorps spécifiques du nouveau virus à cause du phénomène d'empreinte immunitaire, qui favorise les lymphocytes mémoires aux dépens des lymphocytes naïfs.

On peut en conclure que, dans le cas d'une vaccination antigrippale, si le vaccin est basé sur une version du virus trop différente de la souche qui circule, alors les anticorps produits par le vaccin ne reconnaîtront pas efficacement le virus. Cela signifie que le vaccin ne sera pas efficace pour prévenir l'infection.

S'il est basé sur une version très proche du virus circulant du point de vue antigénique, alors les anticorps produits grâce au vaccin empêcheront les lymphocytes naïfs de produire des anticorps spécifiques de ce nouveau virus et diminueront l'efficacité du vaccin. Donc, dans les deux cas, nous avons une explication plausible sur le plan biologique de la faible efficacité globale des vaccins antigrippe.

La réaction des cellules immunitaires est imprévisible et dépend étroitement de l'immunité individuelle. En quelque sorte, c'est la roulette russe.

Le concept d'empreinte antigénique a surtout été documenté par la littérature scientifique pour les virus de la grippe, mais il pourrait également s'appliquer à d'autres virus saisonniers comme les coronavirus, qui subissent fréquemment des mutations et provoquent chez l'homme des infections naturelles successives. Nous avons encore beaucoup à apprendre sur l'OAS, notamment sur les conditions précises qui déclenchent ce phénomène et sur la manière dont il influence la réponse du système immunitaire, notamment face à la vaccination.

Découverte des anticorps facilitants avec la dengue
Laissons maintenant de côté la notion d'empreinte antigénique pour partir à la découverte des anticorps facilitateurs, qui remonte aux années 1960. Cela va nous permettre de comprendre pourquoi

---

111. JH Kim et al., 2009.

certaines personnes ont contracté la Covid-19 juste après avoir été vaccinées..., un phénomène qui n'a pas échappé au grand public.

Dans les années 1960, des médecins thaïlandais remarquent que des personnes infectées par un virus de la dengue dans le passé présentent des formes plus sévères de la maladie lors d'une nouvelle infection par une version légèrement différente du point de vue antigénique. À partir de cet événement, le médecin Scott Halstead, impliqué dans les premières observations,[112] propose une explication avec les *anticorps facilitants* : la présence d'anticorps en lien avec une précédente infection peut faciliter l'entrée du virus dans les cellules hôtes et aggraver la maladie.

L'une des caractéristiques de cette facilitation de l'infection est qu'elle se produit généralement à la deuxième rencontre avec un agent infectieux, la première ne déclenchant pas de réaction particulière ou, tout au plus, une réaction normale. Or, la crise du coronavirus nous montre que ce n'est pas toujours le cas : en ce qui concerne la Covid-19, le phénomène de l'ADE est identifié dès la première infection. C'est une différence majeure avec ce qui a été documenté précédemment !

Je passe de nombreuses heures à explorer la littérature scientifique tout au long de la crise sanitaire pour comprendre ce phénomène des anticorps facilitateurs. Bien souvent, les chercheurs se concentrent sur les interactions moléculaires complexes, parfois de manière excessive. Même pour un scientifique, cela devient indigeste. Cependant, derrière cette complexité, il existe une logique sous-jacente qui simplifie grandement notre compréhension : la théorie de l'évolution. Nous découvrirons à la fin de ce chapitre par quels processus biologiques les anticorps peuvent faciliter l'entrée du virus dans les cellules. Sans nous perdre dans les détails, nous mettrons en lumière cette logique évolutionniste à l'œuvre. D'ores et déjà, il faut retenir que ce phénomène constitue un enjeu majeur dans le développement des vaccins, qui ne sont pas à l'abri de cet effet paradoxal : au lieu de prévenir la maladie, lors d'une rencontre avec le virus ciblé, un vaccin peut faciliter la maladie et même l'aggraver par l'effet néfaste de l'ADE.

---

112. Voir cette étude qui retrace les références des premières observations et publication d'Halstead : Nakayama E.E., Shioda T., *SARS-CoV-2 Related Antibody-Dependent Enhancement Phenomena In Vitro and In Vivo*, *Microorganisms*, 2023.

La tragique expérience des Philippines

Sanofi est confronté à ce phénomène lors d'une campagne de vaccination de masse contre la dengue aux Philippines. Le risque des anticorps facilitants est déjà documenté depuis des décennies lorsque le laboratoire français entreprend la création d'un nouveau vaccin. Ce n'est pas un hasard s'il cherche à évaluer ce risque lors des essais cliniques. Et, de fait, en 2015, Sanofi constate une occurrence plus élevée de dengue sévère chez les personnes vaccinées, en particulier chez les enfants de 2 à 5 ans. Malgré ces observations préliminaires et les avertissements des experts, une vaste campagne de vaccination est lancée aux Philippines en 2016, soutenue par une publicité gouvernementale massive. La suite s'avère tragique : plus de cent enfants décèdent (officiellement, d'après la presse locale) d'une dengue sévère après avoir reçu ce vaccin. Le président et plusieurs hauts responsables de Sanofi sont inculpés d'homicide par la justice philippine.

Ce désastre est attribuable à la présence d'anticorps vaccinaux de faible affinité avec le virus circulant et, surtout, produits en trop faible quantité chez les jeunes enfants vaccinés. Quand il y a beaucoup d'anticorps, ils se fixent en masse autour du virus et le bloquent. S'il y en a trop peu, cela ne suffit pas pour bloquer le virus, surtout s'ils sont mal adaptés au sous-type viral circulant. Chez les enfants non vaccinés de 6 à 12 mois, mais dont les mères avaient été vaccinées, la faiblesse des anticorps maternels transmis aux bébés provoque aussi un grand nombre de cas de dengue sévère du nourrisson.

L'ADE confirmé avec la rougeole

Depuis les premières constatations autour de la dengue, la recherche a découvert que le phénomène des anticorps facilitateurs était à l'œuvre dans d'autres infections.[113] Je m'attarderai surtout sur la rou-

---

113. Notamment les Flavivirus : virus de la dengue (DENV), virus Zika (ZIKV), virus de l'encéphalite japonaise (JEV), virus de la fièvre jaune (YFV), virus du Nil occidental (WNV), virus de l'encéphalite de la vallée de Murray (MVEV) ; les coronavirus : coronavirus du syndrome respiratoire aigu sévère (SARS-CoV), coronavirus du syndrome respiratoire du Moyen-Orient (MERS-CoV), virus de la péritonite infectieuse féline (FIPV) ; les rétrovirus : virus de l'anémie infectieuse équine (EIAV), VIH ; les artérivirus : virus du syndrome reproducteur et respiratoire porcin (PRRSV) ; les pneumovirus : virus respiratoire syncytial (VRS). Yang et al., *Antibody-*

geole, que j'ai particulièrement étudiée. C'est un cas emblématique mais aussi particulièrement polémique, car le vaccin est hautement recommandé par l'OMS et désormais obligatoire en France chez le nourrisson depuis 2018.

La rougeole est une infection qui, une fois contractée, offre une protection à vie contre une nouvelle infection. Une seule rencontre avec le virus sauvage semble suffisante pour développer cette immunité robuste, sans que d'autres expositions répétées au virus soient nécessaires. Il en va tout autrement avec la vaccination, qui peut faire office de première infection silencieuse, puis entraîner par la suite une rougeole dite « atypique », voire une rougeole sévère.

La rougeole atypique se produit chez les personnes partiellement immunisées contre le virus, comme cela peut se produire après une vaccination avec un virus vaccinal pas tout à fait identique au virus sauvage circulant. Les symptômes de la rougeole atypique peuvent être différents de ceux de la rougeole classique. Cette forme de rougeole est beaucoup moins courante que la version classique.

Ceci est publié depuis 1965 avec les premiers vaccins à virus inactivés. Il est admis qu'ils sont susceptibles de provoquer une rougeole atypique, probablement liée à l'ADE, impliquant certains types d'anticorps induits par l'immunisation vaccinale. C'est pourquoi les chercheurs ont essayé de produire un nouveau type de vaccin et se sont orientés vers un vaccin à virus vivant atténué (capable de se répliquer) et non plus inactivé (mort).

En 1970 cependant, avec le vaccin vivant atténué, similaire à celui utilisé aujourd'hui, sont signalés des cas de rougeole atypique et d'aggravation de la maladie. Dans une publication de 2006 de la Mayo Clinic,[114] les auteurs montrent *in vitro*, sur des cellules humaines et de souris, que les anticorps induits par le vaccin vivant atténué contre la rougeole sont capables d'induire l'ADE. Lors d'une infection par le virus sauvage circulant se produisant après vaccination (par virus atténué), les anticorps induits peuvent faciliter la maladie en aidant le virus à entrer dans les cellules, au lieu de l'en empêcher. Ce phé-

---

Dependent Enhancement: "Evil" Antibodies Favorable for Viral Infections, *Viruses*, 2022.

114. Iankov et al., *Immunoglobulin g antibody-mediated enhancement of measles virus infection can bypass the protective antiviral immune response*, J Virol, 2006. PMID 16912303.

nomène est attribué à un déséquilibre entre deux types d'anticorps produits par le vaccin : des anticorps facilitateurs et des anticorps neutralisants, qui ciblent différents antigènes du virus.

On constate donc que l'ADE a clairement été proposé comme mécanisme pouvant expliquer des cas de rougeole « atypique » à la suite d'un vaccin vivant atténué du type ROR (vaccin combiné Rougeole-oreillons-rubéole). Je creuse la question et l'expose dans un article portant spécialement sur la question des anticorps facilitateurs dans le cas de la rougeole post-vaccinale.[115]

Les cas de rougeole « sévère » pourraient également s'expliquer par le phénomène de facilitation de l'infection par les anticorps vaccinaux, dont le taux diminue avec le temps et qui présenteraient une moindre affinité avec les souches sauvages circulantes : le vaccin a été conçu contre une souche virale isolée dans les années 1960. Les virus sauvages circulent toujours et sont antigéniquement éloignés du virus vaccinal initial : les souches circulantes du virus de la rougeole de type sauvage peuvent donc s'avérer partiellement résistantes aux anticorps induits par le vaccin vivant atténué.

Flambée épidémique après vaccination aux Samoa

Le phénomène d'aggravation de l'infection par la vaccination pourrait-il expliquer la désastreuse épidémie de 2019 aux Samoa ? L'OMS et l'Unicef décident de vacciner toute la population de ce petit État insulaire, qui subit alors une épidémie de rougeole. Les données épidémiologiques montrent que la véritable flambée se produit à partir du début de la campagne de vaccination, comme je l'explique dans mon premier article à ce sujet pour le site de l'Aimsib.

Sur 200 000 habitants, plus de 5 000 cas de rougeole et 79 décès sont enregistrés, principalement chez les enfants de moins de 4 ans. Il est possible que de faibles niveaux d'anticorps maternels (liés au vaccin ou à une précédente infection) chez les bébés aient aggravé l'infection par le virus vaccinal vivant, toujours par le phénomène de l'ADE. Ce qui a été observé pour la dengue avec les anticorps maternels pourrait donc se reproduire avec la rougeole.

---

115. *Measles and Antibody-Dependent Enhancement (ADE): History and Mechanisms, Exploratory Research and Hypothesis in Medicine*, 2022. En français : *Rougeole et facilitation dépendante des anticorps (ADE) : historique et mécanismes*, https://hal.archives-ouvertes.fr/hal-03668214.

Il est également possible qu'une recombinaison ait eu lieu entre le virus vaccinal (vivant) et le virus sauvage circulant, qui peut donner naissance à un virus plus pathogène. Toutes ces hypothèses peuvent remettre en cause le fait de vacciner en période épidémique.

Anticorps facilitants et Covid-19 sévères

Venons-en maintenant au sujet principal de l'ouvrage. J'aborde l'hypothèse de la facilitation de l'infection par les anticorps dans le cas de la Covid-19 dès 2020, à l'occasion d'une revue de la littérature sur ce thème.[116] Tout d'abord, un lien entre la sévérité de la maladie Covid-19 et la quantité d'anticorps dans le sang est établi et confirmé : la présence d'anticorps ne protège donc pas des Covid-19 graves. Bien qu'on ne puisse pas affirmer que la quantité d'anticorps est la cause de la gravité de la maladie, voici comment nous pouvons interpréter cette observation, à la lumière des connaissances dont nous disposons en 2023.

Les personnes exposées au virus (qui le rencontrent) mais ont peu ou pas de symptômes de Covid-19 réagissent par leur immunité innée et leur immunité croisée (cellulaire et par anticorps) au virus SARS-CoV-2. En fait, elles bénéficient de leurs expositions précédentes aux coronavirus banals, ceux qui sont responsables de rhumes. Chez les personnes en bonne santé, l'immunité innée est parfois capable de limiter fortement la multiplication du virus et d'éviter le deuxième stade de la maladie (le stade inflammatoire). Cette immunité innée est le fait de cellules non spécifiques d'un antigène particulier, avant qu'intervienne la réponse adaptative productrice d'anticorps. Dans ce cas, les personnes restent séronégatives, c'est-à-dire qu'elles ne présentent pas d'anticorps détectables dans leur sang. Pourtant, elles sont bien protégées, car elles ne tombent pas malades. C'est ce qu'ont montré les études sur les cas contacts ayant côtoyé des malades graves de la Covid-19.

Les personnes qui font une Covid-19 sévère ont un système immunitaire affaibli – par exemple, les personnes âgées, les personnes ayant une immunité réduite, les diabétiques, les personnes en surpoids, etc. En particulier, la réponse innée ne parvient pas à contrôler le virus, qui envahit tout l'organisme, ce qui provoque la production en grande

---

116. *Covid-19 : immunité croisée avec les autres coronavirus, phénomènes immunopathologiques*, août 2020, https://hal.archives-ouvertes.fr/hal-02914300.

quantité d'anticorps spécifiques du SARS-CoV-2. Et c'est ici que peut intervenir l'ADE. Certains anticorps ont un rôle facilitant de l'infection : ils aident le virus à pénétrer dans les cellules et contribuent à une réaction inflammatoire excessive, la tempête de cytokines. Plusieurs publications[117] apportent la preuve de l'effet délétère des anticorps facilitants dans les Covid-19 sévères.

Les anticorps contre une précédente infection à coronavirus de rhume banal n'y sont pour rien, d'après les études à ce sujet. Les précédentes infections de rhume ne jouent pas de rôle facilitant pour l'infection au SARS-CoV-2. Ici, les anticorps facilitants sont bien ceux produits lors de l'infection avec le SARS-CoV-2 et ce phénomène se produit dès le premier contact. C'est la première fois qu'on observe cela. Auparavant, la facilitation a été observée pour une réinfection ou une infection après vaccin.

Des anticorps facilitateurs après la vaccination Covid-19 ?

« Lorsque des immunologistes parlent de recherche vaccinale contre les coronavirus, le spectre des anticorps dits « facilitants » fait immédiatement naître un frisson d'anxiété. [...] Des anticorps facilitants ont été identifiés dans la dengue, la grippe, l'infection par le VIH/sida, Ebola et... le SRAS, entre autres. Dans le SRAS, ce n'est que huit ans après l'épisode de 2003 que ces anticorps ont été mis en évidence », rapportait en 2020 Stéphane Korsia-Meffre, sur le site Vidal.fr, dans un article[118] consacré à la recherche du vaccin anti-Covid-19. Au début 2020, il était encore permis d'aborder l'ADE post vaccinal...

---

117. Hoepel W et al., *High titers and low fucosylation of early human anti-SARS-CoV-2 IgG promote inflammation by alveolar macrophages*, Sci Transl Med. 2021. PMID 33979301.
Jennifer K et al., *At the Intersection Between SARS-CoV-2, Macrophages and the Adaptive Immune Response: A Key Role for Antibody-Dependent Pathogenesis But Not Enhancement of Infection in Covid-19*, bioRxiv 2021.
Maemura T et al., *Antibody-Dependent Enhancement of SARS-CoV-2 Infection Is Mediated by the IgG Receptors FcγRIIA and FcγRIIIA but Does Not Contribute to Aberrant Cytokine Production by Macrophages*, mBio. 2021. PMID 34579572.
Adeniji OS, et al., *Covid-19 Severity Is Associated with Differential Antibody Fc-Mediated Innate Immune Functions*, mBio. 2021. PMID 33879594.
118. *Vers un vaccin Covid-19 : les leçons du SRAS, du MERS et des données récentes sur la réponse immunitaire au SARS-CoV-2,*14 avril 2020.

Nous verrons que ces craintes étaient fondées. Nous y consacrerons un chapitre entier. Comme avec la grippe et la rougeole, les vaccins anti-Covid-19 peuvent induire ce phénomène de facilitation par les anticorps qu'ils induisent. On comprend mieux aussi pourquoi tant de personnes ont attrapé la Covid-19 juste après la vaccination.

On ne pouvait pas anticiper l'OAS, l'empreinte antigénique évoquée plus haut, car, avant le lancement des vaccins, personne ne pouvait dire qu'on s'acheminait vers des rappels à n'en plus finir... Cette accumulation de stimulations antigéniques contre la Spike, celle de Wuhan, puis celle des variants successifs lorsque les vaccins sont « adaptés » aux variants Omicron, a pu conduire à brider le système immunitaire et l'empêcher de répondre aux nouveaux virus.

Les anticorps maternels facilitent-ils la Covid-19 chez le nourrisson ?

À l'occasion de la facilitation dans la dengue et la grippe, nous avons vu que les anticorps maternels peuvent avoir une responsabilité. Serait-ce possible pour la Covid-19 ? Théoriquement, oui, mais les études dédiées à la Covid-19 montrent que les bébés sont réfractaires à la maladie et que les anticorps maternels transmis par le lait ne provoquent pas de facilitation. Sans doute parce qu'ils sont associés à d'autres facteurs protecteurs que l'on ne cherche pas dans le lait : immunité cellulaire, facteurs non spécifiques protecteurs ? La question est ouverte. De fait, la transmission du SARS-CoV-2 est rare de la mère au nouveau-né.

Quand la théorie de l'évolution nous éclaire sur les anticorps facilitants

L'action des anticorps facilitants paraît en contradiction avec la théorie immunologique, qui affirme que le « rôle » des anticorps est de protéger les organismes contre les pathogènes, dont les virus. Pour comprendre ce phénomène, la théorie de l'évolution peut nous orienter.

À la suite de Pierre Sonigo et de sa vision évolutionniste de l'immunologie, qu'il développe dans *Ni Dieu ni gène* aux côtés de Jean-Jacques

Kupiec, je cherche à comprendre le rôle des anticorps. Je publie le fruit de ces recherches dans un article paru en 2021 dans une revue scientifique.[119] C'est un sujet particulièrement technique, dont voici un résumé.

Les cellules de notre corps, y compris les cellules immunitaires, doivent être considérées comme des entités microscopiques autonomes cherchant avant tout à se nourrir. Il est beaucoup plus cohérent de considérer nos cellules immunitaires comme des animaux primitifs en quête de nourriture, sans intention particulière de nous protéger.

Les antigènes présents à la surface des virus, des bactéries ou des protéines sont perçus par les cellules immunitaires comme des sources d'alimentation et phagocytés (avalés). Les cellules régurgitent ensuite des *métabolites,* des produits issus de leur digestion. Ces métabolites, ou déchets, sont nommés « signaux » par l'immunologie classique. En fait, ils constituent pour d'autres cellules une nouvelle source de nourriture. Cette chaîne métabolique reflète la coopération entre cellules, autre constante de l'évolution biologique sur laquelle a insisté Darwin.

Dans ce contexte, quel serait le rôle des anticorps ? Nous pouvons les considérer comme des hameçons que les cellules immunitaires utilisent pour capturer leur nourriture. Les lymphocytes B libèrent les anticorps dans le milieu extracellulaire, tandis que les lymphocytes T les portent à leur surface. Dans ce dernier cas, ils sont nommés récepteurs des cellules T, mais ce sont exactement les mêmes molécules que les anticorps circulants. Jusqu'ici, on comprend que les hameçons ont un rôle bénéfique, puisqu'ils permettent aux lymphocytes de phagocyter les agents pathogènes : les anticorps spécifiques s'attachent aux virus, bactéries, cellules, etc. et permettent aux lymphocytes de s'en nourrir.

Comment les anticorps facilitent l'entrée du virus

Lorsque les anticorps se fixent aux antigènes d'un agent pathogène, ils le font par leur partie variable, qui est capable de reconnaître et de se lier à des motifs particuliers présents sur les antigènes. Cependant, à l'autre extrémité de la molécule d'anticorps, se trouve une partie

119. *The role of antibodies in the light of the theory of evolution, African Journal of Biological Sciences*, July 2021. En français : https://hal.archives-ouvertes.fr/hal-03311831.

non variable appelée *fragment Fc*. Elle peut se lier à des crochets (récepteurs du Fc) présents à la surface de nombreux types de cellules. Ces cellules ont la capacité d'englober à la fois l'anticorps fixé à l'antigène et l'antigène lui-même. Lorsque l'antigène est un virus, la cellule ingère également le virus (de très petite taille). Cependant, si la cellule n'est pas capable de détruire le virus, celui-ci peut se multiplier à l'intérieur et la détruire. C'est ainsi que certains anticorps peuvent faciliter les infections au lieu de les combattre.

Cette réalité nous invite à abandonner l'idée que les anticorps ont toujours un rôle protecteur. Dans certains cas, ils peuvent simplement témoigner de la rencontre entre le système immunitaire et un pathogène. Il est important d'intégrer cette dualité dans notre compréhension de l'immunologie. Une approche éclairée par la théorie de l'évolution pourrait même nous guider vers de nouvelles orientations dans la recherche en immunologie et son enseignement.

Pour aller plus loin

– *Flambée de rougeole aux Samoa, prévenez l'OMS et l'UNICEF*, Aimsib.org, 5 janvier 2020.

– *Vaccin anti-Covid-19 et immunité de groupe, c'est non… et encore non*, Aimsib.org, 3 mai 2020.

– *Covid-19 : immunité croisée avec les autres coronavirus, phénomènes immunopathologiques*, 11 août 2020, https://hal.science/hal-02914300.

– *Vaccin anti-grippal et facilitation de l'infection par les anticorps*, Aimsib.org, 27 septembre 2020.

– *Covid graves, admettre l'existence des anticorps facilitateurs*, Aimsib.org, 23 août 2020.

– *Facilitation par les anticorps : la Dengue et le Dengvaxia*, Aimsib.org, 27 août 2021.

– *Rougeole et facilitation par les anticorps*, Aimsib.org, 6 février 2022.

– *Comment expliquer biologiquement l'excès de Covid-19 post-vaccinaux*, Aimsib.org, 30 juillet 2021.

– *Le rôle des anticorps à la lumière de la théorie de l'évolution*, AFJBS, 2021. En français : https://hal.archives-ouvertes.fr/hal-03311831.

Des anticorps sur-mesure : le pouvoir adaptatif du système immunitaire

Comment les lymphocytes parviennent-ils à produire les anticorps adaptés pour reconnaître un nouvel agent pathogène jamais rencontré auparavant ?

La théorie de la sélection clonale de Niels Jerne, proposée en 1955, offre une explication à ce phénomène. D'après cet immunologiste danois, les lymphocytes produisent une large gamme d'anticorps en petite quantité, même en l'absence d'une infection. Les cellules immunitaires possèdent une région spécifique de leur génome qui présente une grande capacité de recombinaison. Cette recombinaison permet à un petit nombre de gènes de générer un grand nombre de parties variables des anticorps. Ainsi, avant même d'être exposées à un antigène spécifique, ces cellules produisent constamment de nouveaux anticorps présentant tout un éventail de spécificités.

Lorsqu'un nouvel antigène apparaît, il ne provoque pas la formation d'anticorps à partir de zéro. Il apparaît (toujours par hasard) des cellules qui portent des anticorps capables de se fixer au nouvel antigène. Ces cellules sont ensuite sélectionnées et le processus se poursuit, conduisant finalement à un grand nombre de cellules produisant des anticorps de haute affinité pour un antigène particulier. Pourquoi les cellules qui portent par hasard le bon anticorps sont-elles sélectionnées ? Tout simplement parce qu'elles peuvent capter ce nouveau nutriment et donc se reproduire plus facilement.

Grâce à la recombinaison génétique et à un processus de sélection, les lymphocytes sont ainsi capables de générer une réponse immunitaire adaptée à des menaces imprévues.

2.3 L'évolution du virus au cours de la pandémie

Dès le début de l'année 2020, l'Institut hospitalo-universitaire (IHU) de Marseille et le Pr Raoult commencent à évoquer la question de l'évolution du SARS-CoV-2, ainsi que l'émergence de mutants ou de variants. Par la suite, Didier Raoult, auditionné par la commission du Sénat au mois de septembre 2020, réaffirme ce trait commun chez les virus, notamment à ARN : « Tout mute tout le temps. »

Cependant, les autorités sanitaires et les grands médias s'entêtent à nous convaincre du contraire, en nous assurant que le virus ne mute pas, à grand renfort d'experts de plateau TV. Pour quelle raison ? Il semblerait que la presse alignée ait reçu pour instruction d'attaquer le Pr Raoult, du fait de ses propositions de traitement contre la Covid-19 et de ses critiques envers la politique sanitaire et, par ailleurs, nombre de ces « experts » médiatisés n'en étaient pas et ignoraient tout de la microbiologie. Plus tard, le récit de l'immuabilité du virus permet d'éviter le débat sur l'efficacité d'un futur vaccin contre un virus qui mute tout le temps… Il ne faut pas non plus que le grand public s'imagine que l'épidémie puisse progressivement devenir moins dangereuse au fur et à mesure des variants, rendant ainsi moins nécessaire une vaccination de masse, surtout en présence de traitements efficaces.

Mutation = évolution

Un bel exemple de vulgarisation scientifique ratée nous est donné par l'émission de radio *La Question du Jour*, qui prétend corriger les conclusions de Didier Raoult, sur France Culture le 25 septembre 2020.[120] Elle rassemble tous les travers de la désinformation que nous avons subis pendant trois ans : incompétence des experts, arrogance des journalistes, dénigrement des voix scientifiques critiques, accusation d'extrémisme voire d'antisémitisme…

Le journaliste, expert autoproclamé, déclare péremptoirement que le Pr Raoult se trompe en affirmant que le virus SARS-CoV-2 mute. « Il n'est pas vrai de dire qu'aujourd'hui, la version qui circule et qui nous contamine est une version moins virulente que celle qu'on avait au mois de mars. C'est a priori strictement la même. »

---

120. France Culture, 25 septembre 2020, *Radiographie du coronavirus : le SARS-CoV2 a-t-il muté ?*

Selon lui, tout ce que dit Didier Raoult est « soit complètement faux, soit très approximatif ». Même si le chroniqueur admet que les coronavirus mutent, ils sont, selon lui, très stables et mutent beaucoup moins que ceux de la grippe. C'est assez cocasse d'entendre dans la même phrase que le SARS-CoV-2, tout en étant très stable grâce à un « outil de correction d'erreur », présente des « mutations pérennes environ une à deux fois par mois », c'est un paradoxe en soi. En réalité, si ces mutations ne se stabilisaient pas, nous ne serions pas en mesure de les détecter. Le journaliste révèle ici son incompréhension totale du sujet.

Parmi ses nombreuses autres affirmations arbitraires, « Mutation ne signifie pas évolution », déclaration parfaitement insensée. Même les mutations synonymes,[121] celles qui, en apparence, ne changent que peu le génome, peuvent influer sur l'expression du génome du virus et donc participer à son évolution. Si ces mutations sont conservées et surtout corrélées avec d'autres mutations non synonymes, cela indique qu'elles ne sont pas neutres mais interagissent de manière épistatique, c'est-à-dire, avec des effets cumulatifs.

Le journaliste tend à minimiser le rôle de la mutation D614G, apparue sur la protéine Spike du SARS-CoV-2 au début de la diffusion mondiale du virus. Selon lui, cette mutation aurait donné un avantage évolutif au virus *in vitro*, mais ce fait ne serait pas confirmé *in vivo*. Donc, d'après ce monsieur, il y aurait un avantage évolutif dans les cultures de laboratoire, mais pas dans la vie réelle. Le virus muterait-il donc uniquement pour faire plaisir aux chercheurs ? En réalité, cette mutation D614G a probablement joué un rôle clé pour permettre au variant de se répandre sur la planète, notamment en lui conférant une plus grande infectiosité.[122] De fait, elle a donné un avantage évolutif au virus.

En fin d'intervention, le journaliste glisse dans l'idéologie afin de tenter de discréditer Didier Raoult. Il insinue que le chercheur serait plus ou moins raciste, en se basant sur une déclaration de la fin de l'été 2020, où ce dernier attribuait l'augmentation des cas de Covid-19 à un virus

---

121. Une mutation synonyme, aussi appelée « mutation silencieuse », ne change pas l'acide aminé produit lors de la traduction de l'ARN en protéine. Ces mutations étaient autrefois considérées comme n'ayant aucun effet, d'où le terme « silencieux », mais, depuis, la recherche a montré qu'elles peuvent en fait affecter la structure finale de la protéine.
122. Korber et al., *Tracking Changes in SARS-CoV-2 Spike: Evidence that D614G Increases Infectivity of the Covid-19 Virus*, Cell., 2020, PMID 32697968.

importé d'Afrique du Nord. Cette insinuation est non seulement dénuée de sens, mais elle est aussi en contradiction avec l'estime que Didier Raoult porte à l'Afrique, sentiment qui est d'ailleurs réciproque.

En réalité, les propos du Pr Raoult disent exactement l'inverse : ce variant ne s'est pas propagé, car il était probablement moins contagieux, moins compétitif que le virus déjà présent à Marseille. Selon D. Raoult, le variant sévère provenait des élevages intensifs de visons [123]en France, une observation confirmée depuis par des experts internationaux des coronavirus dans les élevages aux Pays-Bas.[124]

L'évolution virale : entre mutations aléatoires et sélection naturelle

Lorsqu'un virus est transmis d'une personne malade à une personne saine, il doit surmonter plusieurs obstacles pour survivre et se reproduire. Le premier environnement auquel il est confronté est la première ligne de défense de notre système immunitaire. Elle est constituée de cellules de surface des muqueuses dans le nez et les bronches, qui ont des cils capables d'éliminer les virus. Le mucus respiratoire sécrété par ces cellules lutte également contre les virus et les bactéries. De plus, il existe des cellules, comme les macrophages, qui agissent tels des éboueurs, phagocytant les éléments étrangers et éliminant les déchets provenant du virus détruit. Des molécules solubles comme les interférons font également partie de cette immunité innée.

Si le virus parvient à résister à cette première défense, il se multiplie et l'immunité adaptative spécifique de l'hôte entre en jeu. Cela prend généralement de cinq à quinze jours pour qu'entrent en jeu les lymphocytes, des cellules qui attaquent spécifiquement les cellules infectées par le virus et les détruisent. Elles coopèrent également avec d'autres cellules pour fabriquer des anticorps spécifiques du virus.

.../...

---

123. Vidéo Bulletin d'information scientifique de l'IHU du 15 décembre 2020.
124. Bas B. Oude Munnink et al.,*Transmission of SARS-CoV-2 on mink farms between humans and mink and back to humans*, Science, 2021.

C'est dans ce contexte que les virus, comme le SARS-CoV-2, subissent des mutations. À chaque cycle de reproduction du virus et de son génome à ARN, il peut y avoir des erreurs de copie. Si ces erreurs ne sont pas réparées, elles aboutissent à des mutations. Ces mutations se produisent donc par hasard et sont sélectionnées sous la pression de l'environnement, qui est le système immunitaire de l'hôte. Pour survivre, le virus doit être contagieux et échapper au système immunitaire. Par conséquent, ce sont les variants les mieux adaptés, apparus par des mutations au hasard, qui survivront grâce à la sélection naturelle.

Le long chemin d'une publication

La situation me conduit à écrire un article sur l'évolution du virus, qui est publié en avril 2021 et sur lequel je commence à travailler dès juin 2020. Il me faut une année entière pour achever le processus de publication, particulièrement long pour les revues internationales à comité de lecture. L'article *Évolution du SARS-CoV-2 : Revue des mutations, rôle du système immunitaire de l'hôte* paraît dans *Nephron*,[125] une revue référencée sur Pubmed qui fait partie du catalogue de Karger à Bâle. Cette maison d'édition, fondée à Berlin en 1890 et spécialisée en biologie, bénéficie d'une solide réputation.

L'hypothèse de cet article est que le virus n'évolue pas de manière aléatoire, mais sous l'influence de son environnement, c'est-à-dire notre propre système immunitaire. Cela peut sembler évident, mais peu de publications se sont intéressées à ce sujet. Dans le cas du SARS-CoV-2, de nombreux chercheurs ont bien noté une atténuation de la virulence du virus, mais peu ont cherché à mettre en perspective cette observation dans le cadre d'une explication biologique. Tout l'objet de cet article est d'expliquer pourquoi cette atténuation est cohérente avec la théorie de l'évolution, cadre que j'ai utilisé pour l'analyse.

La compréhension de ce phénomène est utile pour le grand public en vue d'une prochaine crise épidémique. Nous avons vu comment les médias ont tenté de nous convaincre que le virus ne mutait pas. Au fil des mois, face à l'évidence des variants, ils trouvent une nouvelle

---

125. PMID 33910211.

opportunité de maintenir la peur : chaque nouveau mutant est potentiellement plus dangereux que le précédent. Cela ne tient pas la route d'un point de vue évolutionniste, nous aurions dû, au contraire, être rassurés.

En juin 2020, je rédige une première version de mon article, que j'envoie à dix professeurs de médecine italiens ayant traité des patients atteints de la Covid-19 depuis mars. Ils ont documenté une atténuation du virus. Pour eux, la crise est pratiquement résolue dès juin 2020, mais l'information, partagée avec les médias,[126] déclenche une controverse, qui n'est pas sans rappeler le tollé autour de *Fin de partie*, la vidéo dans laquelle Didier Raoult siffle la fin de la pandémie avec ses premiers résultats sur l'hydroxychloroquine.

En septembre 2020, j'actualise et fait parvenir de nouveau mon manuscrit à l'un de ces professeurs, le néphrologue Giuseppe Remuzzi, directeur de l'Institut de pharmacologie Mario Negri à Milan et par ailleurs éditeur en chef de la revue *Nephron*. En réponse, il me propose de publier l'article, sans avoir à m'acquitter des frais de publication, en tant qu'auteur invité, pour une « revue » de la littérature. Ici, le terme de revue désigne un type d'article où il s'agit de faire le point sur une question scientifique en s'appuyant sur toutes les études précédemment réalisées dans le domaine.

Des variants de moins en moins dangereux

Je commence donc cet article en rapportant les observations des médecins soignant les malades de la Covid-19 ayant remarqué l'atténuation du virus. Par les données chiffrées disponibles à l'été 2020, je montre que cette atténuation est bien réelle : à l'IHU Marseille, où la stratégie de tests et de soins, n'a pas changé depuis début mars 2020, la mortalité des patients est plus basse en juin 2020 qu'en mars-avril. Il en est de même à Philadelphie (Pennsylvanie, États-Unis) et un article publié (références dans mon article princeps) calcule aussi une baisse générale du taux de létalité du virus. D'ailleurs, l'atténuation des virus à ARN est déjà connue depuis longtemps.

Au centre de cette étude, je présente un panorama des mutations détectées sur le virus depuis son émergence « officielle ». J'emploie le terme « officielle », car je mets en évidence dans cet article une série

---

126. *Les dix scientifiques intrépides : « Preuves cliniques. La crise est terminée »*, *Il Giornale*, 24 juin 2020.

d'indices suggérant une apparition précoce du virus dès l'été 2019. À cette époque, je postule qu'il doit provenir de Chine, faute de preuves indiquant une origine américaine ou autre. Quoi qu'il en soit, nous ne disposons pas de trace du code génétique d'une première version du virus à l'été 2019. Nous devons donc nous baser sur la publication de la première séquence en décembre 2019, et sur celles qui suivent, à travers ses différentes mutations.

Il suffit qu'un seul petit élément du code génétique du virus change pour provoquer un grand changement dans une des protéines que le virus fabrique. C'est ce qui s'est passé avec la mutation appelée D614G sur la protéine Spike du virus. Cette mutation se répand partout dans le monde au début de la pandémie et devient la plus courante. Elle rend le virus plus facile à transmettre d'une personne à une autre, mais ne provoque pas de maladie plus grave. Cette mutation de la protéine Spike est toujours associée à une autre mutation sur une autre partie du virus appelée la polymérase (RdRp323). La polymérase est comme le moteur du virus : elle lui permet de copier son code génétique et, par là, de se multiplier dans les cellules hôtes. Grâce à cette mutation la polymérase est plus rapide. Ces deux mutations donnent un avantage au virus, car elles lui permettent d'infecter les cellules plus facilement (D614G) et de se reproduire plus rapidement (RdRp323). Or, il y a un revers à la médaille : quand la polymérase travaille plus vite, elle fait plus d'erreurs et donc crée plus de mutations.

Le système immunitaire de l'hôte force le virus à muter

Le point clé de mon article porte sur les mutations en rapport avec le système immunitaire de l'hôte, c'est-à-dire la population humaine. Un bon exemple en est le mécanisme de défense qui oblige le virus à muter et le rend moins agressif. Il s'agit du système Apobec. De quoi s'agit-il ?

Le virus ne peut se reproduire seul, il a besoin de notre machinerie cellulaire. Or, celle-ci le force à muter dans le sens d'une moindre stabilité, de la base C (cytosine) vers la base T (thymidine) : c'est le mécanisme Apobec. Le virus réagit à cet Apobec en mutant en sens contraire, de T vers C. Cette course contre la montre entre le virus et son hôte est la vérification de l'hypothèse de la Reine Rouge tirée d'*Alice au pays des merveilles* et proposée en 1973 par Leigh Van

Valen. Pour rester efficaces, les organismes vivants doivent toujours évoluer aussi vite que ceux avec lesquels ils sont en interaction. Au Pays des Merveilles, il faut courir le plus vite possible pour rester au même endroit.

Il est difficile d'associer une plus grande transmissibilité ou une plus forte pathogénicité à une seule mutation : le phénotype du virus (sa contagiosité et sa pathogénicité) ne sont pas définis par une seule mutation, mais par l'ensemble des mutations. J'ai insisté sur l'*épistasie*, l'interaction existant entre plusieurs mutations. Les variants qui apparaissent, c'est-à-dire les lignées de virus prenant le dessus sur les autres, possèdent toujours plusieurs mutations fixées, et il faut considérer l'association des mutations entre elles : étudier les mutations de façon isolée en testant des pseudovirus possédant une seule mutation est illogique. Je l'ai d'ailleurs critiqué dans un article paru dans un preprint déposé sur *Qeios*.[127]

L'état des connaissances en 2021, lorsque je publie mon article, tend à montrer une évolution du virus selon deux axes :

– augmentation de la contagiosité (par mutations sur la Spike) ;

– atténuation (sans doute par perte de gènes codant pour des protéines agressives).

Il y a deux pressions de sélection distinctes. L'une porte sur la transmissibilité : les virus les plus rapides et ayant le plus d'affinité pour les récepteurs cellulaires seront sélectionnés ; l'autre sur l'interaction avec le système immunitaire de l'hôte et, en particulier, l'immunité innée et l'immunité adaptative préexistante. Voici ce que j'écris :

> Les personnes gravement malades ont combattu le virus de manière inefficace, tandis que les personnes exposées mais non malades ont détruit la majeure partie du virus infectant et ont pu sélectionner les formes moins virulentes (se répliquant moins efficacement) non affectées par le système immunitaire inné. En effet, des phénomènes immunopathologiques semblent être responsables de la sévérité de la maladie... Les virus qui stimulent moins ces phénomènes, en interagissant moins avec

---

127. *Examen de : Neutralisation de la Spike portant la délétion 69/70 du SARS-CoV-2, des variants E484K et N501Y par les sérums induits par le vaccin BNT162b2*, Hélène Banoun, *Qeios*, 2021, https://www.qeios.com/read/HGI4LE.

l'immunité innée, seraient sélectionnés, et le virus évoluerait vers un phénotype bénin.

Chez les patients asymptomatiques (la majorité des individus infectés), peu de séquences complètes sont isolées, et l'on sait donc peu de choses sur les mutations responsables de cette atténuation. Mais on peut supposer que ces virus « moins agressifs » sont finalement ceux qui circulent le plus dans la population générale aujourd'hui, au point de supplanter complètement les « plus agressifs » ?

L'accumulation de mutations expliquait le déclin de l'épidémie.

C'est ici que réside l'explication à une observation courante en biologie : plus un virus est contagieux, moins il est dangereux. À l'inverse, plus un virus est dangereux, moins il est contagieux.

Tout ceci s'est confirmé depuis, bien que je n'aie pas pu suivre de façon soutenue la littérature à ce sujet (il me faut désormais étudier les vaccins). Parmi les confirmations, le Pr Raoult suggère qu'une lignée virale perd en efficacité à force d'accumuler des mutations et est remplacée par un nouveau variant au bout de quelques semaines.

En résumé, il est confirmé en 2023 que le virus SARS-CoV-2 a bien évolué vers toujours une plus grande contagiosité et une atténuation de son effet pathogène.

La Covid-19 a-t-elle fait disparaître la grippe ?

L'approche de la conception des virus comme des micro-organismes en perpétuelle évolution pour s'adapter à leur environnement, en accord avec la théorie de l'évolution, me permet de déchiffrer certaines observations mystérieuses, comme la disparition soudaine de plusieurs virus respiratoires, à commencer par celui de la grippe. C'est dans cette perspective que j'écris l'article : *La Covid-19 a-t-elle fait disparaître les autres virus respiratoires en 2020 ?*, publié en novembre 2020 sur le site de l'Aimsib.

On a vu circuler sur les réseaux sociaux des messages affirmant que la Covid-19 n'était en réalité que la grippe saisonnière de 2019-2020 sous un autre nom... Cette interrogation était largement répandue dans le grand public. L'objectif de cet article n'était pas de débattre des symptômes de la maladie, que les médecins ont clairement identifiés comme différents de ceux de la grippe, mais plutôt de tenter de répondre à une disparition des statistiques.

Les « surfeurs » et les « serruriers »

La métaphore de la clé et de la serrure est souvent utilisée pour expliquer les interactions moléculaires, notamment le moyen par lequel les virus pénètrent dans les cellules hôtes. Le virus (la clé) se lie à un récepteur spécifique sur la cellule hôte (la serrure) pour entrer dans la cellule. Si la clé ne correspond pas à la serrure, il ne peut entrer. Cette vision est assez facile à appréhender, mais elle ne reflète pas la complexité des interactions biologiques.

Le biochimiste marseillais Jacques Fantini et son équipe proposent une description plus affinée du processus de l'infection. Dans un article paru en 2023, les chercheurs comparent le mode d'action du VIH et du SARS-CoV-2. Ces virus reconnaissent d'abord les radeaux lipidiques sur la surface de la cellule hôte, des « micro-domaines » notamment composés de cholestérol. Ils sont comme une piste d'atterrissage pour les particules virales pouvant surfer à la surface des cellules. Les virus utilisent ensuite ces radeaux à la recherche d'un récepteur à même de déclencher le processus d'entrée dans la cellule. Dans le cas du SARS-CoV-2, c'est le récepteur ACE2 qui est visé.

Il ne s'agit donc pas seulement de trouver la bonne serrure, mais aussi de surfer correctement sur la surface de la cellule pour trouver cette serrure. Les protéines de l'enveloppe virale doivent être à la fois géométriquement et électriquement compatibles avec la surface cellulaire.

En ciblant l'interaction avec les radeaux lipidiques, cette description permet d'envisager des médicaments actifs contre tous les virus et non pas spécifiques à chacun, comme ce qui est recherché par les serruriers.

En effet, dès le mois de mars 2020, la grippe a disparu des graphiques officiels de l'OMS. La question consiste alors à savoir si cette disparition est réelle ou simplement le résultat d'un manque d'intérêt pour ce virus considéré comme banal, et donc d'une absence de collecte de données. Après tout, si on ne cherche pas, on ne trouve pas. Cette explication semble la plus évidente mais l'étude de la biologie m'a souvent démontré que la réalité est bien plus complexe.

Voici les hypothèses que je formule en novembre 2020 à propos de ce phénomène : la plus grande contagiosité du SARS-CoV-2 (telle qu'elle a été estimée au printemps 2020) pourrait s'expliquer par la compétition des deux virus pour la même niche écologique, ce qui laisse la place au plus performant. De plus, les mesures de distanciation physique imposées à partir de la mi-mars quasiment dans le monde entier auraient facilité la dominance du virus le plus contagieux. Il se peut aussi que le virus de la grippe n'ait pas disparu (comme d'autres virus respiratoires moins célèbres et moins recherchés), mais que la focalisation de toute la surveillance virologique sur le SARS-CoV-2 depuis mars 2020 l'aie laissé sans surveillance. Les deux hypothèses ne s'excluent pas l'une l'autre.

D'après les bulletins officiels de Santé publique France, la grippe est bien présente depuis octobre 2019, et on retrouve le virus grippal dans la moitié des prélèvements testés pour IRA (infection respiratoire aiguë), et ceci jusqu'au 15 mars 2020. Ensuite, le pourcentage diminue rapidement et le virus grippal disparaît à partir du 30 mars 2020. Aucun virus grippal n'est retrouvé jusqu'au 18 mai, puis la surveillance s'arrête. Elle reprend le 14 septembre 2020 et à l'automne 2020, aucun virus grippal n'est détecté.

Au début de cet automne 2020 (selon le réseau Sentinelles), on retrouve, en médecine de ville, beaucoup plus de rhinovirus que de SARS-CoV-2. D'après des données hospitalo-universitaires de cette période (source désirant rester anonyme), la grippe ne circule vraiment pas non plus chez les patients se présentant à l'hôpital : on retrouve des SARS-CoV-2 et des rhinovirus. D'après les Centers for Disease Control américains (CDC), le pourcentage de virus grippal trouvé sur les prélèvements pour infection respiratoire aiguë (IRA) commence à diminuer avant le confinement (et ceci à la période où l'épidémie de grippe décline fortement en général aux États-Unis les années précédentes). Concernant les données de l'OMS, on peut dire la même chose : l'épidémie de grippe s'éteint comme habituellement au moment où commence la pandémie, avec cependant une cassure nette en mars 2020. Je mentionne également que, dans un pays où la Covid-19 n'a pas encore pénétré (le Cambodge), la grippe sévit en 2020.

Avec le recul de trois années, je dirais que différents facteurs se sont conjugués : le SARS-CoV-2 a dû vraiment avoir un avantage en termes de transmissibilité sur le virus de la grippe, grâce à toutes ses caractéristiques moléculaires synthétiques détaillées plus haut. Il était déjà bien adapté à l'homme au départ. Lors de sa circulation silencieuse entre l'été 2019 et février-mars 2020, il a pu augmenter sa capacité à infecter les voies respiratoires supérieures. De plus, le désintérêt pour la grippe a fait chuter les recherches spécifiques : n'importe quel test positif ou suspicion de Covid-19 l'a emporté sur la banale grippe.

Pour aller plus loin

– *Evolution of SARS-CoV-2: Review of Mutations, Role of the Host Immune System, Nephron*, avril 2021. PMID 33910211 (*Évolution du SARS-CoV-2 : Revue des mutations, rôle du système immunitaire de l'hôte*).

– *La Covid-19 fait-elle disparaître les autres virus ?*, Aimsib.org, 8 novembre 2020.

Niche écologique et virus

Une niche écologique désigne l'ensemble des conditions environnementales dans lesquelles une espèce est capable de survivre et de se reproduire. Dans le contexte des virus, une niche écologique pourrait être définie par l'hôte qu'ils infectent, le type de cellules qu'ils ciblent, leur mode de transmission, et d'autres facteurs environnementaux pouvant influencer leur survie et leur reproduction. Par exemple, certains virus peuvent avoir une niche écologique spécifique dans certaines populations, comme les humains, les animaux ou les plantes, et être incapables de survivre ou de se reproduire en dehors de ces hôtes.

Deux espèces ne peuvent pas coexister indéfiniment en occupant exactement la même niche, selon le concept de « l'exclusion compétitive ». Dans le contexte des virus, deux virus qui ciblent exactement le même type de cellules dans le même hôte ne peuvent coexister longtemps. Un virus finit par dominer l'autre, soit en infectant les cellules plus efficacement, soit en se reproduisant plus rapidement.

2.4 Le traitement politique de la maladie

Dans le chapitre précédent, nous avons exploré l'immunité naturelle face à la Covid-19, mettant en lumière la complexité de son évaluation, qui va bien au-delà des seuls anticorps. Nous avons notamment remarqué que l'OMS elle-même a mis de côté la notion d'immunité naturelle, en privilégiant l'immunité vaccinale, jugée par elle plus fiable sur la base des anticorps, plus aisément quantifiable, alimentant ainsi un récit officiel et une politique orientée vers la vaccination.

Nous avons ensuite abordé le phénomène des anticorps facilitateurs et de l'empreinte immunitaire qui peut entraver l'efficacité de la vaccination, voire la rendre nuisible en favorisant les infections. Il est évident au regard de tout cela que le prisme scientiste des autorités politiques s'est traduit par l'ignorance délibérée des risques décrits dans la littérature scientifique, au profit de décisions prises dans une logique biopolitique étrangère à ce que devrait être une politique de santé publique.

Les outils de laboratoire ont amplifié l'ampleur de l'épidémie et minimisé l'immunité naturelle : les tests PCR ou antigéniques ont eu tendance à gonfler le nombre de cas au détriment du nombre de malades, au point de comptabiliser « malades Covid-19 » des patients malades d'autres pathologies ayant un test PCR positif. D'autre part, les tests de sérologie ont largement sous-estimé le nombre de personnes naturellement immunisées. Ces dernières bénéficient d'une immunité innée ou croisée et n'ont pas besoin de développer des anticorps spécifiques. Cette situation a généré une peur généralisée, conduisant à une acceptation plus large des mesures d'isolement et de confinement.

Nous avons aussi évoqué comment les médias et les autorités sanitaires ont occulté le phénomène des mutations du virus et l'émergence de nouveaux variants, malgré les preuves scientifiques. Cette omission, du moins dans la première partie de la pandémie, a contribué aux besoins du discours officiel sur la gravité de l'épidémie et la nécessité absolue d'une vaccination collective.

Toutes ces contradictions trouvent leur source dans une logique biopolitique visant à contrôler les populations par le biais de la santé.

C'est le fil conducteur de cet ouvrage, en vue de donner un sens aux non-sens scientifiques auxquels nous avons été confrontés ces dernières années.

En l'occurrence, l'objectif biopolitique était manifestement d'exagérer la gravité de l'épidémie, afin de maintenir la population dans un état de peur, et dans l'espérance d'un vaccin. Ce schéma correspond aux « simulations de pandémies » que nous avons détaillées. Ceux qui propageaient de tels discours au sommet de l'État ne pouvaient pourtant ignorer certaines données de l'activité hospitalière, car ils y avaient accès en temps réel. D'une manière générale, la dangerosité du virus a été exagérée par les gouvernements. Le statisticien Pierre Chaillot l'a démontré dans ses analyses de la morbidité et de la létalité réelles du virus à partir des statistiques officielles françaises.[128] Ces informations, rendues publiques par l'Agence technique de l'information sur l'hospitalisation, ont confirmé que, dans l'ensemble, les hôpitaux n'ont jamais été surchargés. Il y a eu quelques exceptions, notamment dans des hôpitaux parisiens ou services dédiés à la Covid-19, mais la majorité a enregistré une baisse d'activité. Au plus fort de la crise, en avril 2020, la Covid-19 ne représentait que 7,5 % de l'activité hospitalière. Il était donc erroné d'affirmer que les hôpitaux étaient débordés, et qu'on ne pouvait pas y admettre les personnes âgées…

On peut aussi citer un exemple particulièrement flagrant de cette exagération : les risques d'AVC après la maladie Covid-19. Le *Journal International de Médecine* (JIM), une revue française généralement alignée sur la doctrine officielle, relève une surestimation notable : les estimations initiales, souvent basées sur des études d'observation biaisées, avancent un taux d'AVC post-Covid-19 de 1 % à 5 %. En réalité, ce chiffre serait de moins de 0,2 %.[129] Cet exemple illustre la nécessité d'une analyse critique des données officielles.

Je vous propose d'aborder maintenant la folie des tests, qui ont constitué un instrument majeur de la dramatisation. J'ai eu l'opportunité d'approfondir ce sujet lors de mes contributions au Conseil

---

128. *Covid-19, ce que révèlent les chiffres officiels*. L'artilleur, 2023.
129. *L'incidence des AVC dans la Covid-19 a certainement été* surestimée, *JIM.fr*, 6 décembre 2022 ; Nagraj S et coll. *Incidence of Stroke in Randomized Trials of Covid-19 Therapeutics: A Systematic Review and Meta-Analysis, Stroke*, 2022.

Scientifique Indépendant (CSI), c'est pourquoi je vais m'attarder particulièrement sur ce point. Par la suite, nous effectuerons un tour d'horizon d'autres domaines où la gestion de la maladie a été subvertie par la biopolitique. À chaque fois, nous observerons comment le scientisme a supplanté la véritable science. Je serai plus succincte sur les sujets que je n'ai pas personnellement traités, mais je m'appuierai sur les travaux et recherches des intervenants du Conseil Scientifique Indépendant, qui se sont toujours efforcés de trouver les sources les plus fiables.

Cette vue d'ensemble permettra d'apprécier plus clairement la dérive biopolitique et de montrer comment ce concept permet de comprendre ce qui s'est effectivement produit. La biopolitique s'est révélée particulièrement nuisible pour la santé des populations, entraînant une augmentation de la mortalité générale par divers mécanismes, à commencer par le défaut de soins.

La folie des tests

Jamais auparavant, les populations n'avaient été soumises à un tel dépistage de masse et à une telle concentration médiatique sur le nombre de cas. Avant l'époque de la Covid-19, l'observation clinique avait toujours primé sur les tests de laboratoire. Il était solidement établi que seule la quantité de personnes réellement malades devait être prise en compte lors d'une épidémie. Il s'agit d'une évidence qui doit rester ancrée dans nos esprits. Pourtant, la confusion entre le simple statut de « cas » et celui de « malade » a constitué la pierre angulaire de la gestion de la crise sanitaire.

Au début de l'épidémie, les tests sont exclusivement réservés aux individus symptomatiques, conformément aux pratiques habituelles. Par la suite, nous assistons à une généralisation des tests dans la population sur décision politique. Cette situation conduit à des aberrations statistiques, où le comptage des cas vient remplacer le comptage des malades. Très vite, cette anomalie devient une source de préoccupation majeure au sein du Conseil Scientifique Indépendant. J'explore ce sujet en profondeur pour présenter mes conclusions lors de l'émission du 15 avril 2021, puis une nouvelle fois le 20 mai 2021. La première émission est censurée sur YouTube, vraisemblablement en raison de mon intervention démontrant le gonflement artificiel des chiffres de l'épidémie par les autorités sanitaires.

Dès le début de l'épidémie, nous avons à notre disposition des données officielles fiables. En France, les informations hebdomadaires sur les infections respiratoires aiguës (IRA) de toutes causes sont collectées par le réseau Sentinelles, basé sur les consultations en médecine générale. Parallèlement, Santé publique France rassemble les données sur les hospitalisations, les réanimations, les urgences. En Belgique, les statistiques de Sciensano sont consultables, et nous disposons de celles du Robert Koch Institut en Allemagne.

En avril 2021, le réseau Sentinelles[130] publie des estimations du nombre de malades nettement différentes des chiffres de « cas » rapportés par Santé publique France. En se basant sur les consultations des médecins généralistes, l'estimation indique un nombre de malades 100 fois inférieur à celui des « cas » (chiffres issus des tests PCR et antigéniques réalisés à l'échelle nationale). Les données allemandes et belges confirment ces estimations de Sentinelles, indiquant que nous ne sommes plus en phase épidémique. À ce moment, le SARS-CoV-2 est surpassé par d'autres virus responsables de la majorité des infections respiratoires aiguës, comme les rhinovirus, couramment associés au rhume.

En tant que pharmacienne biologiste, je suis consciente que l'aspect clinique prime sur la biologie : si un examen biologique (comme la PCR) donne un résultat non concordant avec l'observation clinique, la validité du test de laboratoire doit être remise en question. Un test clinique est conçu pour aider le médecin à poser un diagnostic lorsqu'il est face à un patient présentant des symptômes. Il n'est pas destiné à rejoindre les statistiques des études de santé publique, tout simplement parce qu'il ne peut refléter la réalité d'une épidémie.

Lorsque je prends la parole à nouveau au Conseil Scientifique Indépendant en mai 2021, Santé publique France dénombre alors 20 fois plus de « cas » que de malades Covid-19, selon les données de Sentinelles. Depuis la mi-2020, nous sommes confrontés à une manipulation politique de la maladie. La plupart des cas testés positifs en PCR (ou en tests antigéniques) ne présentent aucun symptôme et n'auraient donc pas dû être pris en compte.

Pour une analyse complète du sujet, les travaux de l'épidémiologiste Laurent Toubiana sont une référence. Directeur de recherches

---

130. www.sentiweb.fr.

à l'Inserm, auteur de *Covid-19, une autre vision de l'épidémie*,[131] ce spécialiste en épidémiologie des maladies respiratoires est l'un des principaux artisans de la mise au point des systèmes de surveillance des épidémies saisonnières. Il sait donc parfaitement évaluer l'ampleur d'une épidémie saisonnière et son évolution. Le 11 mars 2020,[132] il prédit d'ailleurs que l'épidémie de coronavirus se terminera probablement fin avril 2020. Finalement, elle finit une semaine plus tôt !

Laurent Toubiana identifie très tôt cette confusion à partir de sa connaissance du décompte des épidémies de grippe dans le cadre du réseau Sentinelles. Le 23 décembre 2021, sur *CNews*,[133] il évoque 40 malades par semaine pour 100 000 habitants, d'après le réseau des médecins généralistes, alors que la course aux tests à l'approche de Noël fait grimper le compteur officiel à 90 000 cas positifs par... jour.

Une épidémie de faux positifs ?

Les tests du marché sont de qualité variable et l'interprétation peut varier d'un laboratoire à l'autre en fonction de critères qui ne sont pas toujours transparents et uniformes. Par ailleurs, les réactifs de ces tests n'ont pas beaucoup évolué alors que le virus, lui, a considérablement muté. Bien qu'il ait été brandi comme le Graal du diagnostic, le test PCR est susceptible de donner à la fois des faux positifs comme des faux négatifs, sans aucun rapport avec la maladie. Le statisticien Pierre Chaillot a évoqué ce point dans *Covid-19, ce que révèlent les chiffres officiels*.[134] Cela contribue à fausser la réalité de l'épidémie, notamment à l'hôpital, où un simple test positif suffit à classer un décès (ou une maladie) comme lié à la Covid-19.

Le test PCR (réaction de polymérisation en chaîne) vise à identifier une portion du matériel génétique d'un organisme ou d'un virus. Pour ce faire, il utilise l'amplification grâce à des sondes ADN spécifiques qui recherchent ces séquences dans un prélèvement biologique (dans ce cas, un échantillon nasopharyngé). La quantité infime de matériel génétique présent doit effectivement être amplifiée pour pouvoir être visualisée.

---

131. Paru le 19 avril 2022, Ed. L'Artilleur.
132. Par le biais d'un article sur le site Internet de son institut de recherche : « *Covid-19 : Une épidémie déconcertante* », Covid-19.irsan.eu.
133. Emission 90 minutes matin.
134. Ed. L'Artilleur, janvier 2023.

Aussi incroyable que cela puisse paraître, la Société française de microbiologie révèle que l'évaluation de la spécificité des tests commerciaux n'a pas été effectuée.[135] De plus, pour estimer la quantité de virus présente dans un prélèvement, il aurait fallu préalablement « calibrer » les résultats de la PCR en fonction du nombre de cycles nécessaires pour obtenir une positivité. Pour le SARS-CoV-2, par exemple, il est démontré qu'au-delà de 24 à 30 cycles (en fonction des réactifs et des équipes), il n'y a plus de virus viable, c'est-à-dire plus de virus cultivable sur cellules. Cependant, sans le moindre argument scientifique, les autorités françaises recommandent d'effectuer jusqu'à 40 cycles ! Une telle amplification multiplie considérablement les risques de faux positifs, augmentant ainsi le nombre de cas et intensifiant l'effet de peur sur la population face à une épidémie qui semble sans fin. On pourrait même dire qu'avec ce système, il est possible de provoquer une épidémie à la demande, à tout moment : il suffirait de tester des millions de personnes pour n'importe quel pathogène connu avec 40 cycles ou plus d'amplification. Le taux de faux positifs (généralement de 1 à 4 %) produirait automatiquement des centaines de milliers de « cas », ce qui permettrait de mettre en place des mesures coercitives (masques, distanciation physique, confinements, passe sanitaire, vaccination, etc.). Rien qu'en France, pas moins de 18 millions de personnes sont passées par l'épreuve désagréable de l'écouvillon entre mars et octobre 2020, rappelle le journal *Les Echos*.[136] Tester 18 millions de personnes peut ainsi générer 180 000 à 720 000 faux positifs. On comprend très bien pourquoi il est coûteux et inutile de tester en population générale des personnes asymptomatiques.

De toute évidence, nous avons été témoins de la perversion de cet outil d'analyse, utilisé à des fins de pression sur la population en vue de la pousser à se faire vacciner pour éviter les tests à répétition. Cette politique a par ailleurs coûté fort cher aux finances publiques : pas moins d'un milliard d'euros rien que pour décembre 2022.[137]

---

135. *Covid-19 Réactifs/Evaluations*, sfm-microbiologie.org.
136. *Covid-19 : le nombre de tests PCR en nette accélération en France*, *Les Échos*, 23 octobre 2020.
137. *Covid-19 : la ruée sur les tests a coûté 1 milliard d'euros en décembre*, *Les Échos*, 4 janvier 2022.

L'abus d'écouvillons

Pourquoi avoir privilégié la technique du prélèvement nasopharyngé avec un écouvillon de 18 cm de long ? D'après les données disponibles début 2020, les tests salivaires étaient tout aussi sensibles, sinon davantage.[138] Cracher dans un gobelet est beaucoup moins contraignant et humiliant que la friction des fosses nasales, et c'est aussi moins dangereux. Les risques du prélèvement profond et ses éventuelles complications ont d'ailleurs été soulignés par l'Académie de médecine dans un communiqué d'avril 2021.[139] Elle recommande aussi de privilégier le test salivaire pour les enfants.

En réalité, le prélèvement nasopharyngé n'a jamais fait l'objet d'un consensus scientifique. Des prélèvements nasaux peu profonds pouvaient aussi bien faire l'affaire. Une bonne synthèse de l'état des connaissances sur l'efficacité des différents types de prélèvements est réalisée par les Canadiens de l'Institut national d'excellence en santé et en services sociaux (INESSS).[140] Les données des études sont mitigées et aucun type de prélèvement ne s'est vraiment distingué par sa supériorité.

Bien qu'imposé sous la pression psychologique, la possibilité d'avoir un prélèvement moins invasif restait ouverte dans bon nombre de pays, même en France (en insistant lourdement…) puisque la Haute autorité de santé (HAS) rend un avis favorable le 20 septembre 2020 :[141] « Les prélèvements salivaires représentent une alternative, mais pour les seuls patients symptomatiques. Aujourd'hui, la HAS

---

138. *Vaccine Breakthrough Infections with SARS-CoV-2 Variants*, *The New England Journal of Medicine*, 2021. Yang et al., *Just 2% of SARS-CoV-2-positive individuals carry 90% of the virus circulating in communities*, *PNAS*, 2021.

139. *Les prélèvements nasopharyngés ne sont pas sans risque*, communiqué de l'Académie nationale de médecine, 8 avril 2021.

140. *Covid-19 et pénurie d'écouvillons*, 27 mai 2020, www.inesss.qc.ca. « Deux études américaines, Kojima et al. (2020), Tu et al. (2020) ont testé une approche différente, soit l'autoprélèvement. Ils sont arrivés à la conclusion que le taux de positivité obtenu à partir de prélèvements oraux (salive) et nasaux effectués par les patients eux-mêmes sont semblables aux taux de positivité obtenus à partir de prélèvements nasopharyngés réalisés par des professionnels de la santé. »

141. *Covid-19 : avis favorable au prélèvement oropharyngé en cas de contre-indication au nasopharyngé*, communiqué de presse du 25 sept. 2020 sur www.has-sante.fr.

valide le recours au prélèvement oropharyngé (dans la gorge, ndlr) pour les tests RT-PCR des personnes asymptomatiques chez qui le prélèvement nasopharyngé est contre-indiqué. » La HAS aurait dû au moins protéger les enfants que l'on a martyrisés sans aucune raison avec l'écouvillon.

Le déni de traitement

Dès mars 2020, les autorités sanitaires affirment de manière catégorique que la Covid-19 ne peut pas être traitée. Cette instruction est non seulement en contradiction avec la pratique habituelle des médecins généralistes, première ligne de défense contre les épidémies de maladies virales respiratoires, mais elle est aussi dénuée de sens : le virus SARS-CoV-2, responsable de la Covid-19, est très similaire au SARS-CoV-1, qui était traitable, bien que plus dangereux. Il est donc déconcertant que la Covid-19 soit présentée comme une maladie sans traitement. Le monde médical aurait dû être alerté et interpeller le grand public.

Selon les directives du ministère de la Santé français de mars 2020,[142] en cas de symptômes de la Covid-19 comme la toux et la fièvre, les patients sont invités à s'isoler à domicile et à prendre un traitement symptomatique, généralement du paracétamol. Ils sont également encouragés à recourir à la téléconsultation et, en cas d'aggravation de la gêne respiratoire, doivent appeler le Samu pour être transférés à l'hôpital.

La prise en charge de premier recours est mise à jour en mai 2022[143] par la HAS, avec quelques maigres évolutions thérapeutiques. Les patients atteints de la Covid-19 doivent toujours s'isoler à domicile et prendre du paracétamol pour soulager les symptômes. Les antibiotiques ne sont toujours pas recommandés, sauf en cas d'infection bactérienne confirmée. Les corticoïdes sont également déconseillés, et un anticoagulant est recommandé si le patient est alité. L'oxygénothérapie à domicile est envisagée dans des cas exceptionnels. Pour les patients immunodéprimés, le Paxlovid est recommandé. À aucun moment, les autorités sanitaires ne reconnaissent que l'on peut efficacement prendre en charge les patients.

---

142. *2020 - Lignes directrices pour la prise en charge en ville des patients symptomatiques en phase épidémiques de Covid-19*, sante.gouv.fr, 20 mars 2020.
143. http://tiny.cc/HAS-MAI2022.

Le vaccin avant le soin

Cette attitude s'explique par un objectif biopolitique : si un traitement efficace avait été officiellement reconnu, l'autorisation d'urgence des vaccins avant la fin des essais cliniques aurait été impossible. En effet, en préambule de toutes les autorisations d'urgence des vaccins anti-Covid-19 accordées par les agences de santé (européennes ou américaines) figure la justification suivante : l'autorisation est accordée « en l'absence de tout traitement pour la maladie ». On comprend donc pourquoi le biopouvoir, connu pour son soutien à la vaccination, devait nier l'existence de traitements potentiels. Il faut aussi garder à l'esprit que les conflits d'intérêts sont omniprésents au plus haut niveau politique et que les vaccins génèrent des revenus bien supérieurs aux anciens traitements tombés dans le domaine public (médicaments génériques).

L'affaire de l'hydroxychloroquine

La molécule la plus controversée, du moins en France, est l'hydroxychloroquine. Elle est déjà dans le collimateur des autorités sanitaires avant le début de la crise, puisque le 13 janvier 2020, un arrêté du ministre de la Santé la classe sur la liste II des substances vénéneuses.[144] De nombreuses personnes s'étonnent de ce changement soudain de catégorie pour ce vieux remède, surtout qu'il intervient très peu de temps avant le début de l'épidémie.

L'exemple de désinformation le plus frappant concernant l'hydroxychloroquine est celui de la fameuse étude frauduleuse publiée dans *The Lancet* le 22 mai 2020. Elle prétend démontrer la toxicité de ce remède et son inefficacité contre la Covid-19. Les observateurs critiques montrent tout de suite qu'elle est basée sur des données truquées, ce qui crée un séisme dans le monde de la recherche et salit l'image du *Lancet*. Elle est rapidement retirée par ses auteurs, dès le 5 juin 2020. Les médias ayant activement passé sous silence cette affaire, le ministre de la Santé français prend un arrêté pour interdire l'utilisation de ce médicament ancien, pourtant bien connu pour sa sécurité.[145] Le décret paraît au Journal officiel dès le mercredi

---

144. *Arrêté du 13 janvier 2020 portant classement sur les listes des substances vénéneuses.*
145. Jean-Paul Bourdineaud (Université de Bordeaux), *De l'hydroxychloroquine à la Spike, les controverses sur la toxicité des médicaments*, International Covid-19 Summit 2022, IHU Marseille, 31 mars 2022.

27 mai 2020 pour abroger les dispositions dérogatoires autorisant la prescription de l'hydroxychloroquine contre le Covid-19 à l'hôpital en France, hors essais cliniques.[146] Malgré le retrait de l'étude, l'hydroxychloroquine est toujours fortement déconseillée.[147]

Malgré les obstacles, l'IHU de Marseille, dirigé à l'époque par le Pr Didier Raoult, continue à l'administrer dans le cadre d'un protocole précis (associée à l'azythromycine et à du zinc, au minimum). Cette persévérance permet à l'institut de publier dès 2020 toute une série d'études démontrant à la fois l'innocuité et l'efficacité de ce médicament. Au fil du temps, ces études portent sur un nombre toujours plus grand de patients soignés. En 2023, la dernière en date concerne plus de 30 000 malades, dont les dossiers sont vérifiés par un huissier de justice. Cette étude, difficilement contestable, est pourtant retirée sous la pression du gouvernement sur l'un des co-signataires.[148] L'exécutif préfère ignorer les faits plutôt que les reconnaître.

Pourtant, l'IHU de Marseille n'est pas le seul à avoir utilisé ce médicament et à avoir publié sur ce sujet, bien au contraire ! Le site internet *Covid-19 early treatment* répertorie près de 500 études. Après méta-analyse, les résultats apparaissent largement en faveur de ce traitement, notamment en matière de réduction de la mortalité et des formes sévères, à condition qu'il soit administré au bon moment et à la bonne dose.[149]

Le site *Covid-19 early treatment* est une mine d'informations. Il propose une synthèse en temps réel de toutes les études réalisées sur les traitements utilisés pour lutter contre la Covid-19. En le parcourant, on réalise que de nombreuses équipes médicales à travers le monde ont travaillé sans relâche pour soigner, et ce avec des résultats positifs. Cela rend d'autant plus incongrue l'affirmation officielle selon laquelle il n'existe aucun traitement. Il est clair que des actions concrètes ont été possibles pour soigner efficacement les patients. C'est d'ailleurs ce que de nombreux médecins ont fait en France, allant à l'encontre des positions rigides des autorités sanitaires.

---

146. Communiqué de presse du 27 mai 2020, Sante.gouv.fr.
147. Communiqué de l'ANSM du 5 avril 2023, Ansm.sante.fr
148. *Early Treatment with Hydroxychloroquine and Azithromycin: A 'Real-Life' Monocentric Retrospective Cohort Study of 30,423 Covid-19 Patients*, medRxiv, 2023.
149. https://c19hcq.org.

Haro sur l'ivermectine

Parmi les traitements étudiés figure l'ivermectine.[150] Réalisées par 54 équipes différentes dans 24 pays, les études montrent son efficacité tant en prévention (prophylaxie) qu'en traitement de la Covid-19, avec des améliorations significatives en termes de mortalité, de besoin de ventilation, d'admission en soins intensifs, d'hospitalisation, de guérison, de cas et d'élimination du virus. Plus de vingt pays l'adoptent pour traiter la Covid-19.

Pourtant, le parcours de l'ivermectine n'est pas sans embûches. Ce médicament, initialement prescrit contre la gale en Occident et qui se révèle très utile pour traiter la Covid-19, suscite de nombreuses controverses. Dès janvier 2021, Me Teissedre, soutenu par l'association BonSens.org, effectue pour le compte de médecins et associations de médecins auprès de l'ANSM une demande de règlement temporaire d'utilisation (RTU) de l'ivermectine comme traitement pour la Covid-19.[151] Après le refus, l'association dépose une plainte pénale pour fraude contre l'ivermectine.

Un chercheur mandaté par l'OMS pour évaluer l'efficacité de l'ivermectine dans la Covid-19 change complètement de position sous la pression, concluant finalement à son inefficacité alors qu'il a exprimé le contraire quelques jours auparavant. Le Dr Gérard Maudrux, à travers son blog Covid-19 Factuel,[152] met un coup de projecteur sur les coulisses de cette opération biopolitique à grande échelle.

Gérard Maudrux joue un rôle important en France pour la défense de l'ivermectine. On lui doit un article intéressant sur les différences de résultats entre l'Uttar Pradesh, un des États pro-ivermectine, avec le taux de vaccination le plus bas, et le Kerala, l'État le plus pauvre de l'Inde avec le taux de vaccination le plus élevé. Au Kérala, la vaccination donne des résultats désastreux, tandis que l'ivermectine stoppe en quelques jours l'épidémie de Covid-19 dans l'État le plus peuplé de l'Inde. Même l'OMS le reconnaît.[153]

---

150. https://c19ivm.org.

151. *L'ivermectine enfin examinée par l'ANSM comme traitement contre la Covid-19*, Bonsens.info, 27 janvier 2021.

152. *Ivermectine/Andrew Hill : le plus gros scandale sanitaire de l'histoire ?*, 24 février 2023. Pour l'histoire de l'opposition de la FDA voir *Ivermectine, mea culpa surréaliste de la FDA*, août 2023, covid-factuel.fr.

153. *Uttar Pradesh - Going the last mile to stop Covid-19*, 7 mai 2020, www.who.int.

Et bien d'autres remèdes…

Dans l'un de mes articles précédemment cités autour de l'immunité des enfants, j'évoque brièvement les traitements de la Covid-19, qui se manifeste par une réaction inflammatoire excessive. Il est donc logique que des immunomodulateurs tels que l'hydroxychloroquine et l'ivermectine, ainsi que des antihistaminiques et des glucocorticoïdes, se révèlent efficaces.

Par ailleurs, le déséquilibre du microbiote constitue un facteur aggravant de la maladie, étant donné que le microbiote intestinal influence directement le microbiote pulmonaire. Très tôt dans la pandémie, des chercheurs chinois recommandent de rétablir l'équilibre du microbiote à l'aide de probiotiques. De leur côté, des chercheurs occidentaux testent avec succès une molécule capable de réduire la perméabilité intestinale.

Actuellement, des essais sont en cours pour explorer des traitements capables de ralentir le vieillissement du système immunitaire et de stimuler l'immunité innée. En termes de prévention, il serait judicieux de maintenir un niveau d'inflammation de base faible. Pour cela, il est recommandé de lutter contre l'*inflamm-aging*, un phénomène favorisé par l'obésité, le manque d'exercice physique et un microbiote déséquilibré.

Parmi les autres solutions et remèdes ignorés, il faut prioritairement citer la vitamine D. Elle aurait été tout à fait utile, notamment en préventif, surtout que la crise sanitaire dure de long mois. Il n'est d'ailleurs jamais trop tard pour se supplémenter, car cette vitamine/hormone joue un rôle important pour réguler la réponse du système immunitaire. Le chercheur Jean-Marc Sabatier vient présenter des travaux en faveur du rôle préventif de la vitamine D lors de deux émissions du Conseil Scientifique Indépendant, à visionner sur le site du CSI.[154]

Des études, confirmées par des méta analyses, montrent rapidement que les décès et formes sévères de la Covid-19 sont reliés à une carence en vitamine D.[155] De fait, les populations les plus à risque de ce type de carence (personnes âgées, obèses, diabétiques ou hyperten-

154. https://www.conseil-scientifique-independant.org/categorie/intervenants/jean-marc-sabatier.
155. Fausto Petrelli et al., *Therapeutic and prognostic role of vitamin D for Covid-19 infection: A systematic review and meta-analysis of 43 observational studies*, *The Journal of Steroid Biochemistry and Molecular Biology*, 2021.

dus) sont aussi les plus à risque de formes sévères de Covid-19. Dès le mois de mai 2020, l'Académie de médecine publie un communiqué recommandant « de doser rapidement le taux de 25(OH)D chez les personnes âgées de plus de 60 ans atteintes de Covid-19, et d'administrer, en cas de carence, une dose de charge de 50 000 à 100 000 UI qui pourrait contribuer à limiter les complications respiratoires ».[156]Elle recommande également « d'apporter une supplémentation en vitamine D de 800 à 1000 UI/jour chez les personnes âgées de moins de 60 ans dès la confirmation du diagnostic de Covid-19 ».

Sur le plan international, en décembre 2020, un collectif de 210 personnalités de renom, dont 127 professionnels de la santé, s'unissent sous l'initiative #VitaminD4All (Vitamine D pour tous) pour recommander à la population générale une supplémentation quotidienne de 10 000 UI (250 µg) de vitamine D pendant deux à trois semaines, pour atteindre un taux sanguin de 30 ng/mL. Parallèlement, en France, une tribune est publiée le 8 janvier 2021 dans *La Revue du Praticien*.[157] Malgré ces appels puissants, la réaction des autorités sanitaires est marquée par un silence plus que surprenant.

La vitamine C, connue pour ses propriétés antioxydantes et son rôle dans le renforcement du système immunitaire, est envisagée par des chercheurs et des médecins comme un traitement complémentaire potentiel. Les Chinois sont les premiers à inclure des perfusions de vitamine C à haute dose dans un protocole de traitement de la Covid-19.[158] Par la suite, des groupes de médecins en France[159] et aux États-Unis[160] incorporent également la vitamine C dans leurs protocoles de traitement, à la fois comme mesure préventive et curative. Ces professionnels de la santé préconisent l'utilisation d'un trio de

156. *Vitamine D et Covid-19 : la supplémentation présente-t-elle un intérêt ?*, Vidal.fr.

157. Cette tribune est signée par l'Association française de lutte anti-rhumatismale (AFLAR), la Société française d'endocrinologie (SFE), la Société française de gériatrie et gérontologie (SFGG), la Société française de pédiatrie (SFP), la Société française d'endocrinologie et diabétologie pédiatrique (SFEDP) et la Société francophone de néphrologie dialyse et transplantation (SFNDT) ; *Effet bénéfique de la vitamine D dans la Covid-19 : quelles sont les données ?*, Larevuedupraticien.fr

158. Voir l'introduction du chapitre 2, http://tiny.cc/shanghai-consensus.

159. https://stopCovid19.today/coordination-sante-libre/

160. La Front Line Covid-19 Critical Care Alliance (FLCCC). https://Covid-19criticalcare.com/treatment-protocols/

compléments naturels – vitamine D, vitamine C et zinc – en complément des médicaments. Or, pour être tout à fait honnête, rien, à ma connaissance, n'a été publié sur l'efficacité de la vitamine C contre la Covid-19.

Maltraitance des personnes âgées

La gestion des soins aux personnes âgées pendant la crise sanitaire soulève de graves préoccupations éthiques. L'hypothèse « aucun traitement n'existe » a, notamment pour elles, des conséquences particulièrement funestes, que certains rapprochent même de l'euthanasie. Les protocoles de soins palliatifs sont mis en œuvre de manière excessive, souvent au détriment de traitements plus conventionnels (comme les classiques antibiotiques), ce qui conduit à une augmentation de la mortalité chez ce groupe vulnérable. Cela est rendu possible par le décret « Rivotril » pris en mars 2020,[161] qui autorise un médicament antiépileptique, normalement contre-indiqué en cas d'insuffisance respiratoire grave du patient, une condition courante chez les patients atteints de la Covid-19.

Le statisticien Pierre Chaillot explique que l'Assistance publique-Hôpitaux de Paris (APHP) met en place des groupes d'intervention rapide (GIR) pour administrer du Rivotril, non pas pour secourir les patients en détresse, mais dans un but de soins palliatifs destiné à éviter la saturation des hôpitaux. Or, nous savons que les hôpitaux français n'ont jamais été débordés en 2020, mais plutôt désorganisés, en particulier leurs services de réanimation.

Pierre Chaillot souligne en France le sous-recours aux antibiotiques et le sur-recours au Rivotril et au Valium au printemps 2020 et à la fin 2020, périodes de forte mortalité étiquetées Covid-19. Au Royaume-Uni (également en Suède), des benzodiazépines et de la morphine sont aussi recommandées pour les patients en fin de vie, malgré le fait que ces substances ne sont pas normalement administrées chez les personnes ayant des difficultés respiratoires. L'utilisation de ces médicaments est, là aussi, corrélée aux pics de mortalité Covid-19.[162]

---

161. Décret n° 2020-360 du 28 mars 2020 complétant le décret n° 2020-293 du 23 mars 2020 prescrivant les mesures générales nécessaires pour faire face à l'épidémie de Covid-19 dans le cadre de l'état d'urgence sanitaire.
162. Vidéo du Dr John Campbell (sur sa chaîne Youtube), 14 février 2023, *Pandemic unnecessary deaths, the data*.

Cela soulève des interrogations quant au nombre de décès véritablement dus à la Covid-19 et ceux qui sont iatrogènes, c'est-à-dire provoqués par le traitement médical lui-même. Il est légitime de se questionner sur l'impact des choix thérapeutiques pour les personnes âgées, qui ont potentiellement rendu la Covid-19 plus mortelle qu'elle ne l'est en réalité, et sur la manière dont ces statistiques de mortalité, possiblement surestimées, ont pu influencer les décisions politiques nationales.

Effet délétère de l'intubation

En France, au début de la pandémie de Covid-19, le Dr Louis Fouché, anesthésiste-réanimateur à l'hôpital de la Conception-Marseille, observe, dès son deuxième patient, que l'intubation des personnes atteintes de Covid-19 peut aggraver leur état. L'intubation est effectivement une procédure invasive qui nécessite un coma artificiel et peut causer des dommages supplémentaires. Les réanimateurs du monde entier discutent rapidement de cette question et concluent qu'il est préférable de fournir aux patients une grande quantité d'oxygène plutôt que de les intuber.

Ainsi, dès le mois de mars 2020, des médecins et chercheurs italiens et allemands confirment cette préconisation, soulignant la nature atypique du syndrome de détresse respiratoire aiguë (SDRA) observé chez les patients atteints de la Covid-19.[163] Il faut éviter des dommages aux poumons tout en donnant au corps le temps de combattre le virus.

Il est difficile de comprendre pourquoi les autorités sanitaires continuent à soutenir l'intubation, malgré les preuves de son impact négatif sur la survie des patients. De même, il est surprenant que de nombreux médecins aient persisté dans cette pratique, alors que certains de leurs collègues ont observé ses effets délétères.

Les autorités sanitaires suivent une logique biopolitique consistant à marquer les esprits. Le taux de mortalité élevé en réanimation, en partie dû à cette pratique, contribue à renforcer le discours sur la dangerosité de cette maladie, alimentant ainsi la peur du public. Quant aux médecins, beaucoup font preuve de conformisme, privilégiant les directives officielles à l'observation clinique.

---

163. Gattinoni et al., *Covid-19 Does Not Lead to a "Typical" Acute Respiratory Distress Syndrome*, *American Journal of Respiratory and Critical Care Medicine*, 2020.

Confinement inutile

Sur le plan scientifique, les mesures de quarantaine et de confinement apparaissent comme les décisions sanitaires les plus déconcertantes. Le seul moyen de comprendre le confinement à l'échelle mondiale est de le voir comme une stratégie biopolitique globale. L'objectif est de créer un choc international pour faciliter l'adoption de mesures déjà envisagées dans les scénarios fictifs de simulations de pandémie.

En réalité, l'usage des confinements pour gérer les épidémies est abandonné depuis longtemps. L'expérience montre que cela s'avère totalement inutile voire contre-productif, car on mélange des personnes saines avec des personnes potentiellement infectées.[164] En tout cas, aucune recherche scientifique ne justifie la réintroduction de la stratégie de confinement telle qu'elle est mise en œuvre pendant la crise sanitaire, surtout qu'il existe des traitements potentiels.

Des études internationales,[165] notamment celles menées par les épidémiologistes les plus reconnus (avant la pandémie du moins, car, depuis, ils sont dénigrés et marginalisés…), viennent confirmer l'inutilité des confinements et fermetures d'entreprises et administrations. Parmi les plus importantes, il faut citer la méta analyse[166] réalisée sous l'égide du Johns Hopkins Institute en 2022.

La mascarade des masques

L'histoire des masques pendant cette crise sanitaire est un cas d'école des recommandations contradictoires et discutables auxquelles nous avons été exposés. Au début de la crise, les autorités françaises nous assurent, avec raison, que le port du masque est inutile pour le grand public. Quelques semaines plus tard, ils deviennent subitement in-

---

164. CSI du 29 Avril 2021, avec Jean-Dominique Michel. Lire aussi : *Depuis 600 ans, « la quarantaine n'est absolument pas une solution »*, France Culture, Pierre Ropert, 4 mars 2020.

165. Bendavid E, Oh C, Bhattacharya J, Ioannidis JPA., *Assessing mandatory stay-at-home and business closure effects on the spread of Covid-19, Eur J Clin Invest.*, 2021, PMID 33400268. Takaku, R., Yokoyama, I., Tabuchi, T. et al., *SARS-CoV-2 suppression and early closure of bars and restaurants: a longitudinal natural experiment, Sci Rep.*, 2022.

166. Herby, J., Jonung, L., & Hanke, S. H. (2021), *A Literature Review and Meta-Analysis of the Effects of Lockdowns on Covid-19 Mortality, Studies in Applied Economics*, janvier 2022, Johns Hopkins Institute for Applied Economics, Global Health, and the Study of Business Enterprise.

dispensables. Cette contradiction contribue à une certaine méfiance envers le gouvernement, du moins pour les esprits les plus critiques. Pour d'autres, ces messages contradictoires créent de la confusion, empêchant toute réflexion rationnelle.

Eric Loridan, un chirurgien français, est l'un des premiers à remettre en question l'efficacité des masques pour le grand public. D'après sa revue de la littérature, le port d'un masque facial en polypropylène n'offre aucune protection contre la transmission des virus et peut même constituer une menace pour la sécurité de ceux qui le portent. L'obligation de porter un masque n'est là que dans le but de rappeler à tous qu'une épidémie persiste. Ces affirmations lui valent beaucoup d'ennuis.[167]

Selon une étude des CDC américains publiée en mai 2020 et consacrée à la grippe, l'utilisation de masques chirurgicaux ne montre pas d'efficacité significative dans la réduction de la transmission. L'étude souligne également que le mode de transmission des virus respiratoires reste mal compris.[168]

L'OMS s'intéresse aux « mesures non pharmaceutiques » pour le contrôle des épidémies de grippe. Ce type de mesure désigne généralement l'hygiène des mains, le nettoyage des surfaces, la ventilation, le traçage des contacts, l'isolement des malades, la réduction des voyages et la fermeture des frontières… Ce rapport complet de 120 pages[169] est d'autant plus intéressant qu'il date de 2019. Que conclut l'OMS à propos des masques ? Leur efficacité dans la prévention de la transmission de la grippe est relativement limitée. En effet, l'utilisation en dehors des établissements de santé ne témoigne pas d'une efficacité significative. L'OMS note aussi que le port de masques peut donner un faux sentiment de sécurité et conduire à négliger d'autres mesures de prévention essentielles, comme l'hygiène des mains et la distanciation sociale. De plus, l'utilisation inappropriée des masques peut augmenter le risque d'infection !

---

167. *L'Ordre des médecins va juger le Docteur Loridan parce qu'il a entièrement raison sur les masques*, Aimsib.org, 27 novembre 2022.
168. Xiao J. et al., *Nonpharmaceutical Measures for Pandemic Influenza in Nonhealthcare Settings — Personal Protective and Environmental Measures*, *Emerging Infectious Diseases*, 2020.
169. Organisation mondiale de la santé, 2019, *Non-pharmaceutical public health measures for mitigating the risk and impact of epidemic and pandemic influenza*.

Force est de constater que les recommandations de l'OMS pour le Covid-19 ont bien évolué, puisqu'elle recommande maintenant l'utilisation de masques pour aider à prévenir la propagation du virus de la Covid-19, sans que la littérature scientifique n'ait vraiment apporté du nouveau depuis…

Tom Jefferson et les experts internationaux de l'organisation Cochrane produisent une méta-analyse[170] confirmant l'inutilité des masques pour interrompre ou réduire la propagation des virus respiratoires. Cette étude compile 78 essais randomisés chez les travailleurs de la santé et la population générale. Dans un cas comme dans l'autre, on n'observe aucune réduction significative des cas de grippe ou autres maladies semblables. De plus, aucune différence n'est trouvée entre masques chirurgicaux et protections plus élaborées, comme les masques N95, conçus pour filtrer au moins 95 % des particules en suspension dans l'air.

Pour conclure

Il est important de se référer aux scénarios des simulations de pandémies précédant la Covid-19. Il était nécessaire de faire apparaître la maladie plus grave qu'elle ne l'était réellement, en laissant grimper le nombre de malades et de décès. Il fallait également terroriser la population pour maintenir un niveau d'angoisse maximal jusqu'à l'arrivée des vaccins, présentés dès le départ comme la seule et ultime solution.

Au printemps 2021, les autorités nous assurent que le passe sanitaire sera très respectueux des libertés individuelles.[171] Cependant, le gouvernement opte finalement pour une vaccination sous pression, de fait obligatoire pour de nombreux secteurs. Le ministre de la Santé français tombe enfin le masque en décembre 2021 : « C'est simple, c'est clair, c'est limpide, c'est assumé : nous voulons que les Français se fassent vacciner. »

Souffler le chaud et le froid fait aussi partie de la stratégie, de manière à déstabiliser la réflexion au sein de la population. Cela permet

---

170. Jefferson T et al., *Physical interventions to interrupt or reduce the spread of respiratory viruses, Cochrane Database of Systematic Reviews*, sept. 2023.
171. *Passeport sanitaire : le « oui, mais » du CCNE, La Croix*, 29 mars 2021.

de faire passer des mesures prises, non pas sur la base de preuves scientifiques solides, mais plutôt dans le but de contrôler la population et de maintenir un certain niveau de peur.

Il est essentiel de rester vigilant et de continuer à questionner les décisions prises par les autorités. La gestion de cette crise génère des conséquences dévastatrices et coûteuses pour la santé de tous. Comme nous l'avons vu, de nombreux traitements se sont révélés efficaces assez rapidement. À moindre frais, ils auraient pu contribuer à renforcer la santé immunitaire de la population, la rendant moins vulnérable non seulement à la Covid-19, mais aussi à d'autres infections respiratoires. Malheureusement, les mesures de prévention qui permettent de combattre simultanément de nombreux pathogènes ne sont pas privilégiées par les autorités sanitaires et encore moins par les laboratoires pharmaceutiques. Ces derniers préfèrent promouvoir des remèdes spécifiques à chaque virus, multipliant ainsi leurs sources de revenus. Parmi ces remèdes spécifiques, la vaccination occupe une place de choix.

Troisième partie

LES VACCINS AU SERVICE DU BIOPOUVOIR

Les vaccins sont largement reconnus comme des instruments essentiels de la santé publique. Leur importance est telle que de nombreux vaccins sont rendus obligatoires pour les enfants, et d'autres sont l'objet de campagnes récurrentes visant à améliorer la couverture vaccinale pour diverses maladies d'origine virale. C'est le cas notamment du vaccin contre la grippe, recommandé chaque année pour les personnes de plus de 65 ans en France. En 2023, notre pays entreprend également une importante campagne de sensibilisation à la vaccination contre le papillomavirus pour les collégiens.

Durant la crise Covid-19, nous sommes les témoins et les acteurs, parfois contre notre gré, de la plus vaste campagne d'immunisation à l'échelle mondiale jamais entreprise. L'incitation à se faire vacciner, accompagnée de pression et de chantage avec le passe vaccinal, nourrit un débat très vif, et ce même parmi les fervents défenseurs de la vaccination. L'appellation *vaccin*, pour ce qui semble plutôt une thérapie génique expérimentale, est l'un des points de controverse centraux. Cette sémantique permet de déjouer des contraintes réglementaires en matière de sécurité et d'efficacité préalables à la mise sur le marché de ces nouveaux médicaments.

Il faut savoir que les vaccins traditionnels bénéficient déjà de facilités afin de ne pas entraver leur développement et permettre une production rapide. Dans son livre *Le dernier langage de la médecine : histoire de l'immunologie, de Pasteur au Sida*,[172] Anne-Marie Moulin, directrice de recherche émérite au CNRS, nous rappelle le manque de fondements scientifiques de la vaccination : « Les théories de l'immunité ont d'abord été un simple commentaire de techniques de vaccination » et « La suite de l'histoire de la vaccination après 1885 n'est pas celle d'un empirisme victorieux, mais d'un empirisme souvent désemparé. » Elle souligne aussi que les vaccinations ont toujours été un instrument du pouvoir.[173]

---

172. 1991, PUF, préfacé par Niels K Jerne, prix Nobel de physiologie et médecine.
173. *La médecine plébiscitée ? Vaccins et démocratie*, Médecine/sciences 2016.

De même, la collection d'ouvrages *Vaccins et Société* du Dr Michel de Lorgeril soutient aussi que la science vaccinale manque de rigueur et ne suit pas les principes de la *médecine fondée sur les preuves*. Il n'existe quasiment pas d'essai clinique en double-aveugle montrant l'efficacité et la sécurité des vaccins classiques.

Depuis la crise de la grippe H1N1, première « pandémie » mondiale pour laquelle un vaccin est développé dans l'urgence, l'enjeu principal réside dans l'amélioration de la rapidité de production. Par ailleurs, la fabrication de vaccins contre la grippe mieux adaptés aux divers variants est également un objectif.

La fabrication de vaccins contre la grippe à base d'œufs est une méthode utilisée depuis des décennies. Cependant, elle nécessite environ six mois pour produire une quantité suffisante de vaccins pour une saison de grippe. Il faut pouvoir prédire quelles seront les souches de grippe dominantes plusieurs mois à l'avance, ce qui peut conduire à des erreurs de correspondance entre le vaccin et la souche virale circulant réellement. D'autre part, elle nécessite un grand nombre d'œufs de poule spécialement préparés, ce qui peut poser des problèmes en cas de pénurie d'œufs ou de maladie aviaire. La plate-forme ARNm est, a priori, moins lourde d'un point de vue technique et possède l'avantage aux yeux des experts de pouvoir s'adapter rapidement aux nouveaux variants.

Lors du Sommet sur l'avenir de la santé du Milken Institute à Washington en octobre 2019, au cours d'un débat sur le « vaccin universel contre la grippe », des personnalités éminentes, dont Anthony Fauci et Margaret Hamburg, ancienne commissaire de la Food and Drug Administration des États-Unis, suggèrent, de manière à peine voilée, de contourner les essais cliniques des vaccins à ARNm. Ils soulignent la nécessité d'une crise sanitaire majeure qui permettrait d'éviter une décennie de tests. La crise Covid-19 apparaît moins de deux mois après : ces responsables sanitaires étaient sans doute déjà au courant de l'émergence du SARS-CoV-2 et comptaient peut-être en profiter au maximum pour réaliser leurs objectifs. La crise du coronavirus a représenté une fenêtre d'action idéale pour faire progresser ces thérapies, qui, jusqu'alors, étaient confrontées à d'importants obstacles éthiques et scientifiques.

Cette troisième partie, la plus volumineuse de l'ouvrage, aborde les nouvelles approches vaccinales mises en place pendant la crise et qui ont soulevé de nombreux problèmes. Nous examinerons les répercussions sanitaires de la politique de vaccination contre la Covid-19, qui est un cas d'école en matière de mauvaise gestion. Loin de produire les résultats escomptés, la vaccination généralisée a provoqué des effets indésirables considérables sur la santé publique, dont nous commençons à peine à comprendre les mécanismes et l'ampleur.

Dans le chapitre précédent, nous avons abordé la possibilité que les vaccins traditionnels facilitent certaines infections ; nous constaterons que l'efficacité du « vaccin » à ARNm contre la Covid-19 a été entravée par un phénomène similaire. Il est désormais manifeste que cette technologie n'est pas la solution miracle et n'élimine pas tous les problèmes associés aux vaccins traditionnels. En revanche, elle offre la perspective de profits beaucoup plus importants, grâce à des coûts de fabrication réduits.

Les point-clés

La majorité des recherches sur l'immunité post-vaccinale se concentrent sur les anticorps dits « neutralisants » mesurés *in vitro*. Cependant, ces taux d'anticorps pourraient ne pas refléter une véritable protection. En effet, bien que les taux d'anticorps soient souvent plus élevés après vaccination qu'après infection, les cas de réinfection sont nettement plus courants chez les individus vaccinés que chez ceux ayant guéri de la maladie.

L'immunité naturelle contre la Covid-19, acquise après infection par le virus, est plus solide et disparaît moins vite. Il est probable que la véritable protection contre la Covid-19 repose davantage sur la mémoire immunitaire. Cette mémoire, assurée par les cellules T et B qui perdurent longtemps après l'infection, semble offrir une défense de meilleure qualité que celle apportée par les vaccins.

Il est également important de noter que vacciner des personnes ayant déjà été infectées pourrait présenter des risques. En effet, les effets indésirables systémiques semblent plus fréquents chez ces individus que chez ceux n'ayant jamais été infectés, surtout après la première dose de vaccin.

De plus, la vaccination pourrait avoir des conséquences imprévues, dont la réduction de la capacité de l'organisme à faire face à de futurs variants. Elle pourrait également remodeler la réponse immunitaire innée, diminuant ainsi la capacité de l'organisme à combattre d'autres virus ou cancers, et influencer l'évolution des maladies inflammatoires et auto-immunes.

3.1 Immunité naturelle versus immunité vaccinale

En 2021, alors que la campagne de vaccination contre la Covid-19 est déjà bien lancée, nous assistons à une intense promotion de l'immunité vaccinale au détriment de l'immunité naturelle. Par ailleurs, il est recommandé de vacciner les personnes ayant déjà été infectées par le virus de la Covid-19, alors que cela peut représenter un danger réel d'après des études existantes.

Je prends donc à nouveau ma plume pour le site de l'Aimsib, afin de comparer l'immunité vaccinale et l'immunité naturelle. Pour mémoire, cette dernière est administrativement réduite à six mois dans le cadre du passe sanitaire. Elle l'est ensuite à quatre mois pour conserver son passe après une infection… Réalité scientifique ou manipulation politique pour ne pas laisser l'immunité naturelle apparaître plus performante que l'immunité vaccinale ? C'est clairement politique, puisque l'on sait que l'immunité naturelle dure plus que six mois (jusqu'à dix-huit ans pour le SARS-CoV de 2003).

Quand l'OMS fait disparaître l'immunité naturelle

La position de l'OMS et son revirement récent m'interpellent : jusqu'en juin 2020, l'immunité naturelle est reconnue par l'OMS comme un élément clé de l'immunité collective contre les nouveaux agents pathogènes. Mais, depuis le 13 novembre 2020, l'OMS affirme que l'immunité collective d'une population ne peut être atteinte que par la vaccination et non par l'infection naturelle… Ceci est réaffirmé le 31 décembre 2020 pour la Covid-19, tout en reconnaissant qu'on ne connaît pas le seuil de couverture vaccinale à obtenir pour atteindre cette « immunité collective », une notion qui reste aujourd'hui encore floue pour les scientifiques de bonne foi.[174] Sur quelle base l'OMS s'est-elle fondée pour déprécier les fonctions immunitaires naturelles au profit de l'immunisation artificielle, si ce n'est par la priorité politique de mettre en place une vaccination mondiale ? Depuis l'apparition de la vie sur Terre, l'immunité naturelle n'a cessé de se développer et de s'adapter chez tous les êtres vivants en réponse aux microbes, et tout ceci sans vaccins.

---

174. Voir les travaux de Vincent Pavan au CSI n°32 du 18 novembre 2021.

Même les CDC américains, pourtant très en faveur de l'immunité vaccinale qu'ils estiment supérieure à l'immunité naturelle, expliquent en 2021 que : « Les données sont actuellement insuffisantes pour déterminer un seuil de titre d'anticorps qui indique quand un individu est protégé contre l'infection. À l'heure actuelle, il n'existe aucun test autorisé ou approuvé par la FDA que les fournisseurs ou le public puissent utiliser pour déterminer de manière fiable si une personne est protégée contre l'infection. » En langage officiel, cela revient à confirmer qu'on ne connaît pas le « corrélat de protection », comme déjà indiqué à propos de la protection conférée par l'infection. La question qui surgit dès lors est la suivante : sur quelle base scientifique les autorités sanitaires ont-elles évalué, indépendamment des affirmations des fabricants, l'efficacité vaccinale des produits qu'elles ont achetés pour des milliards d'euros ou de dollars ?

Les anticorps vaccinaux, des témoins peu fiables

Nous avons déjà vu, dans la partie précédente, que les anticorps ne sont pas forcément le bon marqueur pour évaluer une immunisation contre un agent pathogène. Les études cliniques des firmes pharmaceutiques s'appuient uniquement sur les taux d'anticorps pour « démontrer » que leurs vaccins sont efficaces, mais ces taux ne représentent, au mieux, que la quantité d'anticorps dits « neutralisants », c'est-à-dire la quantité d'anticorps capables de neutraliser le virus *in vitro* (au laboratoire). Parfois, il suffit que le fabricant exhibe un fort taux d'anticorps se liant au virus *in vitro* (sans même le « neutraliser ») pour faire accepter son vaccin. Et on s'achemine vers des autorisations uniquement fondées sur ce critère d'efficacité. Les études cliniques ne mesurent pas les capacités de la réponse cellulaire et encore moins celles de la réponse de l'immunité innée, bien plus complexes à évaluer.

La vaccination des sujets convalescents pourrait comporter des risques : on observe plus d'effets indésirables systémiques chez les sujets convalescents que chez les naïfs (au sens de « n'ayant jamais été infectés ») après la première dose de vaccin.[175]

Dans le cas du vaccin Pfizer contre la Covid-19, une étude de 2022 a même montré que de forts taux d'anticorps pouvaient aller de pair

---

175. PMID 33691060, PMID 33803014, PMID 34062184, PMID 34400714, PMID 33930320.

avec des effets indésirables plus sévères. Les résultats des taux d'anticorps ont néanmoins servi de validation scientifique pour la généralisation d'une troisième dose Pfizer par l'Agence européenne des médicaments. Peu importe si cette troisième dose aggrave le risque d'effets indésirables, les anticorps ont parlé !

En février 2022, la Haute Autorité de santé atteint un sommet dans l'incohérence dans ses directives : dans un avis particulier, elle réduit la validité du certificat de rétablissement de six à quatre mois pour la France, tout en soulignant que cette validité reste de six mois à l'échelle internationale.[176] Sans fondement scientifique, elle valide la « règle de trois » imposée par le ministre de la Santé, stipulant qu'une infection équivaut à une injection et que le schéma de primo-vaccination doit toujours inclure au moins une injection. Cette logique est intrinsèquement contradictoire : si une infection équivaut réellement à une injection, alors trois infections devraient logiquement équivaloir à trois injections.

La terminologie employée par la HAS est également source de confusion : elle utilise l'expression « schéma de primo-vaccination » plutôt que de se référer à l'acquisition d'une protection contre l'infection Covid-19. Il n'est donc clairement plus question de protection ou d'immunité mais bien d'injection. De plus, la HAS, toujours dans la contradiction, rappelle qu'une seconde dose n'est pas recommandée pour une personne ayant déjà été infectée. Comment alors justifier cette « règle de trois » pour les personnes ayant été infectées puis ayant reçu une dose ? Logiquement, elles ne devraient pas recevoir une troisième injection.

Une immunité trop ciblée

L'une des principales faiblesses de la vaccination est qu'elle n'induit pas une immunité à large spectre, comme le fait l'immunisation naturelle. L'infection naturelle stimule l'immunité des muqueuses contrairement au vaccin injecté par voie intramusculaire. La vaccination induit uniquement des anticorps contre une seule protéine, la Spike, alors que le virus en possède d'autres. Les vaccins à virus entiers inactivés développés par la suite ont pu procurer des anticorps contre d'autres protéines virales, mais ils n'en ont pas été plus efficaces pour autant.[177]

---

176. HAS, Avis n°2022.0012/SESPEV, 14 février 2022.
177. Hélène Banoun, *Vaccins à virus inactivé anti-Covid-19 (Valneva et autres) : décevants !*, ResearchGate, janvier 2022.

L'immunité conférée par l'infection peut protéger contre les variants futurs, car elle concerne aussi des parties non variables du virus ; au contraire, les anticorps vaccinaux sont dirigés contre la Spike qui mute beaucoup dans les variants successifs. Nous verrons aussi que la vaccination peut induire des anticorps facilitant l'infection.

De plus, il semblerait que la vaccination affaiblisse la réponse immune à une infection future. Et, plus grave, elle modifie la réponse immunitaire des convalescents et pas forcément dans le bon sens : elle pourrait réduire la capacité ultérieure des convalescents à réagir à de futurs variants.

Bridage immunitaire

Au cours de mes investigations, je répertorie plusieurs études documentant cet autre fait inquiétant : l'affaiblissement de la réponse immune à la suite de la vaccination. C'est en lien avec le phénomène d'empreinte immunitaire (ou OAS) dont nous avons déjà parlé à propos de la grippe. Je compile mes conclusions dans l'article *Covid-19, immunité naturelle versus immunité vaccinale* et, depuis, de nombreux articles sont venus confirmer cet OAS induit par les injections à répétition. Il semble que les conséquences soient plus sévères pour les individus ayant contracté le virus SARS-CoV-2 naturellement avant d'être vaccinés.

La vaccination accroît effectivement le niveau d'anticorps ciblant la protéine Spike, mais ces anticorps restent spécifiques à la première « empreinte », c'est-à-dire la protéine Spike de la souche originelle de Wuhan. La vaccination rétrécit le spectre du système immunitaire en l'empêchant de réagir à la Spike des nouveaux variants et aussi aux autres antigènes (non Spike) des virus rencontrés. Par exemple, la concentration d'anticorps ciblant la protéine N est réduite chez les vaccinés comparativement aux personnes ayant guéri de la Covid-19. Or, la protéine N mute moins fréquemment que la Spike, rendant les anticorps anti-N particulièrement efficaces contre les variants successifs. Ce phénomène d'empreinte immunitaire est plus développé chez les personnes âgées, qui ont moins de lymphocytes naïfs comme nous l'avons vu. C'est dommage, car ce sont bien les personnes âgées qui ont besoin d'une protection contre la Covid-19 et pas les jeunes.

Il est impossible de référencer tous les articles à ce sujet, mais il faut souligner que ceux qui y font allusion tentent souvent de mettre sur le dos d'une infection antérieure ce dégât dû aux vaccins. C'est le cas d'un papier dans *Science*,[178] qui ne s'intéresse qu'aux triple vaccinés et prétend que l'OAS est dû aux précédentes infections et non au vaccin.

Le vaccin protège-t-il des formes graves de la Covid-19 ?

Pour évaluer de manière rigoureuse l'immunité conférée par un vaccin, il est primordial de mesurer la protection contre les formes sévères de la maladie, en se basant par exemple sur les taux d'hospitalisation ou de mortalité. Cependant, les essais cliniques des vaccins n'ont pas réussi à le démontrer, en raison d'un manque de significativité statistique. En effet, il est difficile d'observer des formes graves chez des participants préalablement choisis pour leur bonne santé. L'affirmation selon laquelle le vaccin protège des formes sévères est une croyance persistante qui, jusqu'à présent, n'a pas été prouvée. Malgré cela, cette notion est largement diffusée comme une vérité incontestable par des médias alignés sur les intérêts du biopouvoir. Pour étayer cette position, on peut consulter les recherches de la biostatisticienne Christine Cotton, auteure de *Tous vaccinés, tous protégés*.

D'après une étude[179] de cohorte rétrospective (Gazit et al., 2021, sur 700 000 Israéliens), les vaccinés présentent un risque plus élevé d'hospitalisations liées au Covid-19 que les personnes précédemment infectées naturellement (6,7 fois plus). Les personnes ayant déjà été infectées par le SARS-CoV-2 sont 27 fois moins susceptibles de développer une infection symptomatique une deuxième fois par rapport à celles qui ont été vaccinées.

Pour aller plus loin

– *Covid-19, immunité naturelle versus immunité vaccinale*, Aimsib. org, 3 octobre 2021.

---

178. Reynolds CJ,et al., *Immune boosting by B.1.1.529 (Omicron) depends on previous SARS-CoV-2 exposure*, Science, 2022. PMID 35699621.
179. Sivan Gazit et al., *Comparing SARS-CoV-2 natural immunity to vaccine-induced immunity: reinfections versus breakthrough infections*, medRxiv, 25 août 2021.

– *Pourquoi les enfants sont moins atteints,* Banoun H., *Infect Dis Res*, 2022, https://hal.archives-ouvertes.fr/hal-03754848.

– *Évaluer l'immunité naturelle anti-Covid-19 : sérologie, immunité cellulaire*, Aimsib.org, 24 octobre 2021.

– *Une troisième dose pour que ça marche enfin ?,* Aimsib.org, 26 novembre 2021.

3.2 Quand les vaccins anti-Covid-19 facilitent l'infection au lieu de l'empêcher

Nous avons précédemment évoqué deux mécanismes immunitaires ayant pour effet de faciliter les infections : les anticorps facilitants (ADE) et l'empreinte antigénique (OAS). Bien que la technologie à ARN soit différente de celle des vaccins classiques, ces deux phénomènes sont également observés avec les vaccins contre la Covid-19. J'alerte sur les risques de l'ADE dans deux articles publiés en 2020,[180] avant même la mise en circulation des vaccins, sur la base des observations antérieures dans des essais de vaccins contre le SARS-CoV de 2003. Malheureusement, ces hypothèses se sont révélées exactes. Dès le début de la campagne de vaccination, des cas de Covid-19 post-vaccinales ont été rapportés.

Des avertissements ignorés

Au début de l'année 2020, tous les experts en coronavirus redoutent l'émergence de ce phénomène délétère redoutable, bien connu depuis les essais sur des animaux pour les vaccins contre le SARS-CoV-1 en 2003.[181] On sait pertinemment que l'ADE est provoqué par des anticorps ciblant la fameuse protéine Spike du virus. Cet effet est même considéré comme inévitable.[182]

Une question s'impose alors : pourquoi tous les fabricants de vaccins ont-ils justement choisi la protéine Spike comme antigène ? Elle est présente en grande quantité sur la membrane du virus, et la science vaccinale se concentre principalement sur la production d'anticorps, considérés comme des acteurs bénéfiques de notre système immunitaire. Ainsi, il était logique de choisir cette protéine comme cible, car elle pouvait induire une abondance d'anticorps neutralisants capables de se lier à la membrane virale et de l'empêcher de pénétrer dans nos cellules.

---

180. *Covid-19 graves, admettre l'existence des anticorps facilitateurs* et *Vaccin anti-Covid-19 et immunité de groupe, c'est non... et encore non*, Aimsib.org.
181 Kulkarni, R. et al., *Antibody-Dependent Enhancement of Viral Infections, In: Dynamics of Immune Activation in Viral Diseases*, Springer, Singapore, 2020. Wang SF et al., *Antibody-dependent SARS coronavirus infection is mediated by antibodies against Spike proteins*, Biochem Biophys Res Commun, August 2014. PMID 25073113.
182. Xu L et al., *Antibody dependent enhancement: Unavoidable problems in vaccine development*, Adv Immunol, 2021.

Cependant, cette approche est étroite et réductrice, car elle « oublie » la possibilité de l'ADE. Ce phénomène, où certains des anticorps pourraient en réalité faciliter l'infection plutôt que la combattre, aurait dû être davantage pris en compte lors de la conception des vaccins. Il est pourtant bien inscrit dans le Risk Management Plan des comptes rendus des essais cliniques des vaccins Pfizer que l'ADE est à surveiller, mais sans plus de précisions (ce risque a depuis été supprimé sans commentaires[183]).

Des infections qui surviennent juste après vaccination dans les essais cliniques

Peter Doshi, professeur à l'université de Baltimore spécialisé dans la sécurité des médicaments et éditeur au *BMJ*, explique que cette évaluation n'a malheureusement pas été menée de manière complète.[184] Les Covid-19 survenant immédiatement après l'injection des doses de vaccins n'ont pas été prises en considération dans les comptes rendus d'essais cliniques, et on peut même affirmer que tout a été fait pour les faire disparaître des résultats aussi bien d'efficacité que de toxicité. On ne peut pas différencier une manifestation d'ADE d'une infection virale sans ADE. Ainsi, lorsqu'il y a des cas de maladie ou de décès peu de temps après la vaccination, on ne peut pas exclure le vaccin comme cause probable. Pour évaluer précisément l'ADE, il est essentiel d'étudier attentivement les cas de Covid-19 survenant dans les jours suivant les vaccinations. Or, dans tous les essais cliniques publiés, ces périodes sont soigneusement exclues. Ainsi, les fabricants excluent pendant sept à quinze jours les infections survenues après injection au prétexte que les patients n'étaient pas encore protégés. Même si cela peut être un argument légitime, cela n'empêche pas d'analyser le nombre d'infections dans les jours suivants l'injection.

De toute évidence, l'efficacité vaccinale est faussée par un biais de taille : seuls les cas de Covid-19 apparus plus de quatorze jours après chaque injection sont pris en compte. Ayant analysé quelques-uns de ces essais cliniques à travers plusieurs articles pour le site de l'Aimsib,

183. EMA_EPAR-Pfizer juin 2023, RMP Version number: 10.0, https://www.ema.europa.eu/en/documents/rmp-summary/comirnaty-epar-risk-management-plan_en.pdf.
184. *Pfizer and Moderna's 95% effective vaccines? Let's be cautious and first see the full data*, 26 novembre 2020, sur le blog du BMJ.

je relève partout la même incohérence dans les chiffres concernant la période de quinze jours après l'injection.

En bref, il est crucial de reconnaître que l'ADE est un phénomène préoccupant dans le contexte de la vaccination contre la Covid-19. Il aurait été essentiel de surveiller et d'analyser attentivement les cas de Covid-19 post-vaccinaux.

L'ADE, observé dans tous les essais de vaccins anti-Covid-19, y compris les « classiques »

L'apparition de l'ADE dans le cas des vaccins à ARNm démontre que ces nouvelles approches ne sont pas capables d'éviter ce phénomène déjà bien observé par le passé avec tous les types de vaccins ciblant la protéine Spike des coronavirus. Dans le cadre du SARS-CoV-2, les vaccins classiques ne parviennent pas à dépasser l'obstacle de l'ADE.

Avec le vaccin à virus inactivé chinois CoronaVac, du laboratoire Sinovac, on remarque que les personnes ayant reçu une seule dose ont un risque beaucoup plus élevé d'attraper la Covid-19 que celles qui ne sont pas vaccinées.[185]

Le vaccin « classique » Novavax (à base de protéine Spike recombinante), développé par une firme américaine et destiné aux « hésitants » à la vaccination à ARNm, donne le même type de résultat. Après analyse approfondie,[186] il n'est pas si classique, car la protéine Spike est modifiée comme pour les autres vaccins, et elle est produite sur cellules d'insectes. Il s'agit donc d'injecter la protéine « Spike » complète du virus, qui est pourtant toxique. De plus, cette Spike a été modifiée pour la rendre plus stable… La préparation finale est adjuvantée avec le Matrix-M®, un nouvel adjuvant testé en essais cliniques pour des vaccins anti-grippaux. Comme tous les adjuvants, il augmente les réactions inflammatoires et permet une plus forte production d'anticorps par rapport à un vaccin non adjuvanté.

Dans l'essai Novavax, pour mesurer l'efficacité vaccinale, seuls les Covid-19 apparues plus de quatorze jours après la seconde dose sont prises en compte. D'ailleurs, les signes de Covid-19 dans les sept jours après la première dose ne sont pas confirmés par PCR,

---

185. *Les vaccins à virus inactivés, une solution ?*, 1er août 2021.
186. *Novavax : Bientôt un vaccin classique contre la Covid-19 ?*, H. Banoun, 11 juillet 2021.

ce qui évite de les reconnaître comme Covid-19 confirmées ! Dans cette étude, comme dans d'autres, la manipulation des données peut conduire à des résultats incohérents, dès lors qu'on les examine attentivement, ce que très peu de personnes ont fait lors de la publication des premiers résultats. J'ai été vivement critiquée à l'été 2021 lorsque j'ai entrepris cette analyse.

Cette différence soulève des doutes sur la définition de l'infection Covid-19 dans l'essai clinique pour le groupe placebo. Cette divergence cacherait-elle une manipulation des chiffres visant à masquer l'ADE (antibody dependent enhancement) ?

Pour minimiser l'excès de cas de Covid-19 post-vaccination dans les jours suivant l'injection, les fabricants gonflent artificiellement le taux de Covid-19 chez les sujets recevant le placebo durant la même période. Cela est probablement réalisé en testant plus intensivement les participants de ce groupe que ceux vaccinés (nous savons combien il est facile d'obtenir un résultat PCR positif en augmentant le nombre de cycles d'amplification). Par la suite, après cette période critique, les cas de Covid-19 post-vaccination diminuent, il n'est donc plus nécessaire d'augmenter artificiellement le taux chez les sujets recevant le placebo. Par conséquent, on observe un taux plus faible de Covid-19 chez les sujets recevant le placebo plus de sept jours après la seconde dose de solution saline, comme si cette dernière offrait une protection contre la Covid-19 !

J'observe cette même manipulation dans l'essai Pfizer chez les adolescents et aussi chez les adultes.[187] La comparaison du taux d'incidence de la maladie dans la population générale et chez les participants aux essais cliniques (en particulier ceux du groupe placebo) révèle la manipulation. Par exemple, alors que l'incidence de la Covid-19 est de 0,61 % dans la population générale aux États-Unis pendant la période correspondant à l'essai clinique Pfizer, elle est de 3,1 % dans le groupe placebo. La manipulation des données fait apparaître la solution saline du placebo comme protectrice contre la Covid-19 une fois passée la période entre la première dose et quinze jours après la seconde. On retrouve le même problème (bien que moins prononcé) dans l'essai Moderna, mais il est important de souligner qu'un grand nombre de participants vaccinés a été exclu en cours d'essai sans explication entre les deux doses.

187. *Essais cliniques des vaccins anti-Covid-19 sur les adolescents : l'EMA et la FDA ont-elles accès aux mêmes données ?*, Aimsib.org, août 2021.

J'ai présenté toutes ces informations lors de plusieurs émissions du Conseil Scientifique Indépendant en juillet et août 2021. Cependant, les résultats des essais sont publiés dès la fin de 2020 : qui, en dehors de quelques scientifiques critiques, s'intéresse à ces résultats ? Parmi les millions de chercheurs en biologie dans le monde, personne ne les a lus avant moi à l'été 2021 ?

Si j'ai attendu quelques mois pour les examiner, c'est parce que je pensais que cela avait probablement déjà été fait par les experts des agences officielles (EMA et FDA en particulier), mais aussi par des chercheurs d'autres institutions. Or, nous apprenons par la suite que des experts de la FDA ont démissionné à ce moment-là et que ceux de l'EMA ont subi des pressions pour approuver les vaccins malgré ces défauts évidents dans les documents.[188]

Les chercheurs des organismes d'État français tels que le CNRS et l'Inserm se sont-ils censurés eux-mêmes ou ont-ils subi des pressions ? C'est une question qui ressort clairement de l'entretien entre Juliette Rouchier et Toby Green, professeur d'histoire au King's College.[189]

Le monde académique pourra-t-il longtemps éviter une autocritique de son comportement pendant la pandémie de Covid-19 ?

Dans tous les essais cliniques, la rareté des cas graves de Covid-19 confirme que la pandémie n'était peut-être pas aussi dangereuse qu'annoncée. La plupart des participants aux essais étaient jeunes et en bonne santé, des individus qui ne craignaient généralement pas le virus. Alors, pourquoi les vacciner ? Par exemple, dans l'essai Novavax, le risque de contracter la Covid-19 était d'environ 1 % pendant la période de l'essai. On nous a beaucoup parlé de la protection offerte par un vaccin prétendument « altruiste », pour finalement reconnaître, une fois qu'une grande partie de la population mondiale avait été vaccinée, qu'il n'empêchait pas la transmission. Il n'y avait donc aucune justification pour vacciner des jeunes en bonne santé.

---

188. *Adam Cancryn, Sarah Owermohle, Biden's top-down booster plan sparks anger at FDA*, Politico, 31 août 2021.
Children's Health Defense Team, Government Officials Pressured EU Regulators to Rush Authorization of Pfizer Vaccine, Leaked Documents Reveal, Children's Health Defense, 11 juillet 2023.
189. *Réflexions sur la soumission du monde académique durant la crise du Covid-19*, entretien avec Toby Green, 23 juin 2023.

En 2023, ces manipulations nous surprennent moins, car nous savons désormais que Pfizer a livré des essais cliniques frauduleux. Une lanceuse d'alerte, Brook Jackson, a révélé que les procédures légales de l'essai clinique n'avaient pas été respectées. En particulier, le personnel qui menait l'essai savait qui avait été vacciné et qui appartenait au groupe placebo. Il était donc facile de manipuler les résultats des tests PCR pour ce dernier groupe et de négliger les symptômes de Covid-19 du groupe vacciné (Thacker, 2021).[190] Brook Jackson est licenciée immédiatement après ses déclarations, et sa plainte a été rejetée. Pourtant, l'examen des documents publiés à la suite d'une requête FOIA montre de nombreuses irrégularités.[191]

Nous constatons également que la toxicité des vaccins était visible dès la publication des essais à la fin de 2020, mais tout le monde a fermé les yeux sur cette réalité.

L'observation des Covid-19 post-vaccinales

Dès les premières campagnes de vaccination, beaucoup de personnes signalent avoir attrapé la Covid-19 très peu de temps après l'injection. L'observation des Covid-19 post-vaccinales est confirmée par les chiffres officiels, bien que les autorités aient tout fait pour masquer le phénomène en assénant invariablement le contraire. Les sites ourworldindata.org[192] et les données de Johns Hopkins[193] font apparaître de larges augmentations des cas de Covid-19 avec les campagnes de vaccination dans des pays qui n'en avaient pas connus auparavant (par exemple le Cambodge, Cuba, la Mongolie, la Nouvelle-Calédonie, le Vietnam) ou peu connus (la Hongrie, l'Inde, la Palestine, les Philippines).

Les autorités ont eu du mal à reconnaître cet effet ADE et ont expliqué que cela venait d'un changement de comportement des fraîchement vaccinés qui, dès l'injection, se seraient abstenus de tous les gestes barrières. Cependant, les épidémies de Covid-19 dans les maisons

---

190 Thacker P D, *Covid-19: Researcher blows the whistle on data integrity issues in Pfizer's vaccine trial, BMJ*, 2021.
191. *Pfizer/BioNTech C4591001 Trial*, OpenVAET, avril 2022.
192. https://ourworldindata.org/Covid-19-vaccinations.
193. https://coronavirus.jhu.edu/map.html.

de retraite au Royaume-Uni dès décembre 2020 ne peuvent être attribuées à une modification de comportement.[194]

Quand les statistiques montrent l'ADE

On croule sous les publications tentant de montrer l'efficacité des vaccins, mais comme l'a fait remarquer le Pr Norman Fenton, mathématicien et statisticien britannique, on retrouve le même biais déjà à l'œuvre dans les essais cliniques : les décès de personnes vaccinées depuis moins d'une semaine (ou quinze jours selon les publications) sont classés parmi les décès des non vaccinés. Il suffit de corriger cette erreur pour mettre en évidence l'excès de mortalité Covid-19 juste après vaccination. Ceci apparaît évidemment uniquement pour les classes d'âge élevé susceptibles de décéder de la Covid-19.[195]

Dans les études d'efficacité « en vie réelle », le même biais suffit à masquer l'ADE et à augmenter artificiellement l'efficacité du vaccin.

Tout ceci est confirmé par un très beau travail indien,[196] qui montre, à partir d'une étude auprès des personnels de santé, l'inefficacité totale de deux doses de vaccins à l'arrivée d'une nouvelle vague de virus en Inde, ainsi que la facilitation qui se produit juste après l'injection de la première ou seconde dose de vaccin.

Quand les cas cliniques confirment l'ADE

Des publications font état de Covid-19 graves juste après vaccination : Sridhar et al.[197] ont rapporté le cas d'une femme récemment vaccinée (sept jours) avec le vaccin à ARNm de Pfizer, décédée d'un syndrome de détresse respiratoire aigu. Aucune trace d'infection Covid-19 n'a été trouvée, mais des anticorps anti-Spike ont bien été détectés treize jours après l'injection !

194. *Rapid Response to: "Thinking beyond behavioural change as an explanation for increased Covid-19 post vaccination"*, Clare Craig, *BMJ*, mars 2021.
195. Martin Neil et al., *Latest statistics on England mortality data suggest systematic mis-categorisation of vaccine status and uncertain effectiveness of Covid-19 vaccination*, ResearchGate, 2021.
196. Kaur U et al., *Persistent Health Issues, Adverse Events, and Effectiveness of Vaccines during the Second Wave of Covid-19: A Cohort Study from a Tertiary Hospital in North India*, *Vaccines* (Basel), 2022, PMID 35891317.
197. Sridhar P, et al., *Vaccine-Induced Antibody Dependent Enhancement in Covid-19*, *Chest*, 2022.

Au Japon, Bando et al.[198] décrivent deux patients atteints de Covid-19 en phase aiguë qui ont été vaccinés avec le produit Pfizer. Ces deux personnes présentent un syndrome respiratoire aigu non imputable au virus SARS-CoV-2. L'imagerie montre une maladie pulmonaire interstitielle. Les auteurs suggèrent que la réaction immunitaire à la Covid-19 a été réactivée par la vaccination, mais ils ne font pas allusion à l'ADE ou VAERD (*Vaccine-associated enhanced respiratory disease)* probable.

Hirschbühl et al.[199] réalisent l'autopsie de 170 personnes décédées de la Covid-19 (ou porteuses du virus lors du décès). Ils trouvent que celles complètement vaccinées ont des charges virales pulmonaires très supérieures à celles des non-vaccinées. Le constat est accentué chez les partiellement vaccinées. Les auteurs n'excluent pas le rôle de l'ADE dans ce phénomène.

Élucidation biologique de l'ADE post-vaccinal
Rappelons que l'ADE se manifeste lorsque les anticorps sont produits en faible quantité et avec une affinité réduite à la suite de l'injection, créant ainsi des conditions similaires à celles observées dans la découverte de l'ADE associée à la dengue.

Plusieurs études de 2021 et 2022 détaillent le mécanisme biologique de l'ADE post-vaccin Covid-19. Voici ses principales caractéristiques :

Une étude américaine montre que le rapport entre les anticorps simplement liants et les anticorps neutralisants après la vaccination est plus élevé qu'après l'infection naturelle. La majorité des anticorps induits par le vaccin n'ont pas d'activité neutralisante.[200]

Une équipe japonaise démontre que les anticorps du sérum de personnes vaccinées par des ARNm anti-Covid-19 facilitent l'entrée du virus *in vitro*. Il s'agit bien d'un déséquilibre entre la concentration d'anticorps neutralisants (bénéfiques) et facilitants (délétères), simi-

198. Bando, T, et al., *Two cases of acute respiratory failure following SARS-CoV-2 vaccination in post-Covid-19 pneumonia, Respirology Case Reports*, 2022.
199. Hirschbühl K, et al., *High viral loads: what drives fatal cases of Covid-19 in vaccinees? - an autopsy study, Modern Pathology*, 2022.
200. Amanat, F. et al., *The plasmablast response to SARS-CoV-2 mRNA vaccination is dominated by non-neutralizing antibodies that target both the NTD and the RBD, medRxiv*, 2021.

laire à ce qui a été observé après la vaccination anti-rougeole.[201] Une autre recherche suggère que ce déséquilibre pourrait varier selon les vaccins Moderna ou Pfizer.[202]

L'équipe du professeur Jacques Fantini démontre également que, pour certains variants, les anticorps neutralisants ont une affinité réduite pour la protéine Spike, tandis que les anticorps facilitateurs présentent une affinité accrue frappante.[203]

Le phénomène de facilitation se joue au niveau des « épitopes », aussi appelés « sites antigéniques », qui sont les parties spécifiques d'un antigène auxquelles les anticorps peuvent se lier. Un épitope est, en quelque sorte, la « cible » reconnue par le système immunitaire. Avec l'évolution du virus et l'apparition successive des variants du SARS-CoV-2, les épitopes facilitants sont conservés et les épitopes neutralisants mutent et permettent l'échappement des variants aux anticorps neutralisants, renforçant la possibilité d'ADE après infection ou vaccination contre la souche originelle.[204]

Les anticorps facilitant l'entrée du virus dans les cellules peuvent avoir un effet bénéfique en permettant aux « Natural Killers » (NK) de repérer les cellules infectées. Les anticorps aident alors les NK à phagocyter ces cellules, mais il a été montré que ces anticorps bénéfiques pour la protection sont moins efficaces lorsqu'ils sont induits par la vaccination plutôt que par l'infection.[205]

Dans le paysage complexe des mécanismes biologiques, d'autres phénomènes contribuent à l'effet délétère des anticorps induits par

201. Shimizu J, et al., *Reevaluation of antibody-dependent enhancement of infection in anti-SARS-CoV-2 therapeutic antibodies and mRNA-vaccine antisera using FcR- and ACE2-positive cells*, Scientific Reports, 2022.
202. Kaplonek P, et al., *Subtle immunological differences in mRNA-1273 and BNT162b2 Covid-19 vaccine induced Fc-functional profiles*, bioRxiv, 2021; Update in: *Sci Transl Med*, 2022.
203. Yahi N, Chahinian H, Fantini J, *Infection-enhancing anti-SARS-CoV-2 antibodies recognize both the original Wuhan/D614G strain and Delta variants. A potential risk for mass vaccination?*, J Infect., 2021.
204. Guérin P, Yahi N, Azzaz F, Chahinian H, Sabatier JM, Fantini J, *Structural Dynamics of the SARS-CoV-2 Spike Protein: A 2-Year Retrospective Analysis of SARS-CoV-2 Variants (from Alpha to Omicron) Reveals an Early Divergence between Conserved and Variable Epitopes*, Molecules, 2022.
205. Rieke GJ et al., *Natural Killer Cell-Mediated Antibody-Dependent Cellular Cytotoxicity Against SARS-CoV-2 After Natural Infection Is More Potent Than After Vaccination*, J. Infect. Dis., 2022.

la vaccination. L'un des plus remarquables, observé lors des essais des vaccins ARNm, est la chute transitoire des lymphocytes sanguins juste après l'injection. Cet effet, loin d'être négligeable, favorise les infections en général et, en particulier, la Covid-19 post-vaccinale. La découverte de cette lymphopénie post-vaccinale dans la semaine suivant l'injection est documentée dans un essai Pfizer en Chine[206] et dans l'essai de phase I/II Pfizer.[207]

Pour aller plus loin

– *Vaccination anti-Covid-19, état des lieux,* avec Vincent Reliquet, Aimsib.org, 7 février 2021. Voir les paragraphes 3 et 4, 6-3.

– *Comment expliquer biologiquement l'excès de Covid-19 post-vaccinaux,* Aimsib.org, 30 juillet 2021.

– *Covid graves, admettre l'existence des anticorps facilitateurs,* Aimsib.org, 23 août 2020.

– *Vaccin anti-Covid-19 et immunité de groupe, c'est non... et encore non,* Aimsib.org, 3 mai 2020.

– *Les vaccins à virus inactivés, une solution ?,* Aimsib.org, 1er août 2021.

– *Novavax : Bientôt un vaccin classique contre la Covid-19 ?,* Aimsib. org, 11 juillet 2021.

---

206. PMID: 33888900.
207. Mulligan, M.J., et al., *Phase I/II study of Covid-19 RNA vaccine BNT162b1 in adults, Nature, 2020 ; Walsh EE, et al., Safety and Immunogenicity of Two RNA-Based Covid-19 Vaccine Candidates, N Engl J Med, 2020.*

3.3 Essais cliniques : un échec prévisible avec tous les types de vaccins ?

Avant même le début de la campagne de vaccination en décembre 2020, les fabricants de vaccins et les autorités sanitaires sont tout à fait conscients des incertitudes liées à l'efficacité et à la sécurité des vaccins contre le Covid-19. La preuve est apportée par un document des CDC américains daté d'octobre 2020, signé par Tom Shimabukuro, au nom du groupe chargé de la sécurité vaccinale. Ce document détaille le suivi qui devait être mis en place une fois les vaccins autorisés.[208]

On note ainsi que les CDC ont prévu de surveiller de près tout une série d'effets indésirables potentiels, y compris les décès, les effets neurologiques, les infarctus, les chocs anaphylactiques, les thromboses et les myocardites. Or, ces effets indésirables sont précisément observés après l'autorisation des vaccins.

Le document mentionne également la nécessité de surveiller les femmes déclarant une grossesse après la vaccination. À l'époque, la vaccination de cette population n'est pas encore recommandée, aucune femme enceinte n'a été incluse dans les essais cliniques et les femmes en âge de procréer sont censées prendre une contraception. Les hommes sont également concernés : ils sont invités à s'abstenir de rapports sexuels et de don de sperme dans le mois suivant les injections vaccinales. On peut se poser la question de savoir si des études sur la présence d'ARNm dans le sperme ont été menées, et comment les autorités ont déterminé que ce risque s'estompait au bout d'un mois.

En ce qui concerne l'efficacité, le document souligne que les CDC américains notent l'absence de données sur certaines populations, comme les personnes âgées, les femmes enceintes, les immunodéprimés, les malades chroniques et les enfants. La durée de la protection offerte par les vaccins et leur efficacité face aux variants du virus sont également des questions soulevées à l'époque. Toutes ces préoccupations et ces points de surveillance s'avèrent justifiés lorsque j'examine les essais cliniques.

---

208. Shimabukuro, T., *CDC post-authorization/post-licensure safety monitoring of Covid-19 vaccines*, CDC, 30 octobre 2020.

Dans les faits, comme le montre l'essai grandeur nature du vaccin Pfizer en Israël, les risques apparaissent rapidement supérieurs aux bénéfices : l'augmentation des décès est rapportée dans le mois qui suit le début de la campagne de vaccination.

Contrairement à ce qu'affirme une étude parue dans le New England Journal of Medicine (NEJM) sur l'efficacité du vaccin Pfizer en Israël, il y a davantage de cas Covid-19, parfois sévères, dans la foulée des injections.

Cinq biais qui disqualifient les « bons résultats » du vaccin Pfizer en Israël

L'étude du *New England Journal of Medicine* prétend évaluer l'efficacité du vaccin après l'administration de deux doses dans la population israélienne. La publication du *NEJM* est décortiquée par deux chercheurs et je mets à disposition des lecteurs de l'Aimsib la traduction de leurs travaux.

Haim Yativ, ingénieur israélien, et le docteur Hervé Seligmann identifient rapidement des biais courants lorsqu'il s'agit d'inverser une réalité dérangeante du point de vue du biopouvoir. Ces biais majeurs sont presque constamment présents dans les études brandies par les autorités pour légitimer des politiques qui ne correspondent pas à une gestion sanitaire efficace fondée sur des arguments scientifiques solides.

Manque d'indépendance : les auteurs de l'étude originale ont reçu des fonds de plusieurs entreprises pharmaceutiques, dont Pfizer.

Absence de randomisation : l'étude n'a pas utilisé de tirage au sort pour sélectionner les participants, ce qui peut introduire des biais de sélection.

Exclusion de certaines populations : de larges segments de la population ont été exclus de l'étude, notamment les personnels de santé, les résidents de maisons de retraite, les personnes confinées à domicile, et celles ayant eu un contact avec un personnel de santé dans les trois jours précédant la vaccination. Cela limite la généralisation des résultats à la population globale.

.../...

Période de suivi courte : le suivi des patients a été fait en moyenne sur quinze jours, ce qui est bien sûr totalement insuffisant pour évaluer l'efficacité à long terme du vaccin et ses effets indésirables potentiels.

Manque de transparence : les données brutes de l'essai ne sont pas disponibles, ce qui limite la possibilité de vérifier et de reproduire les résultats.

Les vaccins à adénovirus de Janssen et Astra-Zeneca

En ce qui concerne les vaccins à adénovirus qui ont été retirés du marché, l'examen des essais cliniques suggère qu'ils n'auraient jamais dû être mis à disposition.[209] Il suffit de regarder le dossier d'autorisation conditionnelle du vaccin Vaxzevria d'Astra-Zeneca pour comprendre que l'EMA agit dans l'incertitude la plus totale :

– l'efficacité n'est pas démontrée chez les plus de 55 ans ;
– l'efficacité contre les formes de Covid-19 sévères et les hospitalisations n'est pas démontrée ;
– la durée de la protection est inconnue ;
– l'efficacité contre les infections asymptomatiques et chez les sujets séropositifs n'est pas démontrée ;
– les données de phase clinique III, toujours en cours à l'heure où j'écris ces lignes, ne permettent pas d'arriver à des conclusions en matière de protection chez les patients avec comorbidités, ni chez ceux atteints de maladies auto-immune ;
– enfin, l'efficacité sur les variants circulants et à venir demeure absolument inconnue.

De fait, le vaccin Astra-Zeneca se montre tellement toxique au cours de l'essai que les fabricants remplacent (en cours d'étude !) le placebo salin par un vaccin très réactogène, le MenACWY, anti-méningocoque… Cela permet d'aplanir les différences entre les deux groupes concernant les effets indésirables.

Concernant le vaccin à adénovirus Janssen, la FDA ne cache pas le sur-risque d'embolies et de thromboses, alors même que son autorisation conditionnelle de mise sur le marché européen vient d'intervenir. Elle demande une surveillance des convulsions (et d'autres

209. RéinfoCovid-19/Aimsib (10/04/2021), *Note de synthèse sur les vaccins Vaxzevria (Astrazeneca)™ et Covid-19 Janssen (Johnson&Johnson)™.*

maladies neurologiques), des troubles associés à l'oreille interne, ainsi que des péricardites.

Un certain nombre d'anomalies majeures dans l'analyse du dossier Johnson & Johnson (Janssen) dévoilé par la FDA laisse entrevoir que le tirage au sort des groupes vaccin/placebo a possiblement été biaisé : il y a plus d'exclusion pour cause de décès dans le groupe placebo que dans le groupe vacciné. Dans le groupe placebo, onze participants décédés (pour une autre cause que la Covid-19) sont exclus de l'analyse finale contre un chez les vaccinés, soit onze fois plus. Or, si ces décès étaient indépendants de la Covid-19, il devrait y en avoir autant dans chaque groupe. Cette disparité soulève la question : aurait-on intentionnellement sélectionné des individus plus fragiles ou plus âgés pour le groupe placebo afin de biaiser le rapport bénéfice/risque en faveur du vaccin ?

On rappellera aussi la suspension pour quelques jours du vaccin Astra-Zeneca[210] par l'Agence européenne des médicaments à la suite des thromboses graves notifiées dans toute l'Europe. Cette suspension se transforme finalement en une restriction de la recommandation, pour les plus de 55 ans seulement. Ce vaccin reste donc toujours autorisé dans un grand nombre de pays en 2023.[211]

Les essais cliniques des vaccins classiques sont-ils concluants ?
Dans le cadre de mes recherches, j'examine également les essais cliniques des vaccins dits « classiques », à savoir les vaccins protéiques et à virus inactivés. Novavax, un vaccin à protéine Spike modifiée, est adjuvanté avec une nouvelle molécule ayant déjà démontré une forte toxicité lors d'un essai de vaccin antipaludique. Comme pour les autres vaccins, l'ADE ne peut être exclu quand on regarde les essais sur les animaux. De plus, là encore, les cas de Covid-19 survenus dans les jours suivant la vaccination ne sont pas pris en compte ou exclus, ce qui donne l'impression que le placebo est presque aussi protecteur que le vaccin… Les effets indésirables sont nombreux et certains graves, y compris des décès, des cas graves de Covid-19, des myocardites et des maladies neurologiques.

---

210. *European Medicines Agency. Covid-19 Vaccine AstraZeneca: benefits still outweigh the risks despite possible link to rare blood clots with low platelets*, Eur Med Agency, 2021.
211. Notamment en Europe : https://www.ema.europa.eu/en/medicines/human/EPAR/vaxzevria

En ce qui concerne les vaccins à virus inactivés, tels que Sinovac, Sinopharm, Coronavac et Valneva, les résultats des essais cliniques ne sont pas plus rassurants. Ces vaccins contiennent un adjuvant aluminique qui est utilisé seul dans le groupe « placebo », ce qui signifie que les essais ne contiennent pas de véritable groupe placebo. L'essai clinique montre une facilitation de l'infection dans les quatorze jours suivant l'injection, ce qui est confirmé très tôt dans une étude observationnelle après commercialisation. L'essai clinique ne donne aucune indication sur la protection contre les formes symptomatiques de Covid-19, ni contre les formes graves, ni contre les décès. Des effets indésirables graves sont également signalés, notamment des réactions allergiques, des troubles neurologiques et des tumeurs locales au site d'injection.

Pour aller plus loin
– *Que révèlent les études précliniques Moderna et Pfizer dévoilées récemment par FOIA ?*, Aimsib.org, 15 janvier 2023.

– *Review of: Neutralization of SARS-CoV-2 Spike 69/70 deletion, E484K, and N501Y variants by BNT162b2 vaccine-elicited sera* (critique d'un essai *in vitro* d'efficacité), Qeios, 19 avril 2021.

– *Les vaccins à virus inactivé, une solution ?*, Aimsib.org, 1er août 2021.

– *Vaccins à virus inactivé anti-Covid-19 (Valneva et autres)* : décevants !, Aimsib.org, 16 janvier 2022.

– *Novavax, bientôt un vaccin « classique » contre la Covid-19 ?*, Aimsib.org, 11 juillet 2021.

– *Essais cliniques des vaccins anti-Covid-19 sur les adolescents : l'EMA et la FDA ont-elles accès aux mêmes données ?*, Aimsib.org, 28 août 2021.

– *Critique de l'essai grandeur nature du vaccin Pfizer en Israël*, Aimsib. org, 5 mars 2021.

– *Vaccination anti-Covid-19, état des lieux*, Aimsib.org, 7 février 2021.

– *Note de synthèse sur les vaccins Vaxzevria (Astrazeneca)™ et Covid-19 Janssen (Johnson&Johnson)™*, co-rédaction Aimsib/ReinfoCovid, 10 avril 2021.

Les différents types de vaccins

Les vaccins à ARNm, comme celui de Pfizer-BioNTech, utilisent une approche radicalement nouvelle pour protéger contre les infections virales. Ils ne contiennent pas le virus qui cause la Covid-19. Au lieu de cela, ils portent le code génétique (ARN messager ou ARNm) nécessaire pour produire la protéine Spike modifiée du virus SARS-CoV-2. Une fois injecté, notre corps utilise ce code pour produire la Spike. Cette protéine déclenche une réponse immunitaire, produisant des anticorps et activant les cellules T pour combattre le virus si la personne est exposée.

Les vaccins à vecteur adénoviral, comme celui d'AstraZeneca, utilisent une version affaiblie d'un virus différent (dans ce cas, un adénovirus qui cause généralement le rhume chez les chimpanzés) pour délivrer le matériel génétique du virus SARS-CoV-2 dans les cellules humaines. Ce matériel génétique est utilisé par nos cellules pour produire la Spike du virus, déclenchant ainsi une réponse immunitaire. Contrairement aux vaccins à ARNm, les vaccins à vecteur adénoviral ne nécessitent pas de stockage à ultra-basse température, ce qui facilite leur distribution.

Les vaccins protéiques, comme Novavax, sont basés sur l'utilisation de protéines ou de fragments de protéines du virus pour stimuler une réponse immunitaire. Dans le cas du vaccin Novavax contre la Covid-19, est utilisée la protéine Spike modifiée du SARS-CoV-2. Cette protéine est produite en laboratoire (à partir de virus d'insecte cultivé sur cellules d'insectes) et encapsulée dans des nanoparticules. Le vaccin est également adjuvanté, ce qui signifie qu'il contient une substance qui renforce la réponse immunitaire au vaccin, cet adjuvant n'ayant jamais été commercialisé.

Les vaccins à virus inactivés utilisent une version inactivée ou « tuée » du virus entier pour stimuler une réponse immunitaire. Ils ont été utilisés pendant de nombreuses années pour prévenir des maladies comme la grippe. Le virus SARS-CoV-2 est cultivé en laboratoire puis inactivé, de sorte qu'il ne puisse pas causer la maladie. Lorsqu'il est injecté, le système immunitaire reconnaît le virus comme une menace et produit une réponse immunitaire.

3.4 Des politiques vaccinales à haut risque

La vaccination contre la Covid-19 a suscité un débat mondial, notamment en ce qui concerne les groupes vulnérables : les bébés, les enfants, les adolescents et les femmes enceintes. Sur quelles bases scientifiques les autorités sanitaires ont-elles donné leur feu vert pour l'administration des vaccins à ces populations ? Nous allons découvrir que les données disponibles à l'époque n'apportent aucune garantie d'efficacité, alors qu'elles évoquent déjà des risques importants pour ces groupes, notamment celui de mettre en danger la vie de milliers de bébés en gestation.

3.4.1. Fallait-il vacciner les bébés, les jeunes et les femmes enceintes ?

Vacciner les tout petits, une hérésie scientifique
Il est particulièrement troublant de constater que les autorités ont approuvé l'utilisation des vaccins ARNm anti-Covid-19 pour les bébés dès l'âge de 6 mois. Il est évident, comme nous l'avons maintes fois souligné, que les enfants ne sont généralement pas gravement touchés par la Covid-19. Bien sûr, cela ne signifie pas qu'ils ne peuvent pas être porteurs du virus. La plupart ne présentent que des symptômes mineurs, semblables à un léger rhume. Cependant, il est essentiel de rappeler que seuls les enfants ayant des maladies chroniques graves sont susceptibles de développer une forme sévère de la maladie.

Comme beaucoup, je suis choquée par cette autorisation d'administrer les vaccins ARNm anti-Covid-19 chez les bébés, raison pour laquelle j'entreprends d'approfondir les raisons de cette autorisation à travers des contributions pour plusieurs médias (Aimsib, CSI, *Info-DuJour*).

Le 15 juin 2022, la FDA donne son aval aux vaccins Pfizer et Moderna pour les bébés et les enfants jusqu'à 5 ans. Cependant, en examinant de près le rapport de la FDA, on constate que l'efficacité de ces vaccins est principalement basée sur le taux d'anticorps produits. Même avec cette mesure, qui est loin d'être la plus rigoureuse, l'efficacité peine à atteindre 50 %, voire moins selon la méthode de calcul.

Il est important de rappeler que le taux de 50 % est normalement le seuil minimal d'efficacité pour l'approbation d'un vaccin. Pourtant, la FDA admet déroger à cette règle. Cependant, ce n'est pas la seule entorse à la bonne science : lors de l'évaluation de la protection offerte par le vaccin contre l'infection, tant de participants sont exclus que les résultats deviennent quasiment inexploitables. Et même avec ces exclusions, l'efficacité du vaccin est douteuse pour certains groupes, avec un risque accru d'infection entre la première et la deuxième dose. Plus inquiétant encore, des cas sévères de Covid-19 sont signalés chez des enfants vaccinés, alors que ce n'est pas le cas chez les non-vaccinés. La FDA identifie même douze cas d'enfants vaccinés présentant plusieurs fois de suite la maladie Covid-19 durant l'essai.

Il est à noter que pas un seul enfant ayant déjà acquis une immunité naturelle suite à une infection précédente n'a été réinfecté. Cela met en lumière la solidité de l'immunité naturelle face à la maladie.

La série d'effets indésirables graves que les enfants vaccinés subissent est alarmante et similaire à celle observée dans les autres groupes plus âgés. Nous parlons ici de convulsions, de fièvres élevées, de chocs anaphylactiques, d'appendicites, d'épilepsies, de réactions d'hypersensibilité, et de la maladie de Kawasaki (multi-inflammation systémique), pour n'en nommer que quelques-uns. Ajoutons à cela des infections respiratoires, des douleurs thoraciques, des éruptions allergiques, des infections virales, des cas de diabète, d'urticaire sévère et de lésions hépatiques, le tout observé en deux mois de suivi. Et pour ceux qui échappent à ces effets graves, leur future immunité antivirale pourrait être compromise par le phénomène d'empreinte immunitaire que nous avons précédemment décrit.

Face à ces constats, il est stupéfiant de voir que la FDA, tout en reconnaissant l'inefficacité et les dangers potentiels des vaccins ARNm pour les nourrissons, les approuve malgré tout. Robert F. Kennedy Jr nous éclaire sur cette décision que certains n'hésitent pas à qualifier de criminelle : « Les fabricants de vaccins ne sont pas responsables des dommages ou des décès associés aux vaccins autorisés en urgence, mais peuvent l'être tenus dès que le vaccin est pleinement homologué – à moins que ce vaccin ne soit ajouté au calendrier de vaccination des enfants du CDC. »[212]

---

212. *H.R.5546 - National Childhood Vaccine Injury Act of 1986.*

Donc cette autorisation est typiquement un acte biopolitique, fondé sur aucune rationalité scientifique. Les essais sur les bébés n'auraient même pas dû commencer ! Pourquoi initier des essais sur des bébés quand on sait que les enfants sont généralement épargnés par la maladie et que le vaccin ne bloque pas sa transmission ?

Vaccination des adolescents : entre données manipulées et risques ignorés

Au printemps 2021, les vaccins à ARNm sont autorisés pour les adolescents, notamment le Pfizer, le 10 mai 2021. Cependant, les résultats des essais cliniques indiquent clairement que cette autorisation est une erreur.

Selon le rapport de l'EMA publié le 28 mai 2021, on constate que de nombreuses pages sont censurées, masquant les détails concernant les effets indésirables. On voit néanmoins qu'un grand nombre d'adolescents a évité les visites de contrôle, et les raisons de ces absences ne sont pas expliquées. Des effets indésirables graves forcent le retrait de l'essai de deux adolescents.

En ce qui concerne le vaccin Moderna, la FDA refuse de donner son autorisation pour les adolescents, tandis que l'EMA l'autorise imprudemment le 23 juillet 2021. Pourtant, l'examen des résultats de l'essai clinique sur cette population révèle des manipulations flagrantes des chiffres utilisés pour le calcul de l'efficacité, et le rapport même de l'EMA cité ci-dessus souligne les risques de myocardite et de péricardite, en particulier chez les jeunes hommes et après la seconde dose. À la lecture de ce qui est publié sur cet essai, il est évident que la sécurité n'est pas garantie.

Des lymphadénopathies, maux de tête, myalgies et arthralgies, de fortes fièvres, des nausées et vomissements sont très fréquemment rencontrés après le vaccin ; l'anaphylaxie et l'hypersensibilité sont notées à une fréquence « inconnue » ! Des paralysies faciales et gonflements graves du visage sont également rapportés ; tout ceci pour moins de 3 000 participants vaccinés, ce qui laisse présager de nombreux effets indésirables graves chez les adolescents à partir de phase de commercialisation.

Bénéfices pour les femmes enceintes : où sont les preuves ?

Il est essentiel de rappeler qu'aucune femme enceinte n'a été intégrée dans les essais des vaccins anti-Covid-19. Cette exclusion est d'ailleurs une norme pour tous les vaccins ! De plus, une contraception rigoureuse est exigée pour les jeunes femmes participant à ces essais, et les hommes sont priés de s'abstenir de rapport sexuel et de don de sperme pendant la durée de l'étude. Cette prudence est compréhensible, étant donné que les ARNm sont en réalité des thérapies géniques.

Au printemps 2021, à la suite de la recommandation de la HAS de vacciner les femmes enceintes considérées à risque, j'entreprends un nouvel article pour explorer les fondements de cet avis plus que déroutant. Lors de ma formation, on m'avait enseigné qu'il était déconseillé de vacciner les femmes enceintes. Dès lors, comment justifier l'autorisation d'un vaccin pour cette population sans essai préalable ?

Les directives officielles du ministère de la Santé semblent effectivement viser toutes les femmes enceintes, sans distinction. Je démontre, et d'autres études le confirment par la suite, que la grossesse en elle-même ne constitue pas un facteur de risque pour les formes graves de la Covid-19. Les femmes ayant des facteurs de risque avant leur grossesse, tels que l'obésité, le diabète ou l'hypertension, restent naturellement à risque pendant leur grossesse.

Malgré les recommandations strictes de contraception lors des essais cliniques, certaines participantes tombent tout de même enceintes. Étonnamment, ni les fabricants ni les autorités sanitaires ne jugent bon de les suivre spécifiquement. C'est déjà un problème en soi.

Par ailleurs, une étude issue du programme de pharmacovigilance active V-Safe a bien été publiée, mais seulement 15 % des femmes concernées y ont répondu. L'étude n'a donc pas une grande représentativité. De plus, les résultats concernant le risque d'avortement spontané lié au vaccin ont été manifestement manipulés. Pour estimer le pourcentage de fausses couches chez les femmes vaccinées durant les vingt premières semaines de grossesse, ils ont utilisé comme numérateur les femmes vaccinées avant vingt semaines et comme dénominateur le nombre total de femmes de l'étude (y compris celles vaccinées après vingt semaines). C'est incorrect, car cela dilue le risque. La manière correcte de calculer le risque aurait été de diviser le nombre de fausses couches chez les femmes vaccinées avant vingt semaines par le nombre total de femmes vaccinées avant vingt semaines. Cela aurait donné une estimation précise du risque pour les femmes vaccinées durant cette période spécifique. Une fausse couche est définie comme un avortement spontané avant vingt semaines. En utilisant le mauvais dénominateur, l'étude sous-estime potentiellement le risque de fausse couche associé au vaccin pour les femmes vaccinées durant les vingt premières semaines de grossesse.

Les auteurs, qui sont chargés de la vaccinovigilance aux CDC, semblent avoir été tellement déconcertés par leurs propres manœuvres qu'ils finissent par admettre que leur étude est incohérente. Ils rappellent même qu'au cours de la pandémie de grippe A (H1N1) en 2009, après l'introduction du vaccin inactivé contre la grippe H1N1 2009, la fausse couche était l'effet secondaire le plus fréquemment rapporté par les femmes enceintes l'ayant reçu. Est-ce une manière pour eux d'exprimer leurs remords pour avoir publié une étude aussi trompeuse ? Il est regrettable que la science soit entachée par les dilemmes moraux de scientifiques sous pression.

En août 2022, une nouvelle étude, tout aussi discutable, est menée par le Canadian National Vaccine Safety sur 200 000 femmes (tout de même !) et publiée dans la revue The Lancet. Elle affirme que « les données constituent des preuves que les vaccins à ARN messager sont sans danger pendant la grossesse ». Les auteurs prétendent, en totale contradiction avec leurs propres résultats, que les vaccins ARNm sont sans risque pendant la grossesse. Il est pourtant facile d'identifier les nombreux biais scientifiques et de les communiquer au public. L'étude recense en effet une multitude d'effets indésirables et ne suit la grossesse que pendant une période ridiculement courte de sept jours après l'injection ![213] Bien qu'elle démontre que le risque d'effet indésirable est dû à la vaccination, les fausses informations sur la sécurité de ce vaccin chez les femmes enceintes sont reprises en boucle sur tous les médias conventionnels, dans le but de maintenir la confiance face aux recommandations officielles.

Plus surprenant encore, des documents déclassifiés révèlent que la FDA est au courant dès février 2021 que le vaccin ARNm peut traverser le placenta, se retrouver dans le lait maternel et entraîner des

---

213. *Est-ce que l'étude du* Lancet *permet d'affirmer que la vaccination est sans danger pour les femmes enceintes ?*, CSI, avril 2023.

effets indésirables chez le nourrisson allaité.[214] En réalité, ces informations étaient déjà connues et prévisibles. Nous y reviendrons.

Perturbations « inattendues » du cycle menstruel

Les signaux concernant des perturbations du cycle menstruel émergent dès les premiers jours de la vaccination, avec de nombreuses femmes faisant rapidement part de divers « dérèglements ». Face à ces témoignages, dès avril 2021 des chercheurs plaident pour la mise en place d'essais cliniques destinés à suivre les modifications menstruelles chez les femmes vaccinées.[215]

« L'Enquête Clancy » est un autre témoignage de l'émergence inattendue de ces troubles du cycle. « Inattendue » dans le sens où il s'agit d'effets indésirables dits « non attendus » et donc ne figurant pas initialement dans la notice. Kate Clancy, chercheuse de l'Université de l'Illinois, partage sa propre expérience sur Twitter, en interrogeant ses abonnées sur d'éventuels changements menstruels post-vaccination.[216] Face à la multitude de réponses, avec l'aide d'un collègue de l'Université de Washington à Saint-Louis, elle entreprend de produire une enquête structurée (Université de l'Illinois, *Enquête sur les changements menstruels post-vaccination*).

Selon les données présentées dans l'étude Clancy,[217] 42,1 % des femmes ayant participé à l'enquête signalent une augmentation de l'abondance de leur flux menstruel après avoir été vaccinées contre la Covid-19. Pour certaines, ce changement se manifeste dans les sept premiers jours suivant la vaccination, mais, pour la majorité, il survient entre le huitième et le quatorzième jour. Fait surprenant, des saignements inattendus sont rapportés non seulement par des femmes ayant leurs règles, mais aussi chez deux tiers de celles qui sont ménopausées. Ce type d'effet secondaire n'est pas anticipé et n'a pas été spécifiquement recherché lors des essais cliniques des vaccins.

---

214. Hélène Banoun, *La FDA savait depuis février 2021 que le vaccin ARNm traverse le placenta, passe dans le lait et occasionne des effets indésirables chez le bébé allaité, ResearchGate*, avril 2023.
215. *Can the Covid-19 vaccine affect women's menstrual cycles?*, ABC7 News, 23 avril 2021.
216. Kate Clancy sur Twitter, tweet du 24 février 2021.
217. Lee KMN, Junkins EJ, Luo C, Fatima UA, Cox ML, Clancy KBH, *Investigating trends in those who experience menstrual bleeding changes after SARS-CoV-2 vaccination., Sci Adv.*, 2022, PMID 35857495.

Il est à noter que ces saignements plus abondants semblent davantage toucher, d'après l'étude, les personnes déjà atteintes par des problèmes de la sphère reproductrice, comme l'endométriose,[218] les fibromes, le SOPK (syndrome des ovaires polykystiques)...

D'autres études mettent en évidence diverses perturbations du cycle de fertilité chez les femmes. Parmi elles, l'étude Rodríguez Quejada et al. examine les perturbations du cycle menstruel après la vaccination contre la Covid-19. De même, une autre recherche (Al-Mehaisen et al.) étudie l'effet à court terme du vaccin contre la Covid-19 sur les cycles menstruels.[219]

Après les démentis habituels des instances officielles et des chercheurs alignés, l'impact des ARNm sur les menstruations est finalement admis comme un effet secondaire courant. Cet effet pourrait même être lié à la diminution du taux de natalité observée dans les pays ayant massivement vacciné leur population.

Comme on pouvait s'y attendre, une étude[220] dont la méthodologie est largement discutable tente de prouver le contraire, avec un biais majeur consistant à écarter une grande majorité des participantes au cours de l'étude... Voici comment : l'étude s'est concentrée sur les femmes ayant consulté à l'hôpital pour des problèmes menstruels plutôt que sur un échantillon plus large de femmes ayant signalé des changements dans leur cycle après la vaccination. De plus, elle ne prend pas en compte les modifications du cycle survenant dans les sept jours suivant la vaccination, considérant cette période comme un contrôle négatif. Un « contrôle négatif » signifie que les chercheurs ne s'attendent à aucune modification du cycle menstruel pendant cette période et l'utilisent comme référence pour comparer les effets observés ultérieurement. Seule la période de 8 à 90 jours après la

---

218. Gilan A et al., *The effect of SARS-CoV-2 BNT162b2 vaccine on the symptoms of women with endometriosis, Archives of Gynecology and Obstetrics*, 2023.

219. Rodríguez Quejada L et al., *Menstrual cycle disturbances after Covid-19 vaccination, Womens Health*, 2022.
M M Al-Mehaisen L et al., *Short Term Effect of Corona Virus Diseases Vaccine on the Menstrual Cycles, Int J Womens Health*, 2022.

220. Ljung R et al., *Association between SARS-CoV-2 vaccination and healthcare contacts for menstrual disturbance and bleeding in women before and after menopause: nationwide, register based cohort study, BMJ*, 2023, PMID 37137493.

vaccination est prise en compte, et le diagnostic doit avoir été établi pendant cette fenêtre. Les femmes ayant déjà eu des problèmes de cycle sont également exclues, bien qu'elles soient potentiellement plus à risque d'effets indésirables du vaccin. En fin de compte, près de la moitié des participantes sont écartées de l'étude.

En mars 2023, la pharmacovigilance française de l'ANSM reconnaît finalement les perturbations du cycle menstruel dues aux vaccins anti-Covid-19.[221] Malheureusement, les experts français en pharmacovigilance semblent toujours confondre la pharmacovigilance passive (basée sur des rapports spontanés de cas des victimes, de leurs proches ou des professionnels de santé) avec la pharmacovigilance active (qui repose sur une surveillance systématique par le biais d'interrogatoires d'un groupe de personnes vaccinées).

Le problème majeur de ce type de pharmacovigilance spontanée est lié au phénomène de sous-notification. Il faudrait probablement multiplier tous les chiffres par 10 voire 100 puisque les études internationales estiment que 1 à 10 % seulement des effets indésirables sont notifiés.[222]

Baisse historique de la natalité

Un autre phénomène inquiétant émerge : depuis fin 2021, une baisse de la natalité est constatée partout en Europe. Le Pr Konstantin Beck, expert en statistiques et ancien conseiller du gouvernement helvète, montre le lien de causalité entre les vaccins anti-Covid-19 et la baisse brusque de la natalité en Suisse, qui est comparable à celle occasionnée par la mobilisation pendant la guerre de 1914. À partir des données suisses et allemandes accessibles au public provenant de publications scientifiques, des caisses d'assurance maladie et de l'Office fédéral de la statistique (OFS), il élimine toutes les autres explications avancées : changement de comportement dû à la pandémie, réduction de la fertilité, donc la cause de la baisse de la natalité est l'augmentation des fausses couches et des mort-nés. Le Pr Beck

---

221. Valnet-Rabier MB et al., *Pharmacovigilance signals from active surveillance of mRNA platform vaccines (tozinameran and elasomeran)*, *Therapie*, 2023, PMID 37012149.
222. Voir ma synthèse sur les études dédiées à ce phénomène bien connu : *Sous-notification des effets indésirables des vaccins : quelques références utiles*, Aimsib.org, 22 août 2022.

montre aussi l'excès de mortalité chez les jeunes adultes et l'excès d'embolie pulmonaires, arrêts cardiaques et AVC chez les 0-14 ans à la suite des vaccinations Covid-19.[223]

Pour aller plus loin

– *Vacciner les femmes enceintes contre la Covid-19 ?*, Aimsib.org, 9 mai 2021.

– *La FDA approuve le vaccin pour les bébés à partir de 6 mois sans aucune justification d'efficacité ou de sécurité*, idéo CSI n°60, 23 juin 2022, article Aimsib.org, 30 juin 2022.

---

223. *Increase in Miscarriages, Stillbirths Directly Linked to Covid-19 Shots, Data Show — Health Officials 'Should Have Known'*, childrenshealthdefense. org, 28 juillet 2023. Voir aussi la vidéo sur Rumble.com : *Women and children first! – Baby gap and young people's excess mortality in Switzerland*, 22 juin 2023, présentation pour Doctors for Covid-19 Ethics, Zürich.

3.4.2. Les arrangements des autorités avec les faits scientifiques

Dès juillet 2020, le Conseil scientifique formule un long avis, assez honnête et documenté concernant les futurs vaccins anti-Covid-19. En novembre de la même année, la HAS initie une enquête visant à garantir la transparence de la campagne de vaccination prévue pour décembre 2020.

Il semble que les experts officiels français aient des doutes quant à ces futurs vaccins. Pourtant, dès novembre 2020, la Commission européenne conclut déjà des accords secrets prévoyant six doses pour chaque citoyen européen, incluant toutes les tranches d'âge. Il faut aussi rappeler que la vaccination débute avant la conclusion des essais cliniques, la phase III étant initialement en cours jusqu'en 2024.

Le Conseil scientifique note que les essais cliniques ne permettent pas de déterminer si les vaccins peuvent effectivement réduire la transmission du virus. En novembre 2020, les fabricants communiquent principalement par le biais de communiqués de presse destinés aux investisseurs, omettant le fait que les rares essais cliniques publiés à cette période révèlent déjà des effets indésirables préoccupants.

Le Conseil scientifique évoque également plusieurs questions soulevées par les scientifiques sceptiques : l'éventualité d'une immunité croisée avec les coronavirus responsables de simples rhumes, qui rendrait inutile un vaccin spécifique au SARS-CoV-2, les risques associés à l'ADE, la durée de la protection offerte par les vaccins, et les mutations potentielles du virus qui pourraient compromettre cette protection.

Dès ses premières délibérations, le Conseil scientifique anticipe un potentiel afflux d'effets indésirables liés aux vaccins et appelle à renforcer la vaccinovigilance, ce que fait l'ANSM, en apparence.[224] Cette préoccupation est partagée au-delà des frontières françaises. En effet, un document officiel du ministère de la Santé britannique, publié sur le Journal officiel de la Communauté européenne, révèle une inquiétude similaire. Le Royaume-Uni, anticipant un volume élevé d'effets indésirables, lance un appel d'offres, reconnaissant son manque de technologie adaptée pour gérer cette situation.[225] Au-

---

224. Voir la page *Un dispositif de surveillance renforcée*, ansm.sante.fr.
225. *United Kingdom-London: Software package and information systems*, ted.europa.eu. 23 octobre 2020.

jourd'hui, en 2023, nombreux sont les experts qui prétendent avoir été pris de court et trompés par les fabricants de vaccins. Cependant, les preuves accumulées montrent qu'ils étaient bel et bien au courant des risques potentiels.

Un document issu du Conseil d'État datant d'avril 2021 atteste clairement que les plus hautes instances gouvernementales françaises sont informées de l'inefficacité potentielle et des risques associés au vaccin. Par exemple, en réponse à la demande d'un citoyen vacciné qui sollicite une exemption des gestes barrières et des mesures de confinement au nom de la protection acquise par la vaccination, le ministère de la Santé précise que la vaccination ne garantit pas une immunité totale contre l'infection, ni contre la transmission du virus. De plus, il est souligné que « les personnes vaccinées sont aussi celles qui sont les plus exposées aux formes graves et au décès en cas d'inefficacité initiale du vaccin ou de réinfection après vaccination ».[226]

Au passage, il faut noter que ni le ministère de la Santé ni le Conseil d'État n'ont entendu parler ou du moins n'ont compris le phénomène de l'ADE.

S'il est besoin d'autres exemples de ce mépris par les autorités de l'avis des experts, l'introduction de la troisième dose de vaccin (ou rappel, administré uniquement avec un vaccin ARNm) fin 2021 est éloquente. Ni la HAS ni l'Académie de médecine n'ont approuvé cette décision. La HAS souligne la valeur de l'immunité naturelle obtenue après une infection, remettant en question la nécessité de revacciner ceux ayant déjà contracté la Covid-19. De son côté, l'Académie de médecine a recommandé en octobre 2021 de ne pas lier la validité du passe sanitaire à l'administration d'un rappel.

À l'étranger, le ministère israélien de la santé a reconnu la « fantastique » protection conférée par une précédente infection.[227] Et une étude[228] israélienne conclut à l'inefficacité de la troisième dose.

---

226. Conseil d'État, juge des référés, 01/04/2021, *450956, In*édit au recueil Lebon, 01 avril 2021.

227. Ministère de la Santé israélien, *Israeli study: Recovered Covid-19 patients with one vaccine protected like three doses*, Haaretz.com.

228. Koren O, Levi R, Altuvia S., *Green Pass and Covid-19 Vaccine Booster Shots in Israel – A More 'Realistic' Empirical Assessment Analyzing the National Airport Data*, SSRN, 7 novembre 2021.

Du côté de la FDA, pourtant, on donne déjà le feu vert à la troisième dose en novembre 2021. Jacqueline A. O'Shaughnessy, scientifique en chef, déclare que, d'après les données scientifiques disponibles, il est « raisonnable de croire » que le vaccin Pfizer-BioNTech Covid-19 pourrait être efficace. Depuis quand des termes comme « raisonnable » et « croire » sont-ils des critères scientifiques ? La FDA s'est appuyée sur des études de petite envergure portant sur des individus ayant reçu la troisième dose. L'efficacité de cette dose est évaluée uniquement par *immunobridging*, c'est-à-dire sur la base des taux d'anticorps induits, et uniquement contre la souche originale de Wuhan de 2019, qui ne circule plus !

On nous a souvent présenté la technologie ARNm comme étant hautement adaptable. Cependant, cette troisième dose est encore basée sur le code génétique de la protéine Spike de 2019, sans aucune adaptation aux variants en circulation à cette période. On savait déjà qu'une adaptation au variant delta serait dangereuse et même que l'infection ou la vaccination pourrait favoriser la production d'anticorps facilitants actifs surtout sur les nouveaux variants en circulation. La balance entre les anticorps neutralisants et facilitants semble pencher davantage vers la facilitation pour les variants, alors qu'elle favorise la neutralisation pour la souche originale de Wuhan.[229]

Comme toujours, les observations scientifiques anticipent les conséquences de la stratégie vaccinale adoptée par les gouvernements. Cependant, toutes les mises en garde sont systématiquement balayées d'un revers de main au profit d'une biopolitique vaccinale rigide qui va droit dans le mur.

Réfutation des arguments en faveur du passe vaccinal

En janvier 2022, la France adopte le passe vaccinal, remplaçant ainsi le passe sanitaire. Désormais, pour accéder à certains espaces, il faut présenter une preuve de vaccination plutôt qu'un test virologique négatif. Pourtant, rien ne justifie cette quasi-obligation vaccinale pour mener une vie normale. Effectivement, dès le début de 2022, le variant Omicron s'impose comme le variant prédominant, supplantant les autres, tout en résistant aux anticorps générés par les vaccins. De nombreuses études ont déjà montré que les personnes vaccinées sont davantage susceptibles de porter le variant Omicron que celles

---

229. PMID 35744971 et PMID 34580004.

n'étant pas vaccinées. De plus, Omicron ne provoque pas la hausse des cas de pneumonies ni des décès.

En milieu d'année 2022, tant la FDA que l'EMA annoncent l'adaptation des vaccins ARNm aux nouveaux variants pour l'automne. Le MHRA, l'autorité britannique de réglementation du marché des dispositifs médicaux, emboîte le pas en août.

Afin d'éviter de mettre au rebut les vaccins conçus initialement pour la souche de Wuhan, la FDA affirme, en dépit des preuves, que le vaccin « prototype » reste efficace contre Omicron. Elle reconnaît néanmoins la baisse de l'efficacité contre les formes graves. Les contorsions des experts pour s'aligner sur les directives des fabricants sont remarquables.

Si la FDA admet implicitement que les vaccins en cours de commercialisation ne préviennent pas les formes graves de la Covid-19,[230] c'est aussi parce que la décision de changer la souche cible ne peut être prise que si l'efficacité du vaccin contre les formes graves est mise en doute. Ces observations sont corroborées par une étude israélienne, qui montre que chez les plus de 60 ans non précédemment infectés, le risque de développer une forme sévère de Covid-19 est bien plus élevé après la troisième dose par rapport à ceux protégés par une infection naturelle.[231]

Une fois de plus, on néglige l'évolution constante du virus, qui aura toujours une longueur d'avance sur les vaccins adaptés. Étonnamment, la première adaptation du vaccin incluait toujours l'ARNm codant pour la protéine Spike de 2019. L'anticipation d'une diminution de l'efficacité, due à l'*empreinte immunitaire* (ou « péché antigénique originel ») renforcée par cette revaccination avec le même antigène de 2019, était encore ignorée. Des essais réalisés par Moderna en 2021 le mettent pourtant en évidence : la réaction immunitaire est nettement orientée en faveur de la souche originelle, et plus on vaccine avec cette souche, plus cette empreinte immunitaire est renforcée.[232]

---

230. *Vaccines and Related Biological Products Advisory Committee Meeting Report*, avril 2022, Safety Platforms for Emergency vACcines (SPEAC), Brighton Collaboration.

231. Goldberg Y, Mandel M, Bar-On YM, et al., *Protection and Waning of Natural and Hybrid Immunity to SARS-CoV-2*, N Engl J Med., 2022, PMID 35613036.

232. Wheatley AK, Fox A, Tan HX, et al., *Immune imprinting and SARS-CoV-2 vaccine design*, Trends Immunol, 2021

Nous verrons que la même erreur est reproduite en 2023 puisque les vaccins « adaptés » de l'automne ciblent ceux du printemps.

Il est essentiel de souligner les défis et les échecs rencontrés chaque année pour adapter les vaccins contre la grippe aux variants saisonniers. Les CDC admettent une efficacité de 0 % contre le clade A H3N3 lors d'une épidémie universitaire en 2021. De plus, une efficacité globale de 8 % a été observée pour les individus de plus de 6 mois, et de 14 % contre le A/H3N2 après ajustement.[233]

Les experts de la FDA, ainsi que les fabricants, sont conscients que l'adaptation des vaccins anti-Covid-19 ne pourrait pas fonctionner. Pourtant, elle est autorisée, tout comme les vaccins destinés aux nourrissons et jeunes enfants âgés de 6 mois à 5 ans. Or, aucune donnée de sécurité n'est présentée, ce qui est préoccupant, surtout à la lumière des informations indiquant une facilitation et une aggravation de l'infection par le vaccin original face aux variants actuels.

Une étude révèle que parmi les individus infectés par Omicron, ceux qui ont reçu le rappel vaccinal sont contagieux pendant une période plus longue que les non-vaccinés ayant déjà contracté la maladie.[234]

Un document des CDC[235] de septembre 2022, montre l'échec total des vaccins adaptés sur des souris ayant subi les différents schémas vaccinaux et ré-infectées par le sous-variant d'Omicron BA.5 pour estimer la protection conférée par les différents boosters (souche Wuhan ou vaccin bivalent) : toutes les souris vaccinées et boostées attrapent la Covid-19 !

Nous observons que les autorités sont rapidement mises au courant des risques et de l'efficacité limitée de cette vaccination, que ce soit grâce aux recommandations de groupes d'experts ou aux analyses effectuées par diverses académies scientifiques. Alors, comment comprendre cette discordance entre le discours interne des instances au pouvoir et celui destiné au public ?

Les politiques et experts officiels sont entraînés dans le flot de la bio-politique sécuritaire : ils sont pris dans une fuite en avant qui leur fait accumuler les incohérences et les contre-vérités. Il ne s'agit pas

---

233. *Efficacy of flu vaccines*, FDA report, 2021.
234. *Duration of Shedding of Culturable Virus in SARS-CoV-2 Omicron (BA.1)*, *NEJM*, 2022.
235. *Booster Doses of Moderna Covid-19 Vaccines in Adults, Adolescents & Children*, September 1, 2022, ACIP meeting Covid-19 Vaccines.

toujours de corruption directe. Les politiques jouent leur carrière et ceux qui franchissent le plus vite les étapes du pouvoir sont ceux qui défendent le mieux le discours biosécuritaire.

Certains scientifiques reçoivent directement des « cadeaux » de l'industrie ou par l'intermédiaire des financements de leurs laboratoires ou hôpitaux : pour la plupart, ils répètent le discours des cabinets de conseil et de l'industrie sans chercher à en savoir davantage. D'autres n'ignorent pas que le discours officiel est en opposition avec leurs connaissances acquises, mais ils sont victimes de la « double-pensée » décrite par l'écrivain George Orwell dans son roman *1984 :* ils savent, mais ils oublient en même temps ce qu'ils savent pour ne pas compromettre leur carrière ou les financements de leur labo auquel ils ont consacré l'essentiel de leur vie.

Pour aller plus loin
– *Vaccins anti-Covid-19, sûrs et efficaces ? Avis du Conseil Scientifique, de la HAS, ce qu'en a fait la Commission Européenne*, Aimsib. org, 29 novembre 2021.

– *Une troisième dose pour que ça marche enfin ?*, Aimsib.org, 26 novembre 2021.

– *Réfutation des arguments « scientifiques » justifiant le passe vaccinal*, ReinfoCovid, 5 janvier 2022.

– *Adaptation des vaccins anti-Covid-19 pour l'automne 2022*, Aimsib. org, 4 septembre 2022.

3.5 La biopolitique nuit gravement à la santé

Selon les analyses de chercheurs indépendants, la stratégie de vaccination de masse contre la Covid-19 est un échec flagrant. L'explosion des cas d'effets indésirables à travers les registres de la pharmacovigilance ne peut que sauter aux yeux des observateurs habitués à ces données. Chacun sait qu'il ne s'agit que de la pointe émergée de l'iceberg, mais le pouvoir persiste toujours dans le déni et surfe sur la pharmacovigilance « passive » pour dissimuler les conséquences néfastes de la biopolitique.

3.5.1. Des effets indésirables prévisibles mais ignorés

Il est alarmant de constater que, malgré des preuves accablantes, les autorités sanitaires continuent de promouvoir la vaccination contre la Covid-19. Dans un article collaboratif publié en juillet 2023, je souligne avec d'autres chercheurs indépendants le nombre alarmant d'effets indésirables post-vaccinaux.[236] Bien que les données évoluent rapidement, il est clair qu'à la fin du premier semestre 2022, les autorités disposent de toutes les informations nécessaires pour mettre un terme à la campagne de vaccination. Pourtant, elles persistent dans cette voie à l'automne 2023, ce qui est scientifiquement inexcusable.

Les documents de pharmacovigilance de Pfizer, réclamés par l'Agence européenne des médicaments et rendus publics, sont particulièrement révélateurs.[237] Ils font état de 508 351 rapports individuels d'effets indésirables, contenant 1 597 673 événements, dont un tiers sont classés comme graves. Ces chiffres sont ceux du premier semestre 2022. Depuis le début de la vaccination, Pfizer a accumulé 1,5 million de rapports individuels et près de 5 millions d'événements indésirables. De toute évidence, Pfizer a rapidement su que presque tous les organes étaient impactés par des troubles vasculaires, nerveux, oculaires, auditifs, respiratoires, reproductifs et psychiatriques, entre autres.

---

236. *Chères élites, prenez soin de nous*, Aimsib.org, 16 juillet 2023.
237. *Confidential Pfizer Document Shows the Company Observed 1.6 Million Adverse Events Covering Nearly Every Organ System*, Global Research, 21 juin 2023, voir le détail des effets endésirables en Annexe 2.2 : http://tiny.cc/EI-Pfizer.

Pourquoi ces informations n'ont-elles pas été partagées avec le grand public ? Jusqu'à quel point certains responsables politiques étaient informés de la situation ? Des investigations seront nécessaires pour apporter des réponses.

De plus, notre article collaboratif pointe également une surmortalité inexpliquée dans plusieurs pays, notamment chez les jeunes. En France, selon les chiffres provisoires de l'Insee, la surmortalité en 2022 est de 9,8 % par rapport à 2019, soit une augmentation de 60 181 décès,[238] qui concernent aussi les jeunes qui ne meurent pas de la Covid-19.[239] Cette ignorance délibérée des faits est inquiétante et soulève des questions sur les motivations derrière ces décisions.

Dès le début de la campagne de vaccination en décembre 2020, les autorités sanitaires sont conscientes des potentiels effets indésirables des vaccins (voir l'encadré ci-après), notamment parce que ces effets indésirables sont déjà annoncés dans les essais cliniques, ce que nous avons vu dans *Essais cliniques : un échec vaccinal prévisible avec tous les types de vaccins ?*

Sans surprise donc, dès le lancement des vaccinations, de nombreuses personnes signalent des effets secondaires. Ces signalements, qu'ils proviennent des victimes elles-mêmes, de leur famille ou de leur médecin, sont enregistrés dans diverses bases de données des systèmes de pharmacovigilance tels que le VAERS américain, EudraVigilance en Europe, l'ANSM française, le MHRA britannique, et d'autres.

Omerta médiatique

De toute évidence, nous avons assisté à une période de censure inédite en ce qui concerne la couverture médiatique de la crise sanitaire, tout particulièrement sur le traitement des effets indésirables. Tandis que les médias traditionnels adoptent une ligne éditoriale commune, plusieurs plateformes alternatives font l'objet d'une surveillance accrue. Cette situation conduit à des interventions ciblées pour faire taire les voix dissidentes, notamment celles des chercheurs indépendants.

---

238. D'après l'Institut national des statistiques en France, https://www.insee.fr/fr/statistiques/6206305?sommaire=4487854
239. Insee Première, n° 1951, juin 2023, https://www.insee.fr/fr/statistiques/7628176.

Un cas emblématique est celui de Laurent Mucchielli, sociologue et directeur de recherches au CNRS. Son espace d'expression sur *Mediapart* lui est retiré après qu'il a mis en cause la pharmacovigilance défaillante. Le journal *France Soir* décide de republier son travail, contribuant ainsi à rouvrir le débat sur une question cruciale. Mucchielli ne reste pas longtemps sans voix face à cette situation. Il coordonne un ouvrage collectif intitulé *La Doxa du Covid-19*, rassemblant ses écrits précédemment disponibles sur *Mediapart*, dans lesquels sont intégrées les contributions d'autres auteurs, parmi lesquels j'ai l'honneur de figurer.

Il suffit de regarder la liste des effets indésirables publiée en mai 2023 par l'ANSM (voir en pages suivantes) pour comprendre que l'autorité de régulation française a deux ans de retard sur les informations rapportées par Laurent Mucchelli... Sans faire la liste des effets indésirables publiés dans des rapports de cas ou dans des méta-analyses internationales, on y retrouve toutes les pathologies annoncées par la FDA en octobre 2020.

Des effets indésirables connus par la FDA dès octobre 2020

Les effets indésirables ont été anticipés par les autorités : la Food and Drug Administration s'attend à les voir apparaître et demande, dès octobre 2020, un suivi particulier pour :

- maladie Covid-19 [NdA : ainsi, la FDA reconnaît implicitement l'effet ADE, facilitation de l'infection par le vaccin]
- décès
- névrite optique
- encéphalite
- myélite
- ataxie
- vaccination pendant la grossesse et effets indésirables sur la grossesse
- syndrome de Guillain-Barré
- encéphalomyélite aiguë disséminée
- polyneuropathie inflammatoire démyélinisante chronique
- myélite transverse
- sclérose en plaques
- méningo-encéphalite
- crises d'épilepsie / convulsions
- narcolepsie / cataplexie
- accident vasculaire cérébral
- maladie auto-immune
- réactions allergiques non anaphylactiques
- anaphylaxie
- infarctus aigu du myocarde
- myocardite / péricardite
- coagulation intravasculaire disséminée (civd)
- thromboembolie veineuse
- arthrite et arthralgie
- syndrome inflammatoire multisystémique (mis-c, mis-a), maladie de Kawasaki
- thrombocytopénie immunitaire (itp).

Source : *CDC post-authorization/post-licensure safety monitoring of Covid-19 vaccines*, Tom Shimabukuro. MD, MPH, MBA CDC Covid-19 Vaccine Task Force Vaccine Safety Team, 22 octobre 2020.

Mise à jour de l'ANSM en mai 2023 : effets indésirables des vaccins anti-Covid-19

L'Agence nationale de sécurité du médicament (ANSM) publie une mise à jour concernant les effets indésirables associés aux vaccins anti-Covid-19. Cette actualisation, datée du 11 mai 2023, classe les effets en trois catégories : confirmés, potentiels sous surveillance, et déjà sous surveillance.

Signaux confirmés
- hypertension
- myo/péricardite
- saignements menstruels importants
- réaction retardée au site d'injection (douloureuse, érythémateuse, prurigineuse)
- érythème polymorphe

Signaux potentiels sous surveillance
- zona et réactivation virale
- troubles du rythme cardiaque
- néphropathie glomérulaire
- pancréatite
- polyarthrite rhumatoïde
- hémophilie acquise
- syndrome de Parsonage-Turner
- troubles menstruels (hors saignements menstruels importants)
- pseudo-polyarthrite rhizomélique
- hépatite auto-immune
- surdité
- perte de connaissance (associée ou non à des chutes)
- anémie hémolytique auto-immune

Signaux déjà sous surveillance
- thrombose veineuse cérébrale
- thrombopénie et variantes
- déséquilibre diabétique lié à la réactogénicité
- échec vaccinal
- syndrome d'activation macrophagique
- méningoencéphalite zostérienne

- aplasie médullaire
- syndrome de Guillain-Barré
- rejet de greffe de la cornée
- déséquilibre/récidive de pathologie chronique
- ictus amnésique
- acouphènes
- vascularite systémique à ANCA
- troubles musculo-squelettiques
- thyroïdite
- uvéite.

La protéine Spike et son rôle dans la pathogénicité du SARS-CoV-2

Rappelons que tous les vaccins actuels ciblent la protéine Spike du SARS-CoV-2. Cette protéine est maintenant largement reconnue comme étant l'une des causes (si ce n'est la principale) de la pathogénicité du virus. Dès le printemps 2020, Jean-Marc Sabatier explique les effets potentiellement nocifs de l'infection par le SARS-CoV-2 en raison de l'interaction de la protéine Spike avec le récepteur cellulaire humain ACE2. Ce récepteur joue un rôle crucial dans le système rénine-angiotensine, qui régule non seulement la pression artérielle et l'équilibre hydro-électrique, mais il est également impliqué dans des processus inflammatoires et de coagulation.

Ainsi, la toxicité associée à la protéine Spike vaccinale pourrait entraîner des complications similaires à celles observées chez les patients atteints de Covid-19, notamment en affectant les cellules endothéliales, qui sont abondantes en récepteurs ACE2 et tapissent l'intérieur de nos vaisseaux sanguins. Les quantités de Spike circulant chez des vaccinés peuvent être équivalentes ou grandement supérieures à celles produites lors d'une infection Covid-19 grave.[240]

La persistance de la protéine Spike et de l'ARN viral dans le Covid long

Notons que la protéine Spike et l'ARN du virus peuvent subsister pendant une période prolongée chez les individus souffrant de ce qu'on

240. Banoun, H. *mRNA: Vaccine or Gene Therapy? The Safety Regulatory Issues*, *Int. J. Mol. Sci.*, 2023,
https://www.mdpi.com/1422-0067/24/13/10514.

appelle le *Covid long*. Cependant, ces éléments ne sont généralement pas détectés chez les personnes qui ont été infectées mais ne présentent pas de symptôme prolongé de la Covid-19. Une seule étude montre le contraire.[241] Une autre recherche ne trouve pas de trace persistante de la protéine Spike chez les individus sans symptômes prolongés.[242] De plus, une étude distincte examine la présence d'antigènes viraux dans l'intestin et constate que seuls les patients souffrant de Covid long présentent des antigènes viraux persistants dans cette région, bien qu'aucun virus cultivable n'ait été détecté.[243] Ces éléments confirment le rôle de la toxicité de la Spike dans l'effet pathogène du virus SARS-CoV-2. Il est possible que des prédispositions génétiques puissent influencer la manière dont les individus réagissent à la protéine Spike.

La toxicité de la Spike vaccinale

En 2021, je traduis et complète un article de Stephanie Seneff et Greg Nigh recensant et expliquant le mécanisme des effets indésirables observés dès mai 2021 suite aux vaccins fondés sur la Spike modifiée à partir de la Spike toxique du SARS-CoV-2. On y trouve des compléments au mécanisme évoqué par Jean-Marc Sabatier. En octobre 2021, le Pr Bourdineaud et le Dr Lesgards publient dans *FranceSoir* un article rappelant que le problème de ces vaccins est notamment que la protéine qu'ils fabriquent est aussi toxique que la protéine Spike du virus.[244]

On sait désormais que la protéine Spike a la capacité de traverser la barrière hémato-encéphalique et qu'elle est neurotoxique. Il a également été découvert que la Spike entraîne l'agglutination des globules

241. Schultheiß, C, Willscher, E, Paschold, L, et al., *Liquid biomarkers of macrophage dysregulation and circulating Spike protein illustrate the biological heterogeneity in patients with post-acute sequelae of Covid-19*, J Med Virol., 2022.
242. Zoe Swank et al., *Persistent Circulating Severe Acute Respiratory Syndrome Coronavirus 2 Spike Is Associated With Post-acute Coronavirus Disease 2019 Sequelae*, Clinical Infectious Diseases, 2023.
243. Zollner A, Koch R, Jukic A, et al., *Postacute Covid-19 is Characterized by Gut Viral Antigen Persistence in Inflammatory Bowel Diseases*, Gastroenterology, 2022.
244. *Nous ne sommes pas « anti-vax », nous sommes « anti-spike » !*, 13 octobre 2021.

rouges[245] et qu'elle peut, ainsi que son ARNm viral, s'introduire dans le noyau des cellules.[246]

Autre toxicité potentielle et non des moindres : de nombreux types cellulaires de la personne vaccinée vont intégrer l'ARNm et produire de la Spike. Cette protéine, une fois à la surface de ces cellules, sera identifiée comme étrangère par le système immunitaire, qui pourrait alors les éliminer. Cette action pourrait causer des nécroses dans des organes essentiels. À noter également que la Spike présente des similitudes avec des protéines humaines, ce qui pourrait conduire à des maladies auto-immunes après l'immunisation contre cette protéine.

Il est important de rappeler que les personnes asymptomatiques, lorsqu'elles sont infectées par le virus, résistent à la maladie grâce à leur système immunitaire inné. Une barrière mucosale robuste, composée entre autres de macrophages et de neutrophiles, élimine le virus avant qu'il ne se propage dans tout l'organisme. La majorité des personnes exposées au virus ne développeront pas d'infection systémique et seront protégées des effets nocifs de la Spike. À l'inverse, après la vaccination, l'ARNm et la Spike diffusent dans tout le corps et y demeurent. Plus grave, on pouvait s'attendre à ce que la Spike vaccinale plus stable soit plus toxique que la Spike virale.

En effet, il faut savoir que l'ARNm utilisé dans les vaccins contre la Covid-19 a été modifié pour le rendre plus stable, c'est-à-dire moins biodégradable. Ce n'est donc pas un ARNm « naturel ». Pour ce faire, toutes les molécules naturelles d'uridine ont été remplacées par des N1-methyl-pseudouridine. De plus, la séquence de l'ARNm a été ajustée (par optimisation de codons) afin d'améliorer la production de la protéine Spike (pour produire plus d'anticorps) et augmenter sa similitude avec les ARN humains. Cette ressemblance vise à éviter que l'ARNm ne soit rapidement identifié et détruit comme un intrus.

Cependant, ces modifications ne sont pas sans risques. La stabilité accrue de la protéine Spike produite sur la base de cet ARNm pourrait la rendre plus toxique que sa version originale. Il s'agit d'une protéine Spike mutée. Produite à partir du vaccin, elle est volontairement différente de la Spike virale. De plus, la modification de l'ARNm pour-

---

245. Boschi, C. et al., *SARS-CoV-2 Spike Protein Induces Hemagglutination: Implications for Covid-19 Morbidities and Therapeutics and for Vaccine Adverse Effects*, bioRxiv, 2022.
246. Sattar, S. et al., *Nuclear translocation of Spike mRNA and protein is a novel pathogenic feature of SARS-CoV-2*, bioRxiv, 2022.

rait entraîner des erreurs de copie et des repliements incorrects de la protéine Spike. Dans certains cas, cela pourrait conduire la protéine à agir comme un prion, provoquant des maladies dégénératives similaires à la maladie de Creutzfeldt-Jakob.

Par ailleurs, l'ARNm est encapsulé dans des nanoparticules lipidiques pour le protéger et faciliter son transport. Ces particules jouent également un rôle d'adjuvant, dont les effets exacts restent mal connus. Parmi les composants de ces nanoparticules, on trouve le PEG, une substance qui a été associée à des réactions anaphylactiques.

Un risque accru de cancer
En 2023, des médecins signalent l'apparition de turbos-cancers (cancers de novo ou réactivation de cancers en rémission qui flambent et résistent aux traitements). Nous évoquerons ces effets indésirables graves dans la partie consacrée aux produits de thérapies géniques (GTP). Les cancers figurent bien parmi les risques associés à cette classe de médicament, mais ce risque a été sous-estimé pour les vaccins à ARNm en raison de leur catégorisation comme vaccins. Ce classement illogique a évité que les cancers soient suivis avec une attention particulière par la pharmacovigilance.

Risques de myocardite : les vaccins plus dangereux que l'infection
Chaque fois qu'un jeune athlète vacciné décède, les médias persistent à affirmer que l'infection par la Covid-19 entraîne davantage de myocardites que le vaccin. Cependant, toutes les études sérieuses confirment les données publiées par l'équipe des CDC en charge de la vaccinovigilance, une source difficilement taxable de complotisme. Dans le cas de l'infection Covid-19, les CDC nous apprennent que les jeunes de 16 à 39 ans présentent 7,5 fois plus de risques de faire une myocardite après avoir attrapé la Covid-19 que ce qui serait attendu sans infection.[247] Les CDC publient, d'autre part, que les garçons et les jeunes hommes de 12 à 24 ans ont un risque de myocardite 100 fois supérieur dans les 21 jours après la seconde dose d'ARNm par rapport à ce qui était attendu.[248] Il y aurait donc 7,5 fois plus de

---

247. Boehmer Tket al., *Association Between Covid-19 and Myocarditis Using Hospital-Based Administrative Data – United States, March 2020 – January 2021, Morb Mortal Wkly Rep.*, 2021, PMID 34473684.
248. *Covid-19 Vaccine safety updates Advisory Committee on Immunization Practices (ACIP) June 23*, 2021, Tom Shimabukuro, page 27.

risque de faire une myocardite après un Covid-19, mais 100 fois plus après deux doses de vaccins ARNm. Cela aurait dû suffire à retirer ces produits du marché.

Une des publications les plus convaincantes est une étude prospective suisse,[249] qui suit des participants sur une période donnée pour observer les effets d'un traitement. Près de 3 % des personnes vaccinées présentent des signes de myocardite. Cette étude sur les personnels de santé, plutôt jeunes et sains, montre aussi que les femmes sont plus atteintes. En Thaïlande, une autre étude menée sur 300 adolescents de 13 à 18 ans après leur seconde dose de vaccin Pfizer fait état de près d'un tiers des adolescents vaccinés présentant des symptômes cardiaques.

Pour plus d'info. Dans un article publié avec Patrick Provost, nous fournissons des références d'études démontrant une incidence supérieure des myo/péricardites post-vaccinales comparée à celle observée après infection. Je complète ces références en août 2023 dans un article que vous trouverez sur ma page ResearchGate : *Quels sont les risques réels de myocardite après infection Covid-19 et après vaccin Covid-19 ?*

Les mécanismes probables des thromboses et myocardites

La protéine Spike, qu'elle provienne du virus ou du vaccin, peut déclencher plusieurs mécanismes qui augmentent le risque de thrombose. Voici un résumé de ces dérèglements physiopathologiques :

– perturbation du système rénine-angiotensine (SRA), selon les travaux de J.-M. Sabatier. Le mécanisme lié au dérèglement du SRA est confirmé par une étude.[250] Ce mécanisme est associé à la thrombose ;

– anticorps anti-FP4 : après l'injection du vaccin, un taux élevé d'anticorps anti FP4 (anti-facteur plaquettaire 4) est observé. Ces anticorps pourraient provoquer des caillots sanguins à des endroits inhabituels. C'est un mécanisme auto-immun ;

– la protéine Spike et la perméabilité vasculaire : la protéine Spike

---

249. Buergin N et al., *Sex-specific differences in myocardial injury incidence after Covid-19 mRNA-1273 Booster Vaccination*, *Eur J Heart Fail.* 2023 Jul 20. PMID 37470105.
250. Bilotta C et al., *Covid-19 Vaccine-Related Thrombosis: A Systematic Review and Exploratory Analysis*, *Front Immunol.*, 2021, PMID 34912330.

peut augmenter (par sa liaison à l'ACE2) la perméabilité vasculaire et la quantité du facteur von Willebrand, qui est prothrombotique. Elle peut aussi se lier à un autre récepteur des cellules endothéliales, impliqué dans la perméabilité, et même engendrer des autoanticorps contre ce dernier ;

– mimétisme moléculaire de la Spike : cette protéine peut imiter d'autres protéines impliquées dans la coagulation. Cela peut conduire à un mécanisme auto-immun où le corps produit des anticorps contre la Spike, qui peuvent également réagir avec ces protéines de coagulation ;

– anticorps anti-idiotypes : des anticorps secondaires, appelés « anti-idiotype », peuvent partager certaines propriétés biologiques de la Spike. Prenons une image pour comprendre : imaginez une empreinte de vos dents faite chez le dentiste, elle est comme un premier anticorps (Ab1), qui reconnaît un virus ; ensuite, le dentiste utilise cette empreinte pour faire un moule de vos dents ; ce moule est comme un second anticorps (Ab2 ou anti-idiotype), qui reconnaît et s'adapte à la première empreinte : le moule reproduit la structure de la Spike. Ces anticorps anti-idiotypes peuvent se lier à l'ACE2, tout comme la protéine Spike le ferait. Cela pourrait expliquer pourquoi certains effets persistent même après la disparition de la protéine Spike. Ils sont le fait des anticorps anti-idiotypes qui peuvent parfois imiter l'antigène original (dans ce cas, la protéine Spike) et interagir avec les mêmes cibles que l'antigène ;[251]

– en ce qui concerne les myocardites, plusieurs mécanismes sont encore à l'étude, allant de la présence d'impuretés dans le vaccin à des réactions immunitaires spécifiques et non spécifiques ;

– impuretés dans les vaccins ARNm : des impuretés présentes dans les vaccins ARNm (évoquée par les fabricants Pfizer et Moderna eux-mêmes) pourraient être à l'origine de cas de myocardites ;[252]

251.Bellavite, P.; Ferraresi, A.; Isidoro, C., *Immune Response and Molecular Mechanisms of Cardiovascular Adverse Effects of Spike Proteins from SARS-CoV-2 and mRNA Vaccines*, Biomedicines 2023, https://doi.org/10.3390/biomedicines11020451.
252. Lazaros G et al., *The Novel Platform of mRNA Covid-19 Vaccines and Myocarditis: Clues into the Potential Underlying Mechanism*, Vaccine, 2021, PMID 34312010.
Verbeke R, Hogan MJ, Loré K, Pardi N., *Innate immune mechanisms of mRNA vaccines*, Immunity, 2022, PMID 36351374.

– production de la protéine Spike par les cellules cardiaques : les cellules cardiaques produisant la protéine Spike après vaccination peuvent être attaquées par le système immunitaire, provoquant une myocardite ;[253]

– réaction non spécifique à l'inflammation générale : la myocardite pourrait résulter d'une inflammation générale causée par le vaccin, indépendamment de la production d'anticorps anti-Spike ;[254]

– une étude sur des souris montre que l'injection intramusculaire et intraveineuse d'ARNm anti-Covid-19 entraîne une nécrose cardiaque chez tous les animaux après la deuxième dose ;

– l'effet toxique ARNm : les vaccins à ARNm pourraient avoir un effet inflammatoire, en particulier sur le cœur, lorsqu'ils atteignent cet organe vital. J'aborde cette piste dans un article sur *ResearchGate*.[255] Les LNP (nanoparticules lipidiques) recirculent en effet de façon répétée dans le cœur, et les contaminants présents dans le produit final pourraient être responsables en grande partie de cette inflammation selon les fabricants eux-mêmes.

Pour aller plus loin
– *Pire que la maladie, les conséquences involontaires des injections anti-Covid-19*, Aimsib.org, 27 juin 2021.

– *Explications biologiques du mécanisme des effets indésirables des vaccins anti-Covid-19*, Aimsib.org, 2 octobre 2022.

– Banoun H., Provost P., *A 6-Week Time Period May not be Sufficient to Identify Potential Adverse Events Following Covid-19 Vaccination, International Journal of Vaccine Theory, Practice and Research*, 2023.

– *Quels sont les risques réels de myocardite après infection Covid-19 et après vaccin Covid-19 ?*, ResearchGate, août 2023.

– Banoun, H., *mRNA: Vaccine or Gene Therapy? The Safety Regulatory Issues, Int. J. Mol. Sci.*, 2023.

---

253. Stervbo U et al., *Case report: SARS-CoV-2 specific T-cells are associated with myocarditis after Covid-19 vaccination with mRNA-1273, Front. Med.*, 2023.
254. Barmada A et al., *Cytokinopathy with aberrant cytotoxic lymphocytes and profibrotic myeloid response in SARS-CoV-2 mRNA vaccine-associated myocarditis, Sci Immunol*, 2023.
255. À propos des mécanismes et du suivi à *long terme des myocardites post-injection d'ARNm anti-Covid-19, ResearchGate*, août 2023.

3.5.2. Modification du génome, un risque sous-estimé

Je fais le point sur la question de la probabilité de l'intégration de l'ARNm vaccinal dans le génome des vaccinés dans un article paru en mars 2022 : *Rétrotranscription et intégration dans le génome de l'ARN viral et/ou vaccinal : que sait-on ?* Je remercie à cette occasion Alexandra Henrion-Caude, docteure en génétique, spécialiste de l'ARN, d'avoir attentivement relu et critiqué mon texte.

À l'époque, deux études suscitent de vives réactions, car elles suggèrent que la transformation de l'ARN viral ou vaccinal en ADN, puis son intégration dans notre génome, pourraient être un risque possible. Cette question est cruciale, car si cela se produisait, cela signifierait que l'ARNm s'insère de manière permanente dans notre ADN, qui constitue le génome de nos cellules. À noter que le virus SARS-CoV-2 est un virus à ARN qui se multiplie sans avoir besoin d'entrer dans le noyau de la cellule. On ne s'attend donc pas à ce que le génome du virus puisse s'intégrer dans notre génome.

Pour simplifier, voici comment fonctionne la production de protéines dans notre corps : notre ADN, situé dans le noyau de la cellule, contient les informations. Celles-ci sont copiées (transcrites) sous forme d'ARN messager, qui se déplace ensuite hors du noyau de la cellule. Là, il est « lu » et transformé (traduit) en protéines.

Si l'ARN du virus ou du vaccin parvenait à s'intégrer à notre ADN, cela pourrait avoir des conséquences inattendues et potentiellement dangereuses. Par exemple, notre corps pourrait produire en continu une protéine indésirable. De plus, cette modification pourrait être transmise à nos enfants via nos cellules reproductrices. Et même si aucune protéine n'est produite, l'ajout d'une séquence étrangère à notre ADN pourrait perturber le fonctionnement normal de nos cellules et entraîner diverses maladies, voire des cancers. Pour que l'ARN s'intègre à l'ADN, il doit d'abord être transformé (rétrotranscrit) en ADN et entrer dans le noyau de la cellule. On comprend pourquoi les médias réagissent fortement à toute allusion sur la possibilité d'intégration dans l'ADN de l'ARN viral ou vaccinal.

Une étude publiée en 2021 dans la renommée revue *PNAS*[256] (acro-

---

256. Zhang L, Richards A, Barrasa MI, et al., *Reverse-transcribed SARS-CoV-2 RNA can integrate into the genome of cultured human cells and can be expressed in patient-derived tissues*, Proc Natl Acad Sci USA, 2021.

nyme de *Comptes rendus de l'Académie des Sciences États-Unis*) est réalisée par des experts reconnus dans leur domaine. Cette étude révèle que certaines parties du code génétique du virus SARS-CoV-2 peuvent être copiées et intégrées sous forme d'ADN dans le code génétique de cellules humaines cultivées en laboratoire. De plus, les chercheurs trouvent des preuves de cette intégration dans des cellules prélevées sur des patients décédés de la Covid-19, qui proviennent de différents organes tels que les poumons, le cœur, le cerveau et l'estomac.

Pour que cette transformation et intégration aient lieu, une enzyme spéciale appelée « rétrotranscriptase » est nécessaire. Elle est naturellement présente dans certains types de cellules, notamment les cellules cancéreuses et les cellules embryonnaires. L'étude démontre que l'une de ces enzymes, appelée rétrotranscriptase LINE-1, peut transformer l'ARN du virus SARS-CoV-2 et l'intégrer dans le code génétique de la cellule infectée. Or, justement, cette enzyme est activée lors d'une infection virale ou d'une vaccination.

Une autre étude[257] (Aldén et al.) révèle que l'ARNm du vaccin (qui contient les instructions pour produire la protéine Spike du virus) peut être transformé en ADN six heures après que des cellules ont été exposées au vaccin. Cette transformation est observée dans des cellules cultivées en laboratoire provenant d'un cancer du foie. Cependant, certaines critiques soulignent qu'il est difficile de généraliser ces résultats à toutes les cellules du corps humain puisque les cellules utilisées pour cette étude sont des cellules cancéreuses et ont donc des caractéristiques particulières, notamment une grande production de l'enzyme LINE-1. C'est une critique légitime, mais il existe toutefois dans notre corps des cellules saines qui se multiplient rapidement, comme celles de la moelle osseuse, de l'intestin, de la peau, des voies respiratoires et de l'embryon. L'enzyme LINE-1 est également présente dans des cellules qui ne se divisent pas, comme les cellules musculaires et les neurones. De plus, une infection virale peut augmenter l'activité de cette enzyme. Ainsi, si l'on se fait vacciner pendant ou après une infection, cela pourrait théoriquement augmenter le risque que l'ARNm du vaccin s'intègre dans notre ADN, si cette intégration était confirmée.

---

257. Aldén M. et al., *Intracellular Reverse Transcription of Pfizer BioNTech Covid-19 mRNA Vaccine BNT162b2 In Vitro in Human Liver Cell Line*, Curr. Issues Mol. Biol., 2022.

En conclusion, bien qu'il n'ait pas été clairement démontré que l'ARNm du vaccin puisse s'intégrer dans le génome d'une personne vaccinée, ceci reste biologiquement plausible. Il aurait donc fallu étudier sérieusement ce risque AVANT d'administrer un produit encore en phase expérimentale à des milliards de personnes.

Toutefois, comme le fait remarquer un article de ReinfoCovid[258] sur le même sujet, il serait utile de vérifier si l'ADN est déjà présent dans le vaccin avant son administration. Cette vérification permettrait de déterminer si l'ADN détecté dans les cellules humaines après la vaccination provient du vaccin lui-même ou est le résultat d'une transformation de l'ARNm en ADN par les cellules. Si de l'ADN est déjà présent dans le vaccin, cela signifierait que la transformation de l'ARNm en ADN dans le corps humain n'est pas nécessaire pour expliquer la présence de cet ADN dans nos cellules. Cela remettrait en question l'hypothèse de la rétrotranscription *in vitro* par les cellules humaines dans l'étude Aldén.

La possibilité que l'ADN détecté dans les vaccins à ARNm puisse en réalité être une « impureté » résiduelle du processus de fabrication plutôt que le résultat d'une transformation de l'ARNm en ADN par les cellules humaines n'est pas incongru. Nous verrons plus loin[259] qu'on trouve en effet des quantités non négligeables d'ADN contaminant dans les flacons de vaccins Pfizer et Moderna.

Ceci étant dit, depuis ma synthèse de 2022, de nouvelles informations ont émergé, renforçant les préoccupations initiales et apportant des détails supplémentaires préoccupants concernant la possibilité d'une intégration dans l'ADN.

Après avoir été infectées par le virus, certaines personnes ayant eu la Covid-19 montrent des traces persistantes de la protéine Spike jusqu'à un an après l'infection. Cette persistance pourrait être due à une intégration de l'ARNm du virus dans le génome humain. Cette hypothèse est suggérée par une étude qui a observé des patients, vaccinés et non-vaccinés.[260]

---

258. *Retro-transcription de l'ARNm du vaccin Pfizer/BioNtech : un début de preuve in vitro*, Reinfocovid.fr, 8 mars 2022.
259. Voir le chapitre *Vaccins ou thérapies géniques* (4e partie).
260. Swank Z, et al., *Persistent circulating SARS-CoV-2 Spike is associated with post-acute Covid-19 sequelae, Clin Infect Dis.*, 2022.

Une autre recherche examine la présence continue d'antigènes viraux dans l'intestin. Seules les personnes souffrant de séquelles prolongées de la Covid-19 présentent ces antigènes et de l'ARN viral, bien qu'aucun virus viable ne soit détecté.[261]

Il est également possible que le virus SARS-CoV-2 puisse activer des rétrovirus endogènes, appelés HERV. Ces virus, qui sont en sommeil dans notre corps, possèdent l'enzyme rétrotranscriptase.[262]

En 2022, nous apprenons également que la protéine Spike du SARS-CoV-2 peut pénétrer dans le noyau des cellules et y entraîner l'ARNm de cette protéine. Il est possible que la protéine Spike produite par le vaccin agisse de la même manière avec l'ARNm du vaccin.[263]

En ce qui concerne les vaccins à base d'adénovirus, comme ceux d'Astra-Zeneca et de Janssen, un expert en intégration de l'ADN étranger dans les cellules humaines souligne que l'ADN d'un adénovirus, similaire à celui des vaccins contre la Covid-19, peut s'intégrer dans le génome des souris.[264] L'ADN correspondant à l'ARN de la protéine Spike du vaccin s'est-il intégré dans le génome des personnes vaccinées avec Astra-Zeneca ou Janssen ? Il serait surprenant que les chercheurs ne se penchent pas un jour sur cette question.

Ce qu'il faut retenir sur la rétro-transcription de l'ARNm (virus et vaccin Pfizer)[265]

– Rétro-transcription *in vitro* : l'ARNm du vaccin Pfizer-BioNTech peut être converti en ADN lorsqu'il est étudié en laboratoire (*in vitro*).

261. Zollner A, et al., *Postacute Covid-19 is Characterized by Gut Viral Antigen Persistence in Inflammatory Bowel Diseases*, Gastroenterology, 2022.
262.Charvet, B., et al., *SARS-CoV-2 awakens ancient retroviral genes and the expression of proinflammatory HERV-W envelope protein in Covid-19 patients*, ISCIENCE, 2023.
263. Sattar S, et al., *Nuclear translocation of Spike mRNA and protein is a novel feature of SARS-CoV-2*, Front. Microbiol, 2023.
264. Doerfler W., *Adenoviral Vector DNA- and SARS-CoV-2 mRNA-Based Covid-19 Vaccines: Possible Integration into the Human Genome*, Virus Res., 2021, PMID 34087261.
265. *Retro-transcription de l'ARNm du vaccin Pfizer/BioNtech : un début de preuve in vitro*, Reinfocovid.fr, 8 mars 2022.

– Intégration de l'ARN du virus : l'ARN du virus SARS-CoV-2, responsable de la Covid-19, peut s'intégrer dans le génome de cellules humaines cultivées en laboratoire et a été retrouvé dans différents organes chez des patients décédés de Covid-19 graves.

– ARNm et rétro-transcription : des ARNm, qu'ils soient naturels, étrangers ou même artificiels, peuvent être convertis en ADN dans des cellules humaines, même en l'absence de virus. Le « dogme » de la biologie moléculaire n'est pas aussi simple que ce qu'en retiennent souvent les étudiants en biologie : l'ADN est transcrit en ARN, mais l'inverse aussi est possible, et ceci a été proposé par Francis Crick dès 1956.

– L'ADN contaminant les vaccins à ARNm a plus de risques de s'intégrer dans le génome.

Pour aller plus loin
– *Rétrotranscription et intégration dans le génome de l'ARN viral et/ou vaccinal : que sait-on ?*, Aimsib.org, 20 mars 2022.

3.5.3. Vaccinovigilance : un aveuglement institutionnel

La surveillance des effets indésirables des médicaments et des vaccins joue un rôle crucial dans la protection des patients. Toutefois, ce système n'est pas infaillible, loin de là. Depuis longtemps, la sous-notification des effets indésirables dans les bases de données dédiées est un problème reconnu.

Dans le contexte de la Covid-19, les lacunes de la vaccinovigilance sont devenues particulièrement criantes. Pourtant, avant même le début de la campagne de vaccination en décembre 2020, les autorités sont prévenues de la nature et de l'ampleur des effets indésirables potentiels. Néanmoins, ces informations sont négligées. Pourquoi cette omission et par quels moyens les experts ont-ils réussi à cacher les effets indésirables ?

Il faut rappeler que la crise de la Covid-19 offre une opportunité unique de mettre en avant les vaccins à ARNm. Ces vaccins sont très attendus par les promoteurs de la vaccination comme solution à l'inefficacité récurrente des vaccins contre la grippe. Cette perspective est même mise en avant lors de la conférence Milken en octobre 2019, où les experts discutent de l'avenir prometteur des vaccins à ARNm.[266]

Dans une note que je publie en août 2022 sur le blog de l'Aimsib, je partage une liste de publications mettant en lumière un problème majeur : la sous-notification des effets indésirables des vaccins. Pour vous donner une idée, des experts espagnols estiment en 1998 qu'un seul effet indésirable sur 1 000 est réellement signalé. Plus récemment, cette estimation suggère que seulement entre 1 et 10 effets indésirables sur 100 sont effectivement rapportés.

Prenons l'exemple d'une étude italienne sur le vaccin Rougeole-oreillons-rubéole-varicelle. Elle révèle que les effets secondaires non graves sont signalés 1 529 fois plus souvent, et les effets graves 339 fois plus, lorsqu'une « surveillance active » est mise en place. Dans ce type de surveillance, chaque personne vaccinée est suivie de près à l'aide d'un questionnaire détaillé pour repérer tout changement dans son état de santé.

---

266. *Universal Flu Vaccine*, Milken Institute's Future of Health Summit, Washington, 28-30 octobre 2019.

Dans la pratique courante, c'est la « surveillance passive » qui est la plus répandue : on attend que le patient ou son médecin signale spontanément tout effet indésirable. Ce mode de surveillance peut grandement sous-estimer la fréquence et la gravité des effets indésirables.

Cependant, il semble y avoir une confusion chez certains experts sur ce qu'est réellement la pharmacovigilance active. Par exemple, l'ANSM française publie un article en mars 2023[267] où elle parle de « surveillance active » dans le titre même, alors qu'il s'agit clairement de simples rapports spontanés. Est-ce une erreur délibérée ou une incompréhension ? Cela rappelle la double-pensée de George Orwell. En tout cas, une telle confusion remet en question la rigueur de l'étude et la pertinence de ses conclusions.

La plupart des experts internationaux s'accordent à dire que seulement 1 % (ou même moins) des effets indésirables sont réellement signalés. Un expert australien estime même que ce taux pourrait être de 0 % pour les effets indésirables des vaccins anti-Covid-19 en Australie, en raison de la pression sur les médecins.

Un suivi de trop courte durée
Une autre raison pour laquelle les effets indésirables des vaccins sont sous-estimés est la période d'observation trop courte après la vaccination. J'aborde ce sujet dans un article co-écrit avec le Pr Patrick Provost de l'Université Laval de Montréal (voir l'encadré à la fin du chapitre), qui m'a sollicitée pour le co-signer. Bien que d'autres chercheurs aient contribué, ils n'apposent pas leur signature par crainte de représailles, Patrick Provost ayant été sanctionné par l'Université Laval.

Notre publication paraît dans l'*International Journal of Vaccine Theory, Practice, and Research*. Ce journal n'est pas listé dans PubMed en raison de sa nature critique, mais il s'agit néanmoins d'une revue avec relecture par les pairs. L'éditeur, conscient que, de toute manière, il serait censuré, ne souhaite pas même tenter d'être indexé sur cette base internationale.

---

267. Valnet-Rabier MB, et al., *Pharmacovigilance signals from active surveillance of mRNA platform vaccines (tozinameran and elasomeran)*, *Therapies*, 2023.

Patrick Provost, spécialiste de l'ARN, fait confiance à ses collègues et reçoit un vaccin ARNm. Malheureusement, il subit plusieurs effets indésirables. Lorsqu'il tente de les signaler, il se rend compte que bon nombre d'entre eux ne seraient pas pris en compte, car ils sont survenus plus de six semaines après la vaccination. En partenariat avec une pharmacie du Québec, qui suit attentivement les changements d'état de santé de ses patients post-vaccination, nous observons que de nombreuses personnes signalent des effets indésirables bien au-delà du délai de six semaines.

La période recommandée pour surveiller les effets secondaires des vaccins est floue et souvent contradictoire. La Brighton Collaboration,[268] une organisation qui surveille la sécurité des vaccins, recommande généralement une période de suivi de 42 jours, soit six semaines. Une étude de la FDA sur les vaccins anti-Covid-19 indique également une période de suivi de 42 jours. Or, cette recommandation semble basée sur l'opinion des médecins plutôt que sur des preuves scientifiques. On nage en plein raisonnement circulaire : comme les médecins ne déclarent en général que les effets indésirables (EIs) apparus dans les six semaines après une injection, la FDA se contente de ce délai. Évidemment les médecins ne seront pas enclins à s'intéresser aux EIs apparus plus longtemps après. Pour les vaccins ARNm, qui sont similaires à des thérapies géniques, cette période d'observation devrait être bien plus longue.

Notons que les enfants qui contractent la Covid-19 sont suivis pendant 120 jours, afin d'évaluer le risque de complications cardiaques post-infectieuses. Ce suivi prolongé sert notamment à comparer ce risque avec celui associé à la vaccination. La question se pose alors : pourquoi le suivi post-vaccinal est-il moins long que le suivi post-infectieux ?[269]

---

268. https://brightoncollaboration.us.
269. Krug, A., Stevenson, J., & Høeg, TB. *BNT162b2 Vaccine-Associated Myo/Pericarditis in Adolescents: A Stratified Risk-Benefit Analysis, European Journal of Clinical Investigation*, 2022.

Risques vaccinaux vs Covid-19 : le verdict d'une étude indienne

Je souhaite mettre en lumière une étude[270] significative en provenance d'Inde (Kaur U et al., 2022), qui semble avoir échappé à l'attention des autorités. J'ai déjà fait référence à cette étude dans le chapitre sur l'ADE.

La force de cette étude réside dans sa méthodologie simple mais efficace. Pour éliminer les biais couramment observés dans les études cas-témoins (où les mêmes individus changent de statut dès qu'ils sont vaccinés), les chercheurs ont directement comparé des professionnels de santé vaccinés à leurs homologues non vaccinés. Étrangement, cette méthode directe est rarement adoptée, en particulier par ceux qui pourraient être réticents à mettre en lumière les effets indésirables ou l'inefficacité des vaccins.

L'étude se concentre sur les problèmes de santé persistants, les événements indésirables et l'efficacité des vaccins lors de la deuxième vague de Covid-19. Elle propose une évaluation comparée avec les pathologies associées à l'infection Covid-19. Les observations sont claires : les pathologies associées à une infection Covid-19 chez des individus jeunes et en bonne santé sont bien moins fréquentes et diversifiées que les effets indésirables liés au vaccin. De surcroît, le risque est accentué chez les personnes ayant déjà contracté le virus avant la vaccination. Cette étude confirme ce qui a été déjà observé de nombreuses fois : vacciner une personne qui a déjà fait une Covid-19 l'expose à un sur-risque d'effets indésirables. D'ailleurs, avant la Covid-19, qui a presque réussi à faire oublier leurs connaissances aux médecins et scientifiques, on ne vaccinait jamais les personnes ayant été infectées naturellement.

Il est clair que des méthodes plus rigoureuses pourraient être employées pour identifier les effets indésirables liés aux vaccins contre la Covid-19. Malheureusement, les autorités sanitaires se contentent souvent de produire des études confuses, voire volontairement biaisées, et refusent de partager les données brutes avec les scientifiques indépendants.

---

270. Kaur U, et al., *Persistent Health Issues, Adverse Events, and Effectiveness of Vaccines during the Second Wave of Covid-19: A Cohort Study from a Tertiary Hospital in North India*, Vaccines, 2022.

Les principales failles de la vaccinovigilance

1. Sous-notification des effets indésirables
Il est bien connu que de nombreux effets indésirables ne sont jamais signalés. Cela peut être dû à plusieurs raisons, notamment la pression sur les professionnels de santé, le manque de sensibilisation ou la croyance que seul un effet grave vaut la peine d'être signalé.

2. Durée limitée de surveillance
La période pendant laquelle les effets indésirables sont surveillés après la vaccination est souvent très courte, généralement de six semaines. Cela n'est pas suffisant pour détecter des effets à long terme ou rares. De plus, cette durée semble déterminée de manière arbitraire, sans justification scientifique claire.

3. Méthodologie de surveillance
Il existe deux principales méthodes de surveillance : active et passive. La surveillance active implique un suivi proactif des individus après la vaccination, tandis que la surveillance passive repose sur les rapports spontanés d'effets indésirables. Malheureusement, la surveillance passive est la méthode la plus couramment utilisée, ce qui minimise l'estimation des effets indésirables.

4. Manque de clarté et de transparence
Les organismes de réglementation et les fabricants de vaccins ne sont pas transparents dans leur méthode d'analyse. Ils ne communiquent pas l'intégralité des données. Des spécialistes ont aussi relevé des lacunes ou erreurs dans les registres de données. Il n'y a aucun moyen de vérifier les informations apportées par les rapports officiels.

L'énigme de la variabilité des lots de vaccins
Dès l'apparition des premiers effets indésirables liés aux vaccins, certaines séries de lots sont identifiées comme étant à l'origine de la majorité des incidents graves. Cette observation est faite à partir des données du VAERS (Vaccine Adverse Effect Reporting System) géré par les CDC aux États-Unis. Du côté de l'ANSM en France, on ne donne pas accès aux numéros de lots responsables des EIs, il est donc impossible de vérifier.

Le sujet arrive aux oreilles du grand public en 2022, quand un site web, howbad.info, est créé pour vérifier les EIs associés à chaque lot : on y retrouve une grande hétérogénéité, certains lots apparaissant nettement plus toxiques au regard du nombre de signalements à la pharmacovigilance.

En 2023, une étude[271] confirme l'hétérogénéité des effets toxiques associés à différents lots de vaccins. Les chercheurs ont accédé aux numéros de lots liés aux déclarations d'effets indésirables au Danemark. Si les vaccins étaient produits selon les standards des bonnes pratiques, chaque lot devrait être homogène et donc apparaître de manière proportionnelle dans les signalements d'effets indésirables. Cependant, l'étude révèle que les lots se classent en trois catégories distinctes en fonction de leur fréquence d'apparition dans ces notifications.

Les lots avec le plus grand nombre de doses distribuées sont associés à un nombre moindre d'effets indésirables par rapport aux lots plus petits. Il faut préciser que la distribution des lots ne se fait pas de manière uniforme dans une seule région. Au contraire, les doses de chaque lot sont dispersées à travers différents pays ou régions. Cette méthode de distribution est une stratégie adoptée depuis longtemps par les fabricants de vaccins pour minimiser la détection d'effets indésirables potentiels dans une zone géographique spécifique, comme une petite ville qui recevrait uniquement des doses d'un lot particulier.

D'après plusieurs sources, il semble que les autorités de santé aient été informées de cette hétérogénéité. En tous cas, elle est sans doute connue des fabricants puisqu'en Australie, Pfizer vaccine ses employés avec un lot qui leur est spécifiquement dédié et que l'autorité de régulation ne juge pas utile de tester. Cette information est documentée dans la liste des lots testés, disponible sur le site de l'Agence australienne de régulation des produits thérapeutiques.[272]

Aux États-Unis, l'accès aux dates d'expiration des lots est contrôlé pour des « raisons de sécurité » sur le site des CDC et est délivré au compte-gouttes.[273] Les personnes en ayant bénéficié affirment que

271. Schmeling M, Manniche V, Hansen PR, *Batch-dependent safety of the BNT162b2 mRNA Covid-19 vaccine*, *Eur J Clin Invest*, 2023.
272. https://www.tga.gov.au/batch-release-assessment-Covid-19-vaccines
273. https://vaccinecodeset.cdc.gov/LotNumber/

les lots non toxiques n'ont pas de date de péremption, contrairement aux lots ayant occasionné de nombreux EIs, comme si les CDC connaissaient les numéros de lots inactifs ne nécessitant pas de date limite d'administration.[274]

Et, enfin, des professeurs allemands de chimie ont accès aux données de libération des lots effectuées par le Paul Ehrlich Institute (PEI), chargé pour l'Europe de tester les lots Pfizer. Ils publient plusieurs articles dans le *Berliner Zeitung*[275] pour expliquer que les lots apparus peu toxiques au Danemark n'ont quasiment pas été testés par le PEI, alors que les lots toxiques l'ont tous été. Dans une interview parue en juin 2023, ils rapportent également que certains lots ont une couleur étrange. Ils demandent des explications à BioNTech, mais le laboratoire ne leur fournit que des réponses grotesques.[276]

Les chimistes allemands font une remarque importante : il est normal que la suspension vaccinale puisse apparaître colorée dans une lumière rasante justement à cause de la petite taille des nanoparticules lipidiques (lipid nano-particles – LNP, qui enveloppent l'ARNm vaccinal). Si elles s'agglomèrent, la coloration disparaît. Très bizarrement, le fabricant conseille de jeter le flacon s'il est coloré. Or, selon ces chimistes, c'est l'inverse de ce qu'il faudrait faire.

Un processus de fabrication aléatoire
Cette histoire est bien embrouillée. Voici comment je la comprends. Tout d'abord, il est important de préciser que le terme « placebo » est spécifique aux essais cliniques, où il désigne généralement une solution saline neutre et d'apparence transparente. Un tel placebo est donc visuellement différent des vaccins anti-Covid-19, qui contiennent des suspensions de nanoparticules contenant de l'ARNm. Pourquoi les fabricants auraient-ils commercialisé des lots délibérément non actifs et facilement repérables ? Selon moi, l'idée d'un essai clinique mondial mêlant des placebos et des lots actifs semble peu probable,

---

274. *CDC's Expiry List and Biologically Active Lots*, Craig Paardekooper, https://howbad.info/cdcexpiry3.pdf
275. *Chemiker an BioNTech: "Diese Antwort finden wir etwas irritierend"*, 1er février 2022.
276. Interview de juin 2023 sur punkt-preradovic.com, *Lots de vaccination : Une étude prouve l'effrayant - avec le Prof. Dr. Gerald Dyker et le Prof. Dr. Jorg Matysik.*

surtout quand on constate l'incapacité des laboratoires à réaliser correctement des essais cliniques officiels sur seulement 40 000 participants...

Il est en revanche plausible que l'hétérogénéité observée dans les lots de vaccins soit due à une maîtrise insuffisante du processus de fabrication. L'Agence européenne des médicaments (EMA) a souligné cette variabilité dans ses rapports concernant la qualité du vaccin. La quantité d'ARNm intact varie considérablement d'un lot à l'autre. Les LNP enveloppant l'ARNm dans les vaccins présentent une grande variabilité de taille. Or, la taille de ces LNP est essentielle pour l'efficacité du vaccin. Les LNP sont fragiles. Dès 2021, il est recommandé de ne pas agiter les flacons ni de les transporter dans des véhicules à moteur (sic !). Si les LNP se brisent, libérant l'ARNm, ce dernier pourrait être détruit ou ne pas atteindre sa cible. De plus, si les LNP s'agglomèrent, elles pourraient devenir inactives.[277]

Étant donné la nature délicate des LNP, il est crucial de trouver un équilibre entre une homogénéisation efficace et la préservation de l'intégrité des particules. Lors de la manipulation de cuves de plusieurs centaines de litres, il est possible que le mélange soit mal réalisé, avec des variations de concentration de LNP entre le haut et le bas de la cuve. De plus, la taille des LNP pourrait également varier en fonction de leur position dans la cuve. Ces variations pourraient avoir des implications sur la qualité et l'efficacité du produit final. Il est également surprenant que la température de stockage optimale reste un point trouble, les recommandations n'ayant cessé de varier depuis 2021[278] : de -80° C à 8° C, selon l'état de dilution et la durée de conservation...

Qui est en charge du contrôle de la qualité du produit et quels sont les types de contrôles réalisés ? J'ai interrogé l'ANSM et l'EMA à ce sujet et n'ai reçu aucune réponse.

Un bémol toutefois concernant l'analyse de l'hétérogénéité des lots. Hervé Seligman étudie les rapports du VAERS et identifie un lien potentiel avec les délais de publication des rapports de la pharmaco-

277. Kudsiova L, Lansley A, Scutt G, et al., *Stability testing of the Pfizer-BioNTech BNT162b2 Covid-19 vaccine: a translational study in UK vaccination centres*, BMJ Open Science, 2021.
278. Crommelin et al., *Addressing the Cold Reality of mRNA Vaccine Stability*, J Pharm Sci., 2021.

vigilance.[279] Ces délais pourraient introduire un biais, donnant l'illusion que certains lots de vaccins sont moins toxiques que d'autres. Il observe que les rapports concernant des effets indésirables graves chez les enfants et les femmes en âge de procréer semblent publiés plus tardivement, certains l'étant avec deux ans de retard.

On peut se poser la question suivante : est-ce une tentative délibérée de dissimuler ces cas ou est-ce simplement parce que ces incidents sont examinés plus longuement par les experts en pharmacovigilance ? De plus, Seligman identifie de nombreuses erreurs dans les numéros de lots mentionnés dans les notifications. Sa conclusion est que les différences entre les lots ne sont pas qualitatives, mais plutôt graduelles. En d'autres termes, il s'agirait plutôt de variations entre les lots plus subtiles, qui se manifestent en termes de degré ou d'intensité plutôt que de nature ou de type.

En conclusion, selon moi il n'y a pas de placebos « volontaires » dans les vaccins ARNm injectés à la population mondiale, mais juste la volonté de vendre à tout prix, quelle que soit la qualité du produit. C'est d'ailleurs confirmé par Pfizer lui-même, qui explique certains effets indésirables comme les myocardites par ces problèmes de fabrication évoqués plus haut.[280]

Pour aller plus loin

– Banoun, H. & Provost, P., *A 6-Week Time Period May not be Sufficient to Identify Potential Adverse Events Following Covid-19 Vaccination*, International Journal of Vaccine Theory, Practice and Research, 2023.

– Une version française allégée de cet article est publiée sur le blog de Laurent Mucchielli sous le titre À *quel moment surviennent les effets secondaires liés à la vaccination anti-Covid-19*, 22 décembre 2022, https://qg.media/blog/laurent-mucchielli/.

---

279. Seligman, H., *Covid19 vaccine batches with apparent low toxicity are not placebos, but have delayed publication of adverse reports in VAERS*, ResearchGate, juillet 2023.
280. Lazaros G. et al., *The Novel Platform of mRNA Covid-19 Vaccines and Myocarditis: Clues into the Potential Underlying Mechanism*, Vaccine, 2021.

3.5.4. Les vaccinés peuvent-ils disséminer de l'ARNm vaccinal ?

Je souhaiterais ici partager avec vous le contenu d'un article que je publie dans une revue à comité de lecture, qui, bien que peu connue, donne de la visibilité à un sujet pour le moins sensible : le *vaccine shedding*, que l'on peut traduire par « transmission du vaccin ».

Comme je le mentionne dès le début de cet article, j'ai longuement réfléchi avant de me décider à creuser la question, étant réticente à explorer la possibilité d'une transmission du vaccin des personnes vaccinées aux non-vaccinées. Si ce phénomène était prouvé, cela pourrait accentuer les divisions au sein de la population. N'oublions pas qu'en 2021, les autorités traitent les non-vaccinés comme des citoyens de seconde zone. L'idée d'une transmission vaccinale peut engendrer encore plus d'animosité, mais cette fois à l'encontre des vaccinés.

Cependant, face aux nombreuses interprétations erronées qui circulent des deux côtés, je décide de me mettre au travail et de tenter de clarifier tout cela. D'un côté, les autorités soutiennent que le *shedding* est impossible avec les vaccins anti-Covid-19. Pour elles, cette notion désigne uniquement la transmission d'un virus vaccinal vivant par une personne récemment vaccinée, et cela ne vaut que pour les vaccins à virus vivants atténués (type ROR-rougeole-oreillons-rubéole). Les autorités bottent donc en touche, car la dissémination de l'ARNm ou de la Spike n'entre pas dans ce cadre. De l'autre, certains critiques confondent la transmission du composant vaccinal (ARNm ou protéine Spike) avec la transmission du virus lui-même par une personne vaccinée mais non protégée. Or, une personne vaccinée mais infectée peut, bien sûr, transmettre le virus, puisque le vaccin n'empêche pas la transmission comme nous l'avons déjà évoqué.

Premiers retours du terrain

Pour mémoire, la campagne de vaccination contre la Covid-19 démarre en décembre 2020. Le premier témoignage que je lis sur le *shedding* remonte à l'été 2021 et provient d'un médecin.[281] Il évoque

---

281. *Covid Vaccine Side Effects*, raysahelian.com, consulté en juin 2021, actualisé en décembre 2021.

des cas étranges chez des collègues du milieu médical et scientifique, qui ont ressenti des symptômes similaires aux effets secondaires du vaccin après avoir été en contact avec des personnes récemment vaccinées. Il suggère que les composants du vaccin pourraient être transmis par la peau ou la respiration et appelle à des études plus approfondies sur le sujet.

Au début, je trouve ces témoignages peu convaincants. Cependant, leur nombre augmente avec le temps. En octobre 2021, je suis informée d'un cas particulièrement préoccupant : un groupe de professionnels de santé en France rapporte un accident vasculaire cérébral chez un enfant de 7 ans, sans antécédents médicaux, dont les parents viennent d'être vaccinés.

Il y a également des groupes de discussion sur Telegram qui recueillent des témoignages similaires, tant de patients que de médecins. Ces témoignages décrivent des symptômes identiques à ceux ressentis par les personnes ayant reçu le vaccin. De plus, certains documents officiels de Pfizer relatifs aux essais cliniques (protocole de l'essai de phase I/II/III), mentionnent de manière assez vague la possibilité d'une transmission du vaccin, que ce soit par une mauvaise manipulation ou même par contact intime avec une personne vaccinée.

Où va l'ARNm du vaccin et la protéine Spike qu'il produit ?

Avant de répondre à cette interrogation, je cherche à comprendre comment l'ARNm du vaccin et la protéine Spike que nos cellules produisent ensuite se propagent dans notre organisme. On nous a assuré que l'ARNm demeure uniquement dans le muscle où le vaccin a été injecté et qu'il est éliminé en 48 heures. De même, la protéine Spike est supposée être produite seulement pendant ce laps de temps et exclusivement par les cellules du muscle concerné. Cependant, ceux qui avancent ces affirmations sont soit mal informés, soit malhonnêtes, ou peut-être les deux. En effet, de nombreuses études scientifiques et les tests préliminaires des vaccins contre la Covid-19 sur les animaux démontrent déjà le contraire.

Le public doit aussi savoir que les doses d'ARNm injectées sont massives comparées à la quantité d'ARNm viral circulant lors d'une infection naturelle : jusqu'à 10^7 fois plus, comme le souligne le Pr Jean-Michel Claverie.

Avant de plonger dans les détails, voici déjà un court aperçu du parcours des composants du vaccin dans le corps : après injection, l'ARNm du vaccin, encapsulé dans des nanoparticules lipidiques, circule dans la lymphe et le sang, et pénètre dans les cellules où la protéine Spike est ensuite produite. L'ARNm non dégradé et la protéine Spike circulent de nouveau dans le corps à travers des « exosomes naturels ». Ces exosomes se forment après que les nanoparticules lipidiques ont diffusé partout dans le corps, libérant l'ARNm et produisant la protéine Spike.

Les LNP : des transporteurs nanométriques

Pour comprendre la biodistribution du vaccin au sein de l'organisme, il faut rappeler la structure de son principe actif. L'ARNm du vaccin est protégé et transporté par des nanoparticules lipidiques, des vésicules artificielles formées d'un assemblage de lipides naturels et artificiels.

Les LNP (*Lipid Nano-Particles*) contenues dans les vaccins ont la même structure que les exosomes naturels ou vésicules extracellulaires (VE) qu'ils cherchent à imiter. Nous allons d'abord nous intéresser au parcours des LNP dans le corps après l'injection. Nous verrons ensuite comment les VE sont finalement elles aussi impliquées dans la biodistribution des composants du vaccin.

Particules nano-lipidiques (LNP) : structures lipidiques nanométriques, souvent utilisées dans les vaccins à ARNm pour protéger et transporter l'ARNm à l'intérieur des cellules. Dans le contexte des vaccins anti-Covid-19, elles ont une taille spécifique comprise entre 60 et 100 nm.

Vésicules Extracellulaires (VE) : structures protéolipidiques bicouches sphériques générées naturellement par la plupart des cellules vivantes, servant à transporter diverses molécules, dont des lipides, des protéines et des acides nucléiques, entre les cellules. Les VE peuvent varier considérablement en taille (de 20 à 4 000 nm).

1/ La biodistribution de l'ARNm transporté par les LNP

Avant l'arrivée des vaccins contre la Covid-19, nous savons déjà que les LNP peuvent être administrées par diverses voies : intramusculaire, sous-cutanée, intradermique, intratrachéale, orale, ophtalmique et même topique. L'ARNm à l'intérieur de ces LNP, quelle que soit la voie d'administration, peut être converti en protéine pendant plusieurs jours. D'après les essais précliniques sur animaux, on sait que certains constituants des LNP sont éliminés en partie dans les urines et les selles.

Des études (antérieures à 2020) sur les souris montrent que les LNP contenant de l'ARNm, lorsqu'elles sont injectées par voie intramusculaire, migrent du site d'injection vers les ganglions lymphatiques, puis dans la circulation systémique, se concentrant principalement dans le foie et la rate. Ceci est confirmé par les essais précliniques des vaccins ARNm contre la Covid-19.

Ces résultats figurent dans les documents de l'EMA (Agence européenne des médicaments) : l'ARN encapsulé dans les LNP peut se répartir dans de nombreux organes, tels que la rate, le cœur, les reins, les poumons et le cerveau. Les études sur les animaux révèlent une concentration des LNP dans des organes spécifiques tels que les glandes surrénales, la moelle osseuse, les yeux, l'intestin, le foie, les ganglions, les ovaires, la rate et les testicules.

L'ARNm vaccinal est détectable chez l'homme dès le premier jour et demeure dans le sang pendant au moins deux semaines après l'injection. Cet ARNm peut être converti en protéine Spike dans les cellules et tissus touchés. Il a été retrouvé dans les ganglions lymphatiques axillaires soixante jours après l'injection et un mois plus tard dans le muscle deltoïde, au site d'injection.

L'ARNm vaccinal est encapsulé dans les LNP, mais il est libéré à l'intérieur des cellules. Comme nous allons le voir un peu plus loin, les cellules qui absorbent l'ARNm vaccinal peuvent l'encapsuler à leur tour dans un autre transporteur, les « exosomes » naturels. Ces vésicules extracellulaires (VE) le distribueront ensuite à d'autres cellules. En fait, les VE sont produites après l'endocytose (absorption cellulaire) des LNP contenant de l'ARNm. Cet ARNm réencapsulé dans des VE reste fonctionnel et peut être converti en protéine Spike.

2/ Production de la protéine Spike et diffusion généralisée

Lorsque l'ARNm du vaccin pénètre dans une cellule, il est transformé en protéine Spike grâce à la machinerie cellulaire. Cette protéine ne reste pas confinée à l'intérieur de la cellule. En théorie, le vaccin est conçu pour que cette protéine soit exposée à la surface de la cellule, permettant ainsi au système immunitaire de la reconnaître et de déclencher une réponse immunitaire. Or, les cellules n'obéissent pas aux souhaits des vaccinologues et la protéine Spike s'échappe.

Dans le sang...

La protéine Spike produite par le vaccin peut être retrouvée dans la circulation sanguine, à des niveaux similaires à ceux observés chez des patients atteints de formes sévères de la Covid-19. Sa concentration peut même dépasser celle observée chez ces patients. La Spike libre persiste plusieurs jours dans le sang, elle a d'ailleurs été détectée dans les trois semaines suivant l'injection chez des garçons souffrant de myocardite post-vaccinale et des mois après l'injection dans les monocytes circulants (globules blancs du sang).

Dans les organes...

La protéine Spike est également retrouvée dans certaines zones spécifiques des ganglions lymphatiques pendant au moins soixante jours après la seconde dose du vaccin. Elle est également détectée dans le cœur des patients atteints de myocardite, dès le premier jour suivant la vaccination et jusqu'à trois semaines plus tard.

Des autopsies révèlent la présence de cette protéine dans divers organes, comme le cœur, le cerveau, les muscles et même dans certaines zones des ganglions lymphatiques, trois semaines après la vaccination.

3/ Circulation de la Spike et de l'ARNm via les exosomes naturels

Avant de comprendre comment notre corps peut prendre en charge la circulation de la protéine Spike et de l'ARNm résiduel, rappelons le rôle essentiel des vésicules extracellulaires (VE) produites par notre organisme.

Avant les vaccins anti-Covid-19, on sait déjà beaucoup de choses sur ces vésicules naturelles, aussi appelées « exosomes ». La présence de VE dans tous les biofluides est attestée. Les exosomes jouent un rôle essentiel dans le transport des ARNm, d'autres types d'ARN et de protéines. Par exemple, notre sueur contient des vésicules qui transportent de petits fragments d'ARNm provenant de nos cellules (20 à 200 pb,[282] beaucoup plus petits que l'ARNm vaccinal). Ces fragments d'ARNm sont toujours fonctionnels, c'est-à-dire qu'ils peuvent être traduits en protéines. De plus, ils sont protégés des enzymes qui décomposent normalement l'ARN grâce à leur emballage dans ces vésicules.

Certains types d'ARN, appelés microARN, sont plus concentrés dans la sueur que dans le sang. Ces microARN ne se retrouvent pas simplement dans notre sueur par hasard : ils y sont activement transportés. De même, nos cellules cutanées peuvent libérer des vésicules transportant des microARN. Ces vésicules sont également présentes dans la salive et ont aussi été identifiées dans les expectorations de personnes souffrant d'asthme léger.

Un autre aspect fascinant de ces vésicules naturelles est leur nature bi-directionnelle pendant la grossesse. Elles peuvent se déplacer entre la mère et le fœtus, traversant la barrière qui les sépare dans les deux sens. En fait, elles peuvent même être utilisées pour administrer des médicaments au fœtus pendant la grossesse, démontrant leur potentiel en matière de santé.

Pour en revenir à notre sujet, la révélation principale apportée par des recherches indépendantes est la suivante : les exosomes peuvent aussi transporter l'ARNm vaccinal et la protéine Spike une fois qu'elle est produite dans l'organisme du vacciné. Les exosomes sont donc aussi impliqués dans la biodistribution des composants du vaccin, qui ne restent pas nécessairement confinés au site d'injection.

La Spike enrobée dans des VE

Il est désormais établi que la protéine Spike du virus circule sous la forme d'exosomes : la protéine Spike du SARS-CoV-2 et ses fragments ont été identifiés dans les vésicules extracellulaires de patients atteints de la Covid-19.

De la même manière, après la vaccination à base d'ARNm, une fois que les nanoparticules lipidiques du vaccin sont internalisées et que l'ARNm est traduit en protéine Spike, les cellules peuvent encapsuler cette Spike vaccinale dans des exosomes, tout comme elles le feraient pour la Spike virale, et la libérer dans le sang.

---

282. En biologie moléculaire, le nombre de « paires de bases » (pb) est souvent utilisé pour mesurer la taille d'un acide nucléique (ADN ou ARN).

Des traces de cette Spike vaccinale sont détectées dans les vésicules de kératinocytes (cellules de la peau) chez un patient présentant des lésions cutanées trois mois après avoir reçu le vaccin Pfizer-BioN-Tech, et également dans une éruption cutanée persistante cent jours après la vaccination.

Il est donc confirmé que l'ARNm du vaccin et la protéine Spike circulent et demeurent dans l'ensemble de l'organisme pendant une période prolongée. Les exosomes naturels qui les transportent peuvent passer dans divers fluides corporels, tels que le lait, la sueur ou les expectorations.

L'ARNm ou la Spike du vaccin peuvent-ils contaminer une autre personne ?

Tout d'abord il faut rappeler que les nanoparticules lipidiques artificielles (LNP) et naturelles (exosomes) sont déjà utilisées à des fins thérapeutiques par inhalation, par voie transdermique, *in utero* et conjonctivale.

Les nanoparticules lipidiques

Les LNP sont des structures remarquables capables de franchir la barrière cutanée pour transporter du matériel génétique. Grâce à leur composition, similaire à celle des membranes cellulaires, elles peuvent s'infiltrer dans la peau, soit en passant par les follicules pileux, soit en pénétrant directement dans les kératinocytes. Leur capacité ne s'arrête pas là : elles peuvent également acheminer des molécules à l'intérieur de l'œil, plus précisément dans sa chambre postérieure, lorsqu'elles sont administrées par voie conjonctivale.

Désormais, les LNP sont activement testées dans les essais cliniques pour la thérapie génique et la vaccination. Par exemple, lorsqu'elles sont nébulisées, ces particules peuvent transporter des acides nucléiques directement dans les poumons, où l'ARNm qu'elles contiennent est efficacement traduit. Des essais cliniques sur des vaccins antigrippaux inhalés, basés sur des LNP contenant de l'ARNm, démontrent que cet ARNm peut être converti en protéine dans le corps, induisant ainsi la production d'anticorps. La voie intranasale est également explorée pour administrer des traitements via les LNP.

Enfin, la vaccination transcutanée avec des LNP est à l'étude. Ces particules ont la capacité de pénétrer la peau par les follicules pileux et de s'accumuler dans les glandes sébacées. Les premiers résultats montrent que leur efficacité est similaire à celle des injections intramusculaires lorsque les particules sont de la même taille que celles utilisées dans les vaccins anti-Covid-19.

Les vésicules extracellulaires

Les vésicules extracellulaires (VE ou exosomes naturels) ne sont pas nouvelles dans le domaine médical. Elles sont déjà employées pour administrer divers traitements, notamment localement pour traiter des affections telles que la péridontite, les ulcères ou l'épidermolyse bulleuse. Elles sont également utilisées avec succès pour des administrations par inhalation, intranasale, orale, intraoculaire et sous-conjonctivale, transportant ainsi des médicaments à l'endroit désiré. Les VE du lait de vache, lorsqu'elles sont ingérées, résistent aux sucs gastriques, comme l'ont démontré des études sur des souris.

Ces nanovésicules montrent également leur potentiel en oncologie. Elles peuvent être utilisées pour administrer de l'ARN directement dans une tumeur cérébrale via une introduction intranasale.

Face à la pandémie de Covid-19, les VE sont également à l'étude comme moyen thérapeutique. Actuellement, soixante essais cliniques sont en cours, utilisant des exosomes chargés de cellules souches mésenchymateuses. Ces cellules souches ont le potentiel de réparer les cellules pulmonaires endommagées par le virus SARS-CoV-2.

Les exosomes, qui transportent une section spécifique de la protéine Spike (le domaine de liaison au récepteur), ont prouvé leur capacité à introduire cet antigène dans les cellules pulmonaires des souris par inhalation, déclenchant ainsi une réponse immunitaire. De même, l'inhalation d'exosomes contenant de l'ARNm ou la protéine Spike a montré une capacité à immuniser des souris et des singes contre le SARS-CoV-2.

Point intéressant à noter, ces VE naturelles semblent plus efficaces que leurs homologues synthétiques, les LNP.

L'ARN nu ?

L'ARNm nu (non encapsulé dans les LNP ou dans des VE) pourrait également être capable de pénétrer par voie cutanée et par inhalation : la faisabilité de l'ARN inhalé pour la transfection passive est démontrée dans un certain nombre d'études. L'ARN inhalé peut conduire à la synthèse de Spike conduisant ainsi à l'immunisation de l'individu, c'est-à-dire à la production d'anticorps.

Ma conclusion

Il est évident que les vésicules extracellulaires (VE) naturelles, transportant l'ARNm et la protéine Spike, pourraient être excrétées par divers fluides corporels. Ces VE pourraient ensuite être absorbées par des individus non vaccinés, que ce soit par contact cutané, inhalation, allaitement ou même transmission transplacentaire chez les fœtus. Il n'est pas exclu non plus que le sperme puisse être un vecteur de transport. De plus, l'ARNm nu pourrait également être excrété et absorbé. Ainsi, il est biologiquement plausible que des personnes vaccinées puissent transmettre, par proximité, l'ARNm ou la protéine Spike aux non-vaccinées.

Il est regrettable que des études approfondies n'aient pas été menées AVANT la mise sur le marché et les essais cliniques. Si la biodistribution chez l'animal était largement connue, d'autres aspects, tels que la transmission par le lait maternel, auraient dû être examinés. Au moins cinq études indépendantes montrent la présence d'exosomes porteurs d'ARNm vaccinal dans le lait maternel dans les 48 heures après injection.[283]

Quant à la transmission par le sperme, elle n'a été mentionnée par personne, bien qu'elle doive être étudiée pour tout produit de thérapie génique. Nous verrons que les ARNm sont objectivement des GTP, des *gene therapy products*.

Mon travail est publié en novembre 2022 dans une revue scientifique modeste, mais il attire rapidement l'attention, car il aborde une question largement débattue, et surtout très sensible. Il est même attaqué par l'AFP Canada dans une dépêche intitulée *Covid-19 vaccinated do not 'shed' mRNA to unvaccinated*, publiée le 14 décembre 2022.[284]

---

283. Voir la dernière en date : Hanna et al., *Biodistribution of mRNA Covid-19 vaccines in human breast milk*, eBioMedicine, octobre 2023.
284. Accessible via le lien suivant : https://factcheck.afp.com/doc.afp.com.33398EC.

Quelques jours après la parution, l'éditeur me fait parvenir un mail m'annonçant, sans autre précision, qu'il a reçu une demande de relecture supplémentaire, trois reviewers ayant été appelés à la rescousse. J'attends toujours le résultat de cette relecture. Il ajoute la mention *Being questioned* en rouge juste avant le titre de mon article sur son site. Aujourd'hui, il est inscrit comme *Editorial expression of concern*. Et l'éditeur ne me répond plus.

J'ai sollicité tous les experts qui m'ont lue sur la plateforme d'échanges entre chercheurs, *ResearchGate*, afin de recevoir des critiques : personne n'a émis de critiques négatives sur le fond. Depuis sa parution, je reçois toujours plus de témoignages et de questions. C'est parfois embarrassant : comment répondre à une personne qui s'inquiète à l'idée d'avoir des relations intimes avec son ou sa partenaire ? J'avais bien raison de rechigner à travailler sur ce sujet.

Pour aller plus loin
– Banoun H., *Current state of knowledge on the excretion of mRNA and Spike produced by anti-Covid-19 mRNA vaccines; possibility of contamination of the entourage of those vaccinated by these products*, Infect Dis Res., 2022. Version française : État actuel des connaissances sur l'excrétion de l'ARNm et de la Spike produite par les vaccins à ARNm anti-*Covid-19 ; possibilité de contamination de l'entourage des personnes vaccinées par ces produits*, https://hal.archives-ouvertes.fr/hal-03891675.

La FDA sait que l'ARNm vaccinal passe dans le placenta et le lait maternel dès février 2021

La FDA décide de ne pas divulguer ses dossiers sur les vaccins anti-Covid-19 avant un laps de 75 ans. Le prétexte est que ces documents sont très volumineux et les fonctionnaires doivent les relire avant de les publier. Pour mieux les relire ou les caviarder ? C'est sans compter sur la persévérance des citoyens, qui réussissent à obtenir certains dossiers par le biais de requêtes FOIA (Freedom of Information Act, qui autorise toute personne à demander la divulgation d'un document d'une agence fédérale américaine).

Ainsi, un document déclassifié nous apprend bien des choses sur les effets indésirables du vaccin Pfizer BNT162b2, à partir de déclarations spontanées recueillies entre le 11 décembre 2020 et le 28 février 2021. Il est encore nécessaire que de nombreux citoyens indépendants examinent des centaines de milliers de pages pour en extraire les informations clés.

Les personnes qui ont reçu le vaccin avant l'autorisation pour les femmes enceintes sont en majorité des soignantes. Inévitablement, certaines sont tombées enceintes, puis ont allaité. D'autres ont été vaccinées pendant qu'elles allaitaient, ce qui n'aurait jamais dû être le cas, étant donné l'absence totale de données cliniques et de recommandations officielles pour ce public à cette époque.

Rappelons qu'aucune femme enceinte et encore moins mère allaitante n'a été incluse dans les essais cliniques. L'administration du vaccin à cette population ressemble à un essai clinique sauvage, d'autant que les premières victimes sont quasiment forcées : il s'agit en effet des jeunes femmes travaillant dans le domaine de la santé ou assimilé, souvent obligées de se faire vacciner pour garder leur travail.

Il existe bien deux poids deux mesures en faveur des vaccins : comment expliquer l'acharnement contre les professeurs de médecine de l'IHU Marseille, qui ont soigné et à qui on a reproché de faire un essai clinique sauvage avec un médicament utilisé depuis 70 ans ?

.../...

Conséquences sur les bébés allaités

Les effets indésirables observés chez certains nourrissons sont cohérents avec le passage de l'ARNm vaccinal dans le lait maternel durant la semaine suivant l'administration du vaccin : ces symptômes apparaissent dans les sept jours post-vaccination. Pour les nourrissons, cela se traduit par une desquamation de la peau, une irritabilité accrue, des éruptions et de l'urticaire, un œdème de Quincke, des maladies non définies (entraînant parfois une hospitalisation), une léthargie, des diarrhées, de la fièvre... Des cas d'arrêt de la lactation et de changement de couleur du lait sont également signalés.

Il faut attendre la commercialisation et l'administration aux mères allaitantes pour que des chercheurs indépendants des fabricants étudient le lait maternel. Cinq études confirment le passage de l'ARNm du vaccin dans le lait maternel au cours de la première semaine suivant l'injection.

Grossesses et complications post-vaccination

En ce qui concerne les femmes enceintes, une grande partie des fausses couches (interruptions spontanées avant vingt semaines de gestation) sont rapportées dans les trois semaines après la vaccination. Il est possible que certaines fausses couches survenues plus tard n'aient pas été déclarées.

Des naissances prématurées sont également signalées, accompagnées de complications chez le nouveau-né similaires aux effets indésirables du vaccin, tels que la tachycardie, la détresse respiratoire et les thromboses. La FDA indique clairement que ces nourrissons ont été exposés au vaccin via le placenta, sans toutefois fournir de commentaire à ce sujet. Les troubles observés chez ces prématurés pourraient résulter de la toxicité de la protéine Spike, qui pourrait avoir été transmise du corps de la mère au fœtus, ou même produite directement par le fœtus suite à la traduction par ses cellules de l'ARNm du vaccin.

Sources

– *La FDA savait depuis février 2021 que le vaccin ARNm traverse le placenta, passe dans le lait et occasionne des effets indésirables chez le bébé allaité*, Banoun H, ResearchGate, avril 2023.
– *Grossesses pathologiques sous ARNm anti-Covid-19, la FDA savait déjà tout en 2021*, Aimsib.org, 30 avril 2023.
– Vidéo du CSI n°108, Crowdbunker, 15 juin 2023.

3.5.5. Quels examens réclamer en cas de décès après un vaccin anti-Covid-19 ?

Dès le début de 2023, des magistrats confrontés aux plaintes de familles de victimes des effets des vaccins anti-Covid-19 cherchent à savoir comment et dans quels cas ordonner une autopsie des décédés après injection. Pour leur répondre, un travail collectif est mené par des scientifiques, des médecins, des juristes et des avocats.

Ce document est conçu à l'origine pour des magistrats, mais il s'adresse à tout public, car nous essayons de faire comprendre aux non-biologistes comment fonctionnent les vaccins ARNm contre la Covid-19 et pourquoi ils sont dangereux jusqu'à pouvoir entraîner des décès.

Au départ, je propose de traduire le document d'un médecin légiste et anatomopathologiste allemand, le Pr Arne Burkhardt, qui décrit les méthodes qu'il emploie pour ce type d'examen. Puis nous jugeons utile d'y ajouter une longue introduction pour faire comprendre plus largement en quoi consiste la dangerosité des vaccins à ARNm et la spécificité de leur mode d'action. En effet, cette nouvelle technologie et l'antigène ciblé (la protéine Spike) entraînent une multiplicité de pathologies avec des délais d'apparition illimités tant qu'on ne connaît pas la durée d'expression de la Spike.

Il existe de nombreux rapports de cas d'autopsies dans la littérature scientifique. Une équipe de chercheurs indépendants tente d'en publier une analyse qui est immédiatement censurée par le serveur de preprint où ils l'ont déposée. Il est devenu impossible de télécharger le texte complet, mais il est mis à disposition sur une autre plate-forme.[285] L'étude[286] montre que les principaux organes impliqués dans les décès après vaccin Covid-19 sont les systèmes cardiovasculaire, hématologique, respiratoire et une atteinte multisystémique. Le délai moyen du décès est de quatorze jours après le vaccin et 74 % des décès examinés sont attribués au vaccin Covid-19.

Dans notre ouvrage collectif, nous revenons sur l'origine artificielle du virus et la toxicité de la protéine Spike responsable des patho-

---

285. https://zenodo.org/record/8120771
286. Hulscher N, Cullough P et al., *A Systematic Review of Autopsy Findings in Deaths after Covid-19 Vaccination*, SSRN, 2023.

logies associées à l'infection par le virus SARS-CoV-2 et des effets indésirables du vaccin, qui la fait produire en quantité incontrôlée et sur une durée inconnue. Nous rappelons le dérèglement du système rénine-angiotensine par la Spike. À ces pathologies s'ajoutent aussi des maladies spécifiquement dues à la modification synthétique de la Spike (maladies à prion de Creutzfeldt-Jakob) et à la technologie de thérapie génique employée (voir le prochain chapitre), comme les cancers.

Les effets cancérigènes de ces vaccins peuvent se manifester avec un retard important, pouvant aller jusqu'à plusieurs années après l'injection, d'où la difficile identification de ce type de risque. La longue période de développement du cancer et l'incidence relativement faible des cancers individuels empêchent les systèmes traditionnels de pharmacovigilance d'identifier les associations médicamenteuses avec le cancer.

Pour tous les autres médicaments, l'effet cancérigène est étroitement surveillé, et des médicaments sont retirés du marché en cas de doute. Pour tous les médicaments, sauf pour les vaccins anti-Covid-19, des études pré et post-commercialisation tentent de repérer les moindres effets cancérigènes des nouveaux produits. Au contraire, les médias officiels essaient de censurer ou dénigrer les signes d'augmentation des cancers suite aux vaccins anti-Covid-19.

Les ARN jouent un rôle important dans la régulation de l'expression des gènes et donc du contrôle des cancers. D'ailleurs, pour les produits de thérapie génique, dont font partie objectivement les ARNm, une attention particulière est recommandée à la détection et au suivi de l'effet cancérigène.[287]

La technologie ARNm risque d'engendrer également des maladies auto-immunes en grande quantité, car la production de Spike par de nombreux types cellulaires transforme ces cellules en cible pour le système immunitaire.

Il n'y a donc aucune raison de limiter dans le temps l'imputation, donc le lien de causalité, entre l'injection et un effet indésirable, ni la recherche des pathologies induites par le vaccin aux signaux reconnus par la pharmacovigilance. Ceci vaut en particulier pour les cancers : de nombreux témoignages de patients et de personnels de santé

---

287. Jane M. Orient, M.D. Guest Editorial, *Negative Evidence: Covid-19 Vaccines and Cancer, Journal of American Physicians and Surgeons,* 2023

font état de cancers atypiques et de « turbo-cancers » (réactivation de cancers stabilisés en rémission, avec une évolution très rapide et souvent fatale). Il est déplorable que les décès suspects survenus dans les sept jours de l'injection ne soient pas systématiquement investigués.

Pourtant, une récente publication scientifique japonaise sur 46 autopsies montre que la plupart des décès sont dus à des évènements cardiaques ou thrombotiques post-vaccinaux. A priori, tous les décès post-vaccinaux (même accidents ou suicides) devraient être explorés pour rechercher une relation de causalité avec le vaccin. À la limite, des chutes mortelles, consécutives ou non à une fracture, pourraient aussi être liées aux vaccins ARNm. En effet, ceux-ci peuvent provoquer une nécrose soudaine de l'articulation de l'épaule, sans doute par hypercoagulabilité et par thromboses. Il n'est pas impossible que le vaccin soit à l'origine du même phénomène sur la tête du fémur.

Les points essentiels du protocole d'autopsie proposé sont :

– la recherche d'événements thrombo-emboliques (tant au niveau macroscopique que microscopique), de vascularite et de myocardite, de réactions inflammatoires particulières, réactions auto-immunes et de matières étrangères (lipides des particules nanolipidiques vectrices du vaccin, par exemple, ou impuretés métalliques ou autres) ;

– la recherche de la protéine Spike et de l'ARNm au niveau des organes endommagés. La recherche de la protéine Spike vaccinale dans les tissus enflammés et nécrosés. Il s'agit d'immunohistochimie (à l'aide d'anticorps dirigés contre les protéines à rechercher), afin de détecter la protéine Spike et la protéine Nucléocapside (deux protéines du virus SRAS-CoV-2) dans les tissus. La présence abondante de la Spike (présente dans le virus et produite après le vaccin) et l'absence de protéine de nucléocapside (présente uniquement dans le virus et pas produite suite au vaccin) signe la responsabilité du vaccin et non d'une infection par le virus SARS- CoV-2 de la Covid-19.

L'ARNm vaccinal peut aussi être recherché par PCR, mais le problème de ces dosages est qu'ils ne différencient pas l'ARNm vaccinal de l'ARNm viral (idem pour la Spike). Les fabricants de vaccin peuvent ainsi rétorquer qu'il s'agit de Spike virale produite en continu chez une personne préalablement infectée par le virus. C'est pourquoi il faut mettre au point des techniques de dosage spécifiques permettant de différencier les deux protéines : par spectrométrie de masse, par exemple.[288] Pour l'ARNm, il faut une PCR spécifique de l'ARNm modifié du vaccin pour le différencier de l'ARNm viral.

Les scientifiques critiques ont donc encore du travail pour mettre au point ces techniques. Pour le faire, on ne peut pas compter sur les médecins légistes et biologistes moléculaires restés dans la doxa.

Autopsies : Quels examens autopsiques réclamer dans le cas où le vaccin anti-Covid-19 serait suspect d'avoir causé le décès ?

Ouvrage collectif, 18 juin 2023, 71 pages.

Hélène Banoun, Jean-Marc Sabatier, Nicole et Gérard Delépine, Claude Escarguel, Stephane Gayet, Gérard Maudrux, Jean-Pierre Joseph, Virginie de Araujo-Recchia, Maud Marian et Jean-Luc Duhamel.

Disponible sur https://www.researchgate.net

Lien court : http://tiny.cc/Examens-autopsie

---

288. Brogna et al., *Detection of recombinant Spike protein in the blood of individuals vaccinated against SARS-CoV-2: Possible molecular mechanisms*, Proteomics Clin Appl., 2023, PMID 37650258.

Quatrième partie

LA BIOPOLITIQUE DU FUTUR...
QUE NOUS RÉSERVE-T-ELLE ?

Pour mémoire, la biopolitique est un concept élaboré par Michel Foucault à la fin des années 1970. Philosophe titulaire de la chaire « Histoire des systèmes de pensée » au Collège de France (université ouverte), il conceptualise la biopolitique et le biopouvoir comme des éléments d'une stratégie plus large du pouvoir, qui s'exerce sur l'individu en tant qu'entité biologique. Ce cadre théorique offre une perspective précieuse pour comprendre les dynamiques de pouvoir qui entourent des questions aussi complexes que la vaccination et la santé publique. Jusqu'au XVIIIe siècle, les États exercent leur pouvoir sur des sujets politiques sans prendre en compte leur nature biologique. Par exemple, seules des mesures de police sont prises pendant les épidémies.

Nous avons pu constater que le résultat de la biopolitique s'éloigne du but visé qui est, entre autres, la protection de la santé des populations et ceci plus particulièrement par la vaccination. Nous allons voir comment le biopouvoir essaye désormais de profiter de la pandémie Covid-19 pour avancer sur deux fronts : les recherches de gains de fonction sur les virus et l'accélération de la vaccination généralisée. Nous verrons que la normalisation biologique des populations humaines se prolonge avec celle des populations d'animaux sauvages et domestiques.

Je n'ai pas les compétences ni la place d'évoquer d'autres moyens de contrôle des populations telle que, par exemple, l'identification numérique,[289] même si elle est liée à la généralisation de la vaccination.

---

289. Voir le CSI n°102, 27 avril 2023 : Fréderic Boutet - Identité numérique - avec Emmanuelle Darles et Dr Eric Ménat. Voir aussi les rapports du Forum Économique Mondial : *Advancing Digital Agency: The Power of Data Intermediaries*, Insight Report, février 2022, *Identity in a Digital World. A new chapter in the social contract*, Insight Report, septembre 2018.

Mon objectif principal est de vous éclairer sur les futurs vaccins et les tactiques employées pour esquiver les principes fondamentaux de la médecine. Ironiquement, ces mêmes principes sont souvent mis en avant par le biopouvoir, qui ne manque pourtant pas de les violer.

4.1 ARNm : vaccins ou thérapie génique ?

L'enjeu de la réglementation

Le sujet de la réglementation des médicaments peut paraître ennuyeux, mais il est essentiel au regard de la biopolitique et de son orientation vaccinaliste. Nous allons voir comment les ARNm anti-Covid-19 ont réussi à échapper à la réglementation des thérapies géniques (GTP, *gene therapy product*) pour bénéficier de la réglementation sur les vaccins, beaucoup plus laxiste.

J'aborde ce sujet en profondeur dans l'un de mes articles. Après un parcours semé d'embûches, celui-ci a vu le jour dans une revue à comité de lecture et indexée sur PubMed. Initialement refusé par deux revues différentes, l'article est accepté par l'*International Journal of Molecular Sciences* (éditeur MDPI, revue classée par Google à la huitième place sur les cent premières revues en sciences de la vie), mais seulement après complète réécriture. Pour satisfaire aux normes de publication, je dois ainsi modérer certaines affirmations. Il m'est, par exemple, impossible d'exprimer le souhait que les ARNm soient, non pas mieux réglementés, mais tout simplement interdits dans le cadre des vaccins.

Les ARNm, bien que théoriquement prometteurs, sont testés depuis des années contre des maladies génétiques et des cancers, et les résultats montrent toujours leur toxicité et leur inefficacité. On pourrait à la rigueur admettre un usage « compassionnel » chez des malades condamnés et pour qui il n'existe aucune autre thérapie envisageable. En synthèse, voici ce que dit cet article :

La substance active des vaccins anti-Covid-19 est un acide nucléique (ARNm) qui introduit une séquence génétique devant être traduite en protéine (la Spike, dans ce cas) pour produire l'effet prophylactique souhaité. Ces vaccins correspondent bien par leur mode d'action à la notion de produit de thérapie génique (GTP) établie par l'EMA, l'Agence européenne des médicaments, et la Société américaine de thérapie génique et cellulaire.[290] Cependant, en raison de leur utilisation comme vaccins contre une maladie infectieuse, les ARNm ont été exclus de la réglementation des produits de thérapie génique aux

---

290. ASGCT : *Comirnaty Becomes First-Ever mRNA Vaccine to Receive FDA Approval*, 27 août 2021.

États-Unis et dans l'Union européenne. Ainsi, une même formulation à base d'ARNm encapsulé dans des nanoparticules lipidiques (LNP) sera classée comme un produit de thérapie génique si elle est destinée à traiter un cancer ou une autre maladie, mais sera exemptée de cette classification si elle vise à prévenir une maladie infectieuse.

Cette distinction ne repose sur aucune justification scientifique ou éthique claire. Pourquoi imposer des contrôles moins rigoureux à un produit destiné à être administré à une grande partie de la population mondiale en bonne santé, comparativement à des GTP réservés à des maladies rares ou certains cancers ?

En conséquence, certains des contrôles requis pour les produits de thérapie génique n'ont pas été appliqués aux vaccins anti-Covid-19 à ARNm, ce qui soulève des questions de sécurité évidentes.

De plus, les fabricants envisagent de substituer aux vaccins traditionnels des vaccins à ARNm, en commençant par les vaccins contre la grippe. Ces produits thérapeutiques pourraient, dans une solution médiane, être qualifiés de « pro-médicaments » ou de « pro-vaccins » (voir mon article pour l'argumentation complète, trop longue à insérer ici). Une réglementation particulière devrait être élaborée pour ce type de produit, en insistant sur le contrôle de la puissance, c'est-à-dire la qualité, la quantité, la durée et les sites d'expression de l'antigène d'intérêt, ainsi que la toxicité de l'antigène produit sur instruction de l'ARNm.

Un détournement sémantique

Au départ, la thérapie génique était principalement envisagée comme une manière de modifier ou de réparer un gène défectueux directement dans le génome. Cela impliquait souvent de travailler avec l'ADN, la molécule qui constitue nos gènes. Cependant, avec les progrès de la science, les chercheurs ont développé des méthodes permettant d'introduire des acides nucléiques « ajoutés » dans les cellules d'un patient. Ces acides nucléiques peuvent être de l'ADN ou de l'ARN. Le terme *ajoutés* signifie que ces acides nucléiques sont introduits dans les cellules d'une manière qui ne modifie pas le génome de l'individu (l'ensemble complet de ses gènes), mais permet néanmoins d'influencer le fonctionnement des cellules.

Au début des années 2000 prévaut encore une vision étroite de la thérapie génique, avant l'utilisation des ADN plasmidiques[291] et, plus encore, des ARNm. Comme les ARNm n'ont pas pour objectif de modifier directement le génome, cela a pu servir une argumentation fallacieuse de la part de ceux soutenant que les ARNm ne devraient pas être classés comme produits de thérapie génique (GTP).

Dans un article paru en 2019[292] dans une des plus anciennes revues scientifiques consacrées à la thérapie génique, on nous rappelle bien que celle-ci concerne aujourd'hui toute stratégie qui modifie l'expression des gènes ou répare un gène anormal et qu'elle comprend en particulier l'introduction d'ARN dans les cellules d'un patient en vue d'y faire produire une protéine.

Cependant, comme je le souligne dans mon article, les agences de réglementation ont introduit une clause exceptionnelle pour les GTP conçus pour lutter contre les maladies infectieuses : ils peuvent alors être nommés « vaccins » et ainsi, sous simple couverture sémantique, échapper aux contrôles spécifiques des GTP.

Il est à noter que le Japon se distingue à cet égard : les vaccins à base d'ARNm sont soumis à la réglementation des GTP. Malgré mes quelques contacts japonais, je n'ai pas encore réussi à déterminer comment les autorités sanitaires du pays ont abordé et résolu cette question complexe.

Essais cliniques et produits de thérapie génique : une série d'échecs

Pour comprendre l'importance biopolitique de la réglementation de ces produits, il faut revenir quelques années en arrière. C'est d'abord la recherche du profit qui a conduit des compagnies privées à développer ces produits (des start-ups de la Biotech, domaine en pleine révolution). Il s'agissait d'abord de soigner le cancer. Puis les respon-

---

291. Un ADN plasmidique, ou simplement un plasmide, est une petite molécule d'ADN circulaire qui est distincte du chromosome bactérien principal et capable de se répliquer indépendamment. Les plasmides sont couramment trouvés chez les bactéries, mais ils peuvent également être présents chez certains eucaryotes, notamment chez les levures.
292. Shukla V et al., *The Landscape of Cellular and Gene Therapy Products: Authorization, Discontinuations, and Cost*, *Hum Gene Ther Clin Dev.*, 2019, PMID 30968714.

sables biopolitiques s'en sont mêlés et se sont associés au secteur privé pour pousser au développement de vaccins ARNm, notamment contre la grippe. La pandémie Covid-19 a été l'occasion rêvée de passer au stade commercial global en laissant de côté les « petits » problèmes connus de toxicité et d'inefficacité.

La première thérapie génique est autorisée contre un cancer à adénovirus en Chine en 2003,[293] puis l'Europe et les États-Unis en autorisent, mais les compagnies n'arrivent pas à rentabiliser ces produits destinés à très peu de malades. Leurs prix élevés ainsi que les doutes sur leur efficacité et leur innocuité sont des freins au remboursement par les systèmes d'assurance maladie.[294]

Définitions

Vaccins traditionnels. Ils utilisent des formes affaiblies ou inactivées du pathogène, ou des parties de celui-ci (comme des protéines). Une fois administrés, ces éléments déclenchent une réponse immunitaire qui, sans causer la maladie, prépare le système immunitaire à réagir rapidement et efficacement si le pathogène réel est rencontré plus tard.

Vaccins géniques. Selon les réglementations européenne et française, un vaccin doit contenir un antigène, ce qui n'est pas le cas des vaccins à ARNm. Au lieu d'introduire dans l'organisme une forme du pathogène (ou une partie de celui-ci), ces produits utilisent des acides nucléiques (comme l'ARNm) pour donner aux cellules du patient les instructions nécessaires pour produire une partie du pathogène (généralement une protéine). Cette protéine déclenche ensuite une réponse immunitaire. Ces produits sont souvent appelés « vaccins » parce qu'ils visent également à prévenir les maladies en entraînant le système immunitaire, mais leur mécanisme d'action est plus proche de celui des thérapies géniques, car ils impliquent l'introduction de matériel génétique dans les cellules du patient. On pourrait les appeler des pro-vaccins.

---

293. Wang, D., Wang, K. & Cai, Y., *An overview of development in gene therapeutics in China*, Gene Ther, 2020.
294. Nakayama Y, Aruga A., *Comparison of Current Regulatory Status for Gene-Based Vaccines in the U.S., Europe and Japan*, Vaccines, 2015.

Moderna et Pfizer : un virage stratégique vers les vaccins à ARNm

Créée en 2010, Moderna, dont le nom signifie *Modified RNA*, a pour objectif initial de développer des médicaments à base d'ARN pour combattre les cancers et les maladies génétiques. En 2011, le Français Stéphane Bancel en devient le PDG. En 2014, Moderna opère un changement stratégique majeur : le labo se tourne vers le développement de vaccins à ARNm, jugés plus rentables que les thérapies géniques. En 2013, la Darpa (US Defense Advanced Research Projects Agency) accorde un financement à Moderna pour des recherches sur ces vaccins. L'implication de cette agence militaire américaine s'explique par le potentiel des vaccins à ARNm à fournir une réponse rapide en cas d'attaque par une arme biologique.

En 2015, Moderna se lance dans le développement d'un vaccin à ARNm contre la grippe et initie un essai clinique en 2017. Cependant, les résultats de cet essai se révèlent décevants. Manque d'efficacité, signes de toxicité, dans une interview de 2016,[295] Bancel exprime ses inquiétudes quant aux dangers potentiels pour la santé des ARNm. Comment expliquer qu'une entreprise qui accumule les échecs et n'a jamais rien vendu ait survécu jusqu'à sa réussite dans la Covid-19 ?

La Barda (*Biomedical Advanced Research and Development Authority*) et le Cepi (*Coalition for Epidemic Preparedness Innovations*) comptent parmi les soutiens actifs de Moderna dans le développement de ces vaccins à ARNm.[296]

En 2018, Moderna annonce avoir trouvé une solution aux problèmes de stabilité et de distribution des ARNm. Elle repose sur deux éléments clés : l'utilisation de nanoparticules lipidiques efficaces, les fameuses LNP servant de vecteurs, et la modification des uridines par les pseudouridines. La pseudouridine est une molécule qui ressemble à l'uridine, une des quatre bases constituant l'ARN. Dans les ARN naturels, la pseudouridine remplace parfois quelques uridines mais pas toutes les uridines. Un ARN composé exclusivement de pseudouridines n'existe pas naturellement.[297]

---

295. *Ego, ambition, and turmoil: Inside one of biotech's most secretive startups*, Stat, 13 septembre 2016.
296. Pardi, N., Hogan, M., Porter, F. et al., *mRNA vaccines - a new era in vaccinology*, Nat Rev Drug Discov 2018.
297. Borchardt EK, Martinez NM, Gilbert WV., *Regulation and Function of RNA Pseudouridylation in Human Cells*, Annu Rev Genet, 2020.

En septembre 2019, Moderna annonce les résultats « prometteurs » d'un essai clinique pour un vaccin à ARNm contre le virus Chikungunya.[298] Cependant, ces résultats montrent une chute rapide du niveau des anticorps produits et des effets indésirables non négligeables. Les doses injectées sont considérables : de 0,1 à 0,6 mg/kg, soit jusqu'à 42 mg pour un individu. À titre de comparaison, la dose de l'ARNm dans le vaccin Moderna contre la Covid-19 est de 100 microgrammes/kg, soit 400 fois moins. Il y a à peine quatre ans, la recherche sur le dosage est donc encore en plein tâtonnement.

Autre cas d'école, cette fois du côté européen, une entreprise de biotechnologie allemande joue un rôle clé dans le développement des ARNm. Fondée en 2008, BioNTech débute en 2012 ses activités en produisant des prototypes d'ARNm destinés à lutter contre le cancer, comme Moderna. En 2015, l'entreprise réoriente ses efforts vers le développement de vaccins à ARNm. On la retrouve alors aux côtés de Pfizer dans le développement de vaccins à ARNm contre la grippe dès 2018. En 2019, BioNTech attire des investissements significatifs, notamment de la part de Sanofi et de la Fondation Bill & Melinda Gates. Cette même année, en octobre, BioNTech fait son entrée au Nasdaq.

Il est important de rappeler certaines mises en garde de Ugur Sahin, le fondateur de BioNTech lui-même. En 2014, il exprime des préoccupations concernant l'utilisation de l'optimisation des codons, qui peut affecter la vitesse de traduction de l'ARNm et potentiellement conduire à un mauvais repliement des protéines.[299] Sahin attire également l'attention sur la toxicité potentielle des nucléotides non naturels utilisés dans ces ARNm (pseudouridines). De plus, il souligne la vaste biodistribution de l'ARNm lorsqu'il est injecté par voie intramusculaire, et évoque également le risque que les patients atteints de maladies auto-immunes puissent développer des auto-anticorps dirigés contre l'ARNm.

De toute évidence, les patrons de ces grands laboratoires sont les premiers informés des risques potentiels de leurs produits. Étonnam-

298. August A et al., *A Phase 1 Trial of Lipid-Encapsulated mRNA Encoding a Monoclonal Antibody with Neutralizing Activity Against Chikungunya Virus*, Nat Med, 2021. Erratum in Nat Med, mai 2022, PMID 34887572.
299. Sahin U, Karikó K, Türeci Ö., *mRNA-based therapeutics--developing a new class of drugs*, Nat Rev Drug Discov., 2014, PMID 25233993.

ment, le public n'a jamais entendu parler de ces mises en garde et leurs auteurs restent silencieux étant donné les perspectives financières inédites des vaccins à ARNm contre la Covid-19.

Quand les lobbies détricotent la réglementation
Comme le révèle un document de l'Agence européenne des médicaments consacré à la régulation des « thérapies innovantes »,[300] un intense lobbying des industriels tend déjà en 2008 à faire exclure les vaccins géniques de la réglementation stricte des GTP. En 2007 et 2008, l'EMA classe en effet les vaccins à acides nucléiques dans les GTP. Le changement de réglementation intervient en septembre 2009 juste après l'épidémie de grippe H1N1 : les vaccins ARNm sont alors exclus par l'EMA de la réglementation des GTP.

Du côté des États-Unis, c'est la FDA qui est chargée d'émettre des recommandations pour les fabricants de médicaments. Contrairement à l'EMA, qui exige d'eux qu'ils justifient chaque manquement aux obligations, les directives de la FDA sont non contraignantes. En 1998, elle met en place des règles spéciales pour les acides nucléiques utilisés à des fins prophylactiques, qui sont assez similaires à celles établies pour les produits de thérapie génique (GTP). En 2013, elle prend la décision explicite d'exclure les vaccins contre les maladies infectieuses de la réglementation des GTP. Cette décision coïncide avec le début de la collaboration entre la Darpa et Moderna. Bien qu'il soit souvent rappelé que corrélation ne signifie pas nécessairement causalité, ces coïncidences sont tout de même notables.

---

300. Ce document résume les contributions des parties prenantes à la consultation publique de la Direction générale Entreprise et Industrie sur les propositions de modification de l'Annexe I de la Directive 2001/83/ CE concernant les médicaments de thérapie innovante. La consultation a lieu du 8 avril au 10 juin 2008. Organisations de patients, universités et organisations publiques, industrie, autorités réglementaires, individus et autres parties prenantes, les participants sont invités à exprimer leur position. La longue liste des laboratoires associés aux discussions montre qu'ils ont largement eu leur mot à dire. Parmi ces labos, on retrouve MedImmune, Merck Sharp & Dohme (Europe) Inc., Pfizer, entre autres. *Implementation of the 'Advanced Therapies' Regulation - Amendments to Annex I to Directive 2001/83/EC as Regards Advanced Therapy Medicinal Products*, Commission européenne, Direction générale Entreprise et Industrie, 9 juillet 2008.

Apparemment plus soucieuse en matière de contrôle des médicaments, l'EMA allège de manière surprenante les contraintes de la qualité du produit pour les vaccins à ARNm. En effet, contrairement à la pureté de 95 % généralement exigée pour tout médicament destiné à l'usage humain, l'EMA accepte un seuil bien inférieur : une intégrité de seulement 50 % de l'ARNm prévu dans un flacon suffit pour approuver un lot. De plus, on ne sait pas qui effectue les tests indépendamment des fabricants et comment ils sont réalisés. Les autorités compétentes, telles que l'ANSM (Agence nationale de sécurité du médicament) en France et l'EMA elle-même, n'ont pas répondu aux questions que j'ai adressées à ce sujet. Que représentent ces 50 % d'impuretés autorisées ? S'agit-il d'ARNm dégradé ? Ou bien la quantité de principe actif est-elle simplement inférieure à celle indiquée sur l'étiquette ? Le mystère reste entier.

Des produits impurs et contaminés par de l'ADN
L'EMA avait déjà signalé la présence d'ADN résiduel dans les vaccins anti-Covid-19, à des taux très variables. Cette observation est confirmée par des chercheurs indépendants, dont Kevin McKernan et son équipe : ils découvrent de l'ADN contaminant dans les vaccins, une contamination qui semble provenir du processus de fabrication de l'ARNm. Pour produire cet ARNm, un plasmide d'ADN est d'abord synthétisé par des bactéries, puis transcrit *in vitro* en ARN. Avant d'encapsuler cet ARNm dans des nanoparticules lipidiques (LNP), il est essentiel d'éliminer complètement cet ADN et les toxines bactériennes. La contamination par l'ADN observée pourrait donc résulter d'une élimination incomplète de ces résidus lors du processus de purification.[301] Nous avons déjà évoqué cette possible contamination dans le chapitre *Modification du génome, un risque sous-estimé* (troisième partie).

Plus alarmant encore, dans l'ADN contaminant présent dans le vaccin Pfizer, les chercheurs identifient des éléments spécifiques du virus SV40, connu pour être oncogène, c'est-à-dire capable de provoquer le développement de cancers chez les animaux. Il pourrait aussi jouer un rôle dans le développement de tumeurs malignes chez l'homme.

---

301. McKernan K, et al., *Sequencing of Bivalent Moderna and Pfizer mRNA Vaccines Reveals Nanogram to Microgram Quantities of Expression Vector dsDNA per Dose*, OSF Preprints, 10 avril 2023.

Alors, que fait cette séquence génétique dans l'ADN utilisé pour fabriquer un vaccin destiné aux humains ?

Le SV40, ou virus simien 40, est initialement découvert chez le singe. Ce polyomavirus a été largement étudié en raison de sa capacité à transformer des cellules normales en cellules cancéreuses en laboratoire. Historiquement, il fait parler de lui après avoir été découvert dans les années 1960 dans des lots de vaccin contre la polio cultivés sur des cellules de rein de singe. Cela conduit à une prise de conscience de la nécessité de contrôles rigoureux dans le processus de fabrication des vaccins.

Il s'avère que le promoteur du SV40, une partie de la séquence génétique du virus, est couramment utilisé en biotechnologie. Il permet d'augmenter la production d'ARN à partir d'un plasmide (le petit morceau circulaire d'ADN utilisé en laboratoire). L'utilisation de ce promoteur est donc une stratégie de laboratoire pour rendre le processus de fabrication plus efficace et rentable. Sa présence n'est donc pas forcément attribuable à une intention malveillante de la part du fabricant. Toujours est-il que le SV40 n'aurait jamais dû se retrouver, même partiellement, dans un produit destiné à être administré à la population mondiale. Cela soulève des questions sérieuses sur les processus de purification et de contrôle qualité des vaccins anti-Covid-19, fabriqués dans l'urgence comme nous le savons.

Il faut noter que la présence importante d'impuretés n'est pas l'apanage des vaccins ARNm : les vaccins à adénovirus Astra-Zeneca et Janssen contiennent aussi beaucoup de protéines provenant de la fabrication, qui pourraient être responsables d'inflammation et de problèmes auto-immuns.[302]

Rappelons aussi l'affaire des lots Moderna au Japon, contaminés par des particules métalliques. Le sous-traitant espagnol Rovi déclare que ces particules proviennent d'un problème de frottement au niveau de la chaîne de conditionnement. Après deux décès suspects, le Japon retire 1,6 million de doses en août 2021.[303]

302. Krutzke L et al., *Process- and product-related impurities in the ChAdOx1 nCov-19 vaccine*, eLife, 2022.
303. *Japon : des nouveaux lots de vaccins Moderna suspendus à cause d'une anomalie.*, TV5Monde, 26 août 2021, mis à jour le 24 déc. 2021.

Pas d'étude de pharmacocinétique

Je tiens particulièrement à souligner que les études de pharmacocinétique, obligatoires pour les produits de thérapie génique (GTP), ont été réalisées de manière très sommaire pour les vaccins à ARNm. Ces études destinées à étudier le devenir des substances actives du vaccin au sein de l'organisme auraient dû mettre en évidence la distribution étendue et persistante de l'ARNm et de son produit, la protéine Spike, dans l'ensemble du corps humain. Elles auraient également dû examiner son éventuelle excrétion, voire sa probable transmission, comme cela a été démontré dans le cas du lait maternel. Nous l'avons évoqué avec l'article *Les vaccinés peuvent-ils disséminer de l'ARNm vaccinal* ? (troisième partie du livre).

En raison de cette vaste biodistribution, il aurait été essentiel d'étudier l'intégration de l'ARNm dans le génome et dans les cellules germinales (ovules et spermatozoïdes). De plus, il aurait fallu évaluer la toxicité potentielle sur les embryons. Les études limitées menées sur des rats ont révélé des malformations du squelette. Enfin, il aurait été nécessaire d'examiner en profondeur la génotoxicité et le risque potentiel de cancer. Les résultats obtenus à partir des études animales sont, à ce jour, ambigus sur ce point, ce qui souligne le besoin d'investigations plus approfondies.

Pas de surveillance à long terme !

La surveillance de la sécurité à long terme des GTP doit s'étendre sur plusieurs années (trente ans pour l'EMA) alors que, pour les vaccins, elle n'est généralement effectuée que sur quelques semaines. Ceci ne devrait pas être acceptable, compte tenu de la persistance du produit injecté et de la protéine exprimée. Ce suivi est particulièrement important pour certaines catégories de pathologies, qui sont également signalées comme effets indésirables des vaccins à ARNm contre la Covid-19 : les cancers, les troubles hématologiques et neurologiques, les maladies rhumatismales et auto-immunes, ainsi que les infections. Ces maladies sont répertoriées dans les bases de données de pharmacovigilance, y compris les cancers pour lesquels aucun lien de causalité n'est officiellement reconnu à ce jour.

Une flambée de cancers et des cas de lèpre

Concernant les cancers, beaucoup d'interprétations indépendantes des données officielles montrent une augmentation des cancers après la campagne de vaccination contre la Covid-19.[304] Au CSI du 15 juin 2023,[305] Viviane Cuendet présente les chiffres officiels suisses, qui montrent, parmi d'autres pathologies, une augmentation de certains cancers à partir de 2021, particulièrement chez les 15-39 ans. Elle interroge les autorités de santé suisses pour savoir si elles en soupçonnent la cause. La réponse est négative, mais les autorités ne démentent pas ces augmentations.

La perturbation de l'immunité naturelle pourrait-elle avoir un lien avec les récidives cancéreuses dont témoignent de nombreux médecins à la suite des injections à ARNm dans leur patientèle ? Lors de l'International Covid Summit organisé par Reinfo Liberté à Marseille en avril 2022, le docteur Ryan Cole, pathologiste américain, expose les risques accrus de déclenchement ou réactivation de cancers induits par la « modulation » de la réponse immunitaire à la suite de la vaccination à ARNm. Cela s'expliquerait par une altération de l'expression des gènes d'un grand nombre de cellules immunitaires, notamment les CD8, des lymphocytes tueurs des cellules cancéreuses. La désorganisation du système immunitaire inné et de ses récepteurs contribuerait également à l'activation d'autres virus présents dans l'organisme à l'état latent (herpes, zona, papillomavirus, virus respiratoire syncytial). Sans entrer dans le détail, n'oublions pas qu'en biologie, on ne peut que très rarement expliquer un phénomène par un seul mécanisme : pour expliquer cette immunotolérance induite par la Spike, il est aussi évoqué le rôle des IgG4 anti-Spike, qui prennent le dessus sur les autres IgG après des vaccinations répétées, ainsi que l'expression augmentée du facteur PD-L1 provoquée par la Spike vaccinale.

Un autre exemple de pathologie « imprévue », qui pourrait aussi être lié à une dérégulation du système immunitaire, est l'apparition de cas de lèpre ou de réactions lépreuses. Plusieurs publications documentent des cas à la suite des injections à ARNm contre la Covid-19, obser-

---

304. Jane M. Orient, *Negative Evidence: Covid-19 Vaccines and Cancer, J of American Physicians and Surgeons,* Vol. 28, 2023, jpands.org/vol28no1/orient.pdf.

305. N° 108, conseil-scientifique-independant.org. Chiffres disponibles ici : http://tiny.cc/CSI108.

vés dans divers pays, dont le Royaume-Uni,[306] l'Inde,[307] Singapour,[308] Israël,[309] l'Indonésie[310] et le Brésil.[311] En dépit de la sophistication des vaccins à ARNm, certains effets secondaires font apparemment resurgir des maladies que l'on croyait reléguées dans le passé.

Aveuglement délibéré programmé ?

Au regard des arguments que j'ai développés, aucun ARNm ne devrait plus jamais être injecté à une personne en bonne santé. Étonnamment, dans le document de l'EMA qui établit le cadre de l'évaluation clinique des nouveaux vaccins à partir de 2023, aucune réglementation spécifique pour les vaccins à ARNm n'est explicitement mentionnée. Pourtant, ce document concerne bien les vaccins contenant des acides nucléiques (mais sans plus de précision), donc les ARNm sont concernés mais pas nommés ! De plus, dans les comités d'experts en vaccins, il n'y a aucun spécialiste de l'ARNm.

Cette omission pourrait-elle être interprétée comme un aveuglement délibéré et programmé ? L'EMA, à l'instar des agences de santé du monde entier, persiste en effet à recommander le rappel de la vaccination à ARNm contre la Covid-19 à l'automne 2023, en s'adaptant aux variants en circulation au printemps 2023. Cette instance n'a-t-elle rien appris de ses échecs ? C'est sans doute une fuite en avant. Il semble impossible pour les autorités sanitaires de reconnaître leurs erreurs.

---

306. De Barros, B., et al., *Covid-19 Vaccination and Leprosy-A UK Hospital-Based Retrospective Cohort Study*, PLoS Negl Trop Dis, 2023.
307. Saraswat, N., et al., *A Spectrum of Leprosy Reactions Triggered by Covid-19 Vaccination: A Series of Four Cases*, J Eur Acad Dermatol Venereol, 2022.
308. Aponso S et al., *Multibacillary leprosy unmasked by Covid-19 vaccination*, JAAD Case Rep., 2022 PMID 34841026.
309. Fachler, T. et al., *Erythema nodosum leprosum post-Covid-19 vaccination: endemic while pandemic*, J Eur Acad Dermatol Venereol, 2022.
310. Fantoni OJJ, *Reversal Reaction in A Borderline Lepromatous Leprosy Patient after Covid-19 Vaccine: Prevention or Risks?*, J Pak Assoc Dermatol., [internet] 2022.
311. Frassinetti Bessa Rebello et al., *Erythema nodosum leprosum and active leprosy after ChAdOx1-S/nCoV-19 recombinant vaccine. A report of two cases*, Leprosy Review, 2021.

À l'avenir, une vigilance particulière devra aussi être accordée aux personnes atteintes de maladies génétiques ou de cancers. Elles sont les cibles idéales des traitements à ARNm, qui ne devraient en aucun cas être qualifiés de vaccins anti-cancer, puisqu'il s'agit, en réalité, de thérapies géniques. Ce changement de terminologie vise très probablement à exempter ces traitements des contrôles rigoureux imposés aux GTP. Nous avons bien des raisons de le soupçonner désormais.

J'espère que cet ouvrage contribuera à la prise de conscience des enjeux autour des technologies à ARNm. Une note d'espoir : je constate que l'article scientifique que j'ai publié à ce sujet a été lu et relayé, bien que censuré par les médias officiels. L'information doit continuer de circuler, car l'EMA semble déterminée à promouvoir les thérapies à ARNm, s'inspirant du précédent des vaccins anti-Covid-19. C'est du moins ce que suggère une réunion de l'EMA en février 2023,[312] où il est question de *vaccins thérapeutiques personnalisés* et où les industriels expriment le souhait d'assouplir les contrôles sur les thérapies géniques. L'EMA envisagerait-elle d'appliquer une réglementation allégée, initialement conçue pour les vaccins à ARNm, à l'ensemble des produits de thérapie génique ? Là encore, la vigilance s'impose.

Pour aller plus loin
– Banoun, H., *mRNA: Vaccine or Gene Therapy? The Safety Regulatory Issues*, Int. J. Mol. Sci., 2023, 24, 10514, PMID 37445690. En français : *ARNm : vaccins ou thérapie génique ? les enjeux de sécurité de la réglementation*, Aimsib.org, 2 juillet 2023.

---

312. *Report of the Regulatory and Scientific Virtual Conference on RNA-Based Medicines*, 2 février 2023, European Medicines Agency.

4.2 Gains de fonction après l'émergence du SARS-CoV-2

Il est maintenant quasiment certain que la recherche de gain de fonction (GoF) sur les virus est à l'origine de la pandémie de Covid-19. C'est désormais une idée admise au plus haut niveau de l'État américain. Ainsi, Robert Kadlec, qui n'est autre que le militaire américain en charge des réponses aux attaques bioterroristes et de la préparation aux pandémies, et par ailleurs créateur du programme Warp Speed,[313] confirme que l'origine de la pandémie se trouve du côté de la recherche vaccinale sur les virus émergents. En juillet 2023,[314] dans un article de la presse australienne, il accuse ouvertement Anthony Fauci d'être le principal responsable de cette situation. En effet, Fauci a financé la recherche sur les gains de fonction en Chine, par l'intermédiaire du National Institutes of Health (NIH) et de l'organisation Eco Health Alliance. Depuis février 2020, Fauci aurait tout mis en œuvre pour dissimuler cette information.

Cependant, Robert Kadlec élude complètement le rôle de Ralph Baric et de l'Université de Caroline du Nord (UNC) dans ces recherches de GoF pour la création de vaccins contre les futurs virus. Cette omission vise sans doute à masquer l'origine potentiellement américaine du virus, que ce soit à Fort Detrick ou à l'UNC, comme nous l'avons évoqué dans la première partie sur *L'origine de la pandémie*.

Il est utile ici de préciser que le moratoire sur les recherches GoF, qui est instauré à partir de 2014, comporte une exception de taille : il est précisé qu'une recherche visant à protéger la santé publique peut être exemptée de ce moratoire. C'est bien dans le cadre de cette exception que s'est inscrit le projet Defuse de Eco Health Alliance, qui associe les recherches GoF à la mise au point de vaccins contre des virus manipulés (voir notre chapitre *L'origine du virus Covid-19, issu d'une fuite de laboratoire* en Partie 1).

---

313. Début 2020, le programme Warp Speed, initiative du gouvernement américain en partenariat avec le secteur privé, vise à accélérer de manière considérable le développement, la fabrication et la distribution d'un vaccin contre la Covid-19.
314. *Covid-19 cover-up: Wuhan lab leak suspicions, Anthony Fauci and how the science was silenced*, *Weekend Australian Magazine*, 28 juillet 2023.

Les concepteurs du projet Eco Health Alliance semblaient tellement certains d'avoir modélisé les futurs virus pandémiques qu'ils envisageaient de vacciner les chauves-souris contre ces virus non encore apparus en utilisant précisément des virus synthétiques vivants. Selon eux, ces virus émergeront naturellement chez les chauves-souris, il était donc nécessaire d'immuniser ces animaux pour empêcher la transmission à l'homme. Toutefois, comme nous l'avons déjà souligné, cette démarche repose sur de la pure spéculation.

Non pas un complot, mais une conjonction systémique d'intérêts
Le bilan de la gestion de la crise de la Covid-19, malgré les leçons que la pandémie actuelle aurait pu apporter, ne semble pas infléchir la trajectoire de la biopolitique actuelle et future. Il n'est pas question pour les détenteurs du biopouvoir de mettre un frein aux recherches de gain de fonction sur les virus, ni de renoncer à la vaccination généralisée comme réponse prioritaire à toutes les maladies infectieuses.

Au cœur de ce biopouvoir, le complexe militaro-industriel et financier, qui prend les décisions aux États-Unis, et les équipes de chercheurs qui effectuent ces gains de fonction pour développer des vaccins contre les pandémies futures, jouent un rôle central. D'un côté, il y a une volonté politique claire de maintenir cette orientation ; de l'autre, il y a l'aveuglement de ces équipes de chercheurs, qui semblent ne pas prendre pleinement conscience des implications de leurs travaux. Ces deux éléments sont nécessaires au maintien de l'orientation biopolitique.

George Orwell décrit ce phénomène de double-pensée dans son roman *1984* : *ils savent, mais ils oublient qu'ils savent.* Cette capacité à maintenir deux croyances contradictoires simultanément dans l'esprit des gens semble être une des clés de réussite de ceux qui détiennent le biopouvoir.

Il est impossible de dissocier les recherches de gain de fonction (GoF) de la quête de vaccins destinés à protéger les populations contre les futurs virus émergents. Cependant, il serait erroné d'en conclure que les virus sont créés en laboratoire dans le but délibéré de provoquer une pandémie et de vendre des vaccins en conséquence. Ce que nous observons, c'est une conjonction systémique d'intérêts qui a donné naissance à la crise de la Covid-19 et à sa gestion biopolitique.

Les profits colossaux générés par les entreprises pharmaceutiques dans ce contexte ne sont pas négligeables. Ces gains financiers renforcent en retour le pouvoir de ces industriels, leur permettant d'exercer une influence considérable sur la trajectoire future de cette dérive biosécuritaire. Le modèle vaccinaliste, qui privilégie la vaccination comme réponse principale et souvent exclusive aux menaces infectieuses, s'ancre ainsi de plus en plus profondément dans la stratégie de santé publique, alimenté par un cercle vicieux où le pouvoir et le profit se renforcent mutuellement.

Un complexe politico-militaro-industriel

Pourquoi la FDA, l'agence américaine des produits alimentaires et médicamenteux, n'a-t-elle pas vraiment évalué les vaccins anti-Covid-19, contrairement à l'EMA, l'agence européenne des médicaments ? Outre-Atlantique, la gestion de la crise sanitaire de la Covid-19 a été menée par l'appareil militaire des États-Unis. C'est tellement flagrant que des hauts responsables de la FDA démissionnent en 2021 en signe de protestation, se sentant exclus des décisions clés concernant les vaccins anti-Covid-19.[315]

En effet, les diverses mesures prises en réaction à la pandémie de Covid-19 sont abordées aux États-Unis comme des contre-mesures à une potentielle arme biologique. Cette classification permet de s'affranchir des essais cliniques traditionnels ou de la nécessité d'apporter des preuves rigoureuses en matière de sécurité ou d'efficacité.

L'Emprise du PREP Act sur la gestion de la crise sanitaire

Le 4 février 2020, une étape cruciale est franchie aux États-Unis dans la gestion de la crise sanitaire de la Covid-19 : le Department of Health and Human Services (HHS) déclare l'immunité totale pour les activités liées aux « contre-mesures » contre la Covid-19, en vertu du PREP Act (The Public Readiness and Emergency Preparedness Act).[316]

---

315. *Biden's top-down booster plan sparks anger at FDA*, *Politico*, 31 août 2021.
316. Department of Health and Human Services, *Declaration Under the Public Readiness and Emergency Preparedness Act for Medical Countermeasures Against Covid-19–19*, 10 mars 2020.

Initialement conçu en 2005 et adapté en 2013 pour répondre aux pandémies, le PREP Act est un dispositif législatif qui accorde une immunité légale aux entreprises et aux individus agissant dans le cadre de la réponse à une urgence de santé publique en proposant des contre-mesures, via des produits de diagnostic, de traitement, de prévention et de protection contre la Covid-19.

En application du PREP Act, le ministère de la Défense des États-Unis (DoD) établit des contrats avec des industriels du monde entier susceptibles d'être impliqués dans la fabrication de contre-mesures. Ces contrats, appelés OTA,[317] les lient au DoD et les engagent à produire des équipements et des médicaments, y compris des vaccins, selon les spécifications définies. Par exemple, en décembre 2020, le DoD accorde 1,8 milliard de dollars à Sanofi pour produire un vaccin adulte et pédiatrique selon les recommandations de la FDA.[318]

Cette immunité, bien que conçue pour encourager la rapidité et l'innovation en période de crise, place *de facto* l'appareil militaire au cœur de la réponse sanitaire.

Malgré la fin de l'urgence pandémique déclarée par les États-Unis le 11 mai 2023, le Department of Health and Human Services (HHS) prend la décision de prolonger la couverture du PREP Act sur les vaccins contre la Covid-19 et la grippe, ainsi que les tests de dépistage de la Covid-19, jusqu'au 31 décembre 2024.[319]

Cette décision, qui maintient l'immunité légale pour les fabricants de ces produits médicaux, est prise dans un contexte où la pandémie de

---

317. Aux États-Unis, les Other Transaction Agreements (OTA) ont été un outil essentiel pour gérer la crise sanitaire, en accélérant notamment le développement de vaccins et de traitements. Ces contrats, autorisés par une entité spéciale sous contrôle du Congrès (Other Transaction Authority), ont été particulièrement utilisés par certains départements tels que le Département de la Défense (DoD) pour répondre à la pandémie.
318. Department of Defense, Technical Direction Letter for Medical CRBN Defense Consortium (MCDC), Request for Prototype Proposals (RPP) 20-11, Objective PRE-20-11 for Definitized "Adjuvanted Recombinant Covid-19 Vaccine Development" Sanofi Pasteur, Inc. (Sanofi), décembre 2020, http://tiny.cc/sanofi-États-Unis.
319. *Eleventh Amendment to Declaration Under the Public Readiness and Emergency Preparedness Act for Medical Countermeasures Against Covid-19, A Notice by the Health and Human Services Department*, 12 mai 2023, federalegister.gov.

Covid-19 semble être sous contrôle dans le pays. Pourquoi conserver ces mesures exceptionnelles à un moment où est levée l'urgence sanitaire ? Cette prolongation est le signe que, malgré la fin officielle de la pandémie, les autorités sanitaires américaines se préparent à d'éventuelles nouvelles menaces biologiques et prétendent toujours les gérer sous contrôle militaire.

Nous avons vu les liens étroits qui unissent Moderna au DoD, mais Pfizer n'est pas en reste. En 2013, la Darpa attribue au géant pharmaceutique un contrat de 7,7 millions de dollars pour travailler sur un nouveau concept d'immunisation.[320] L'objectif consiste à rechercher la possibilité d'induire directement dans un individu infecté ou exposé la production d'anticorps protecteurs contre un agent pathogène émergent. Cette approche cherche à contourner la méthode habituelle de création de vaccins, qui implique des étapes *in vitro*. Au lieu de cela, la Darpa souhaite que Pfizer explore une méthode *in vivo*, en accélérant ainsi le temps de réponse à une nouvelle maladie. C'est de la science-fiction, car cela ne repose sur aucune hypothèse connue.

De toutes les façons, Pfizer est impliqué dans la riposte vaccinale aux pandémies avant 2020. Le laboratoire collabore avec la société de biotechnologie allemande BioNTech pour le développement des vaccins ARNm anti-grippe dès 2018. Grâce à des documents obtenus par une requête FOIA (Freedom of Information Act), nous savons que BioNTech, le futur associé de Pfizer en 2020 pour les vaccins anti-Covid-19, travaille déjà en mai 2019 sur les LNP (*Lipid Nanoparticles*) et sur la purification de l'ARNm.[321]

Le travail des scientifiques et des politiciens critiques commence à porter ses fruits bien timidement. En juillet 2023, enfin, sous la pression des révélations aux États-Unis sur l'origine possible du virus en lien avec la collaboration sino-américaine, un amendement est voté à la Chambre des Représentants pour interdire au Département de la Défense (DoD) des États-Unis de continuer à financer EcoHealth Alliance (EHA) et le laboratoire de Wuhan.[322]

---

320. *DARPA Hires Pfizer to Perform Groundbreaking Vaccine Research*, Rich Smith, fool.com, 5 décembre 2013.
321. *Nonclinical Evaluation Report BNT162b2 [mRNA] Covid-19 vaccine*, Therapeutic Goods Administration, January 2021.
322. Rules Report, 13 juillet 2023, U.S. House of Representatives, p. 46, n°15. *An amendment to be offered by Representative McClain of Michigan or her designee, Defund Wuhan Institute of Virology and EcoHealth Alliance, Inc.*

Conseil de défense sanitaire en France

En France, la gestion de la crise sanitaire est marquée par le rôle prépondérant du Conseil de défense sanitaire. Composé du Président de la République, du Premier ministre, des ministres de la Santé, de la Défense, de l'Intérieur, de l'Économie et du Travail, ce conseil est chargé de « prendre des décisions de crise dans le domaine sanitaire ».

L'existence de cet organe de l'État n'est pas définie dans la loi ni dans la Constitution. La commission des affaires sociales du Sénat s'en émeut dans son rapport d'information sur le passe sanitaire (février 2022), soulignant la « substitution du Conseil de défense au Conseil des ministres, et donc la soustraction de la décision au jeu normal des institutions ».[323] Cette entorse au cadre réglementaire habituel fait également des remous à l'Assemblée nationale. Une proposition de loi[324] visant à lever le Secret défense des délibérations du Conseil de défense sanitaire est déposée, sans succès.

La gestion exceptionnelle de la crise en Europe

En Europe, le règlement EU/2020/521 du 14 avril 2020, avec effet rétroactif au 1er février 2020 et applicable jusqu'au 31 janvier 2022, active l'aide d'urgence au titre du règlement du Conseil (EU) 2016/369.[325] Elle est destinée à répondre à une menace sévère de désastre d'origine naturelle ou artificielle. Les actions éligibles, ou contre-mesures, comprennent l'organisation d'essais cliniques ad hoc de thérapies ou de diagnostics potentiels selon des normes d'essai convenues au niveau de l'Union, la liste n'étant pas exhaustive.

Ce règlement permet d'échapper aux normes habituelles des bonnes pratiques de fabrication et des essais cliniques. Il est sans doute la justification et l'explication de la façon exceptionnelle dont l'Agence européenne des médicaments (EMA) contrôle les essais des vaccins

---

323. *Rapport d'information fait au nom de la commission des affaires sociales sur l'adéquation du passe vaccinal à l'évolution de l'épidémie de Covid-19*, N° 537, 23 février 2022.
324. *Proposition de Loi visant à lever le secret défense des délibérations du Conseil de défense sanitaire*, en date du 8 février 2022, Assemblée nationale.
325. *Règlement (UE) 2020/521* du Parlement européen et du Conseil du 14 avril 2020.

anti-Covid-19 sans leur appliquer tous les contrôles requis pour les thérapies géniques.

Vers une perte de souveraineté ?

La gestion de la crise sanitaire soulève également des questions sur la souveraineté des États membres de l'Otan. Si le ministère de la Défense américain décrète une menace par arme biologique, est-ce que la défense des États membres de l'Otan est subordonnée à Washington ? Des juristes spécialisés pourraient répondre à cette question en se référant au Traité de l'UE (Titre V sur la politique commune de sécurité). Cette question dépasse mes capacités, mais elle mérite d'être soulevée et examinée.

Alors que beaucoup aimeraient tourner la page de la Covid-19, il est crucial de ne pas oublier que les États et les organismes supranationaux s'activent pour militariser la préparation aux prochaines pandémies. Aux États-Unis, un militaire, le colonel Paul Friedrichs, est chargé de ce sujet à la Maison-Blanche. Le Council on Foreign Relations (CFR), un *think tank* puissant dédié à la politique internationale, conseille de passer par-dessus l'Organisation mondiale de la santé (OMS) et de mettre la réaction à la prochaine pandémie sous l'égide du Conseil de sécurité de l'ONU. Cette approche serait concertée avec le G7 et le G20, le Fonds monétaire international (FMI), la Banque mondiale, et d'autres institutions financières internationales.[326]

Raph Baric, un paradoxe vivant

Ralph Baric, de l'Université de Caroline du Nord (UNC) et son équipe sont pointés du doigt dès le début de 2020 comme étant potentiellement responsables de la création du SARS-CoV-2, le virus responsable de la pandémie de Covid-19.[327] En réponse à ces attaques, Baric se réfugie littéralement dans son laboratoire, allant jusqu'à y dormir avec son équipe pour échapper aux critiques.

Il incarne parfaitement la double-pensée d'Orwell. Il affirme qu'une épidémie mortelle à coronavirus est une chose inouïe en 2003 (date de

---

326. *Pandemic Preparedness Lessons from Covid-19*, Council on Foreign Relations, Independent Task Force Report No. 78.
327. *The U.S. Scientist At the Heart of Covid-19 Lab Leak Conspiracies Is Still Trying to Save the World From the Next Pandemic*, *Time Magazine*, 11 juillet 2023.

l'émergence du SARS-CoV-1) et qu'une deuxième quelques années plus tard l'est plus encore (le MERS de 2012). Il rappelle que lorsqu'il a commencé à étudier les coronavirus en 1980, on ne connaissait que des coronavirus bénins pour l'homme. Aujourd'hui, on en connaît trois capables de provoquer des décès massifs. Il reconnaît donc que les coronavirus n'étaient pas dangereux pour l'homme, avant que lui-même ne les manipule. Pourtant, il n'entrevoit pas la possibilité d'avoir pu leur conférer cette dangerosité...

Malgré les controverses, Baric nie fermement son implication dans l'origine du SARS-CoV-2 et continue frénétiquement à construire des virus à potentiel pandémique et à chercher des vaccins. C'est lui qui a testé les candidats vaccins anti-Covid-19 de Moderna sur ses souris humanisées, qui expriment le récepteur ACE2 humain, rendant ces animaux susceptibles à l'infection par le SARS-CoV-2.

Baric est ainsi un paradoxe vivant : un scientifique dédié à la prévention des pandémies, mais dont le travail sur les gains de fonction des virus est considéré par certains comme une menace potentielle pour la sécurité globale. Sa situation illustre la tension fondamentale au cœur de la recherche sur les gains de fonction : le potentiel à la fois de prévenir et de provoquer des catastrophes sanitaires.

En 2007, Ralph Baric reconnaît qu'il est difficile de distinguer la recherche universitaire fondamentale et le développement d'armes biologiques : pour se défendre contre ce bioterrorisme, il faut que les chercheurs comprennent les mécanismes qui rendent les virus plus pathogènes pour développer les contre-mesures possibles.[328]

En 2014, au cœur d'un débat international sur les risques et les avantages des recherches à gain de fonction (GoF), Ralph Baric se positionne contre un moratoire sur ces recherches concernant les virus de la grippe et les coronavirus (SARS et MERS). Selon lui, les GoF sur les coronavirus ne risquent pas d'engendrer un virus dangereux pour l'homme, une affirmation qui contraste avec ses écrits antérieurs, où il évoque le potentiel bioterroriste de ces techniques.

Il est important de noter que les chercheurs Ralph Baric et Shi Zhengli commencent à étudier activement les facteurs de virulence du coronavirus du chameau (MERS-CoV), officiellement dès son appa-

---

328. Baric RS 2006, *Synthetic Viral Genomics. In: Working Papers for Synthetic Genomics: Risks and Benefits for Science and Society*, pp. 35-81. Garfinkel MS, Endy D, Epstein GL, Friedman RM, editors, 2007.

rition en 2012, comme le confirme une étude publiée en 2015.[329] Le MERS-CoV, associé au MERS, présente un taux de létalité élevé, ce qui accentue les risques associés à toute manipulation de ce virus en laboratoire, et ces risques sont d'autant plus grands lorsqu'il s'agit d'expériences de gain de fonction.

En 2014, Baric reconnaît avoir créé un virus SARS chimère très pathogène pour les souris et l'avoir adapté ensuite aux cellules humaines. Cette expérience franchit la ligne rouge en matière de dangerosité, comme le souligne Marc Lipsitch, haut responsable des CDC. En mars 2021, les collaborateurs de Baric publient l'actualisation de la technique de fabrication des virus chimères, expliquant comment fabriquer un SARS-CoV-2 en génétique inverse.[330] Cette technique est présentée comme un moyen d'étudier des vaccins vivants atténués, de faciliter le séro-diagnostic, l'évaluation des vaccins et le screening des antiviraux.

En 2022, ces équipes vont plus loin en proposant un vaccin vivant atténué constitué de SARS-CoV-2 modifié pour lutter contre le SARS-CoV-2 lui-même.[331] Cette proposition soulève des questions de sécurité compte tenu des risques potentiels associés à l'utilisation de virus vivants atténués.

Ce type d'expériences pourraient aussi être à l'origine du variant Omicron. En effet, de nombreux laboratoires dans le monde travaillent sur le SARS-CoV-2 en infectant des animaux pour rechercher les facteurs de virulence et anticiper son évolution. Certains laboratoires cherchent à savoir comment Omicron pourrait devenir plus virulent et manipulent le virus dans ce sens.[332] Omicron pourrait avoir été sélectionné par des passages du SARS-CoV-2 chez des souris, comme je le relate dans mon article sur l'origine du virus de mars 2022.

---

329. Yang Y, Liu C, Du L, Jiang S, Shi Z, Baric RS, Li F, *Two Mutations Were Critical for Bat-to-Human Transmission of Middle East Respiratory Syndrome Coronavirus*, *J Virol.*, 2015.
330. Xie X et al., *Engineering SARS-CoV-2 using a reverse genetic system*, *Nat Protoc*, 2021.
331. Liu Y et al., *A live-attenuated SARS-CoV-2 vaccine candidate with accessory protein deletions*, *Nat Commun.*, 2022. Erratum in: *Nat Commun.*, 2022 Oct., PMID 35896528.
332. Peacock TP et al., *The altered entry pathway and antigenic distance of the SARS-CoV-2 Omicron variant map to separate domains of Spike protein*, *bioRxiv*, 2021.

Pfizer n'est pas en reste sur les GoF et reconnaît (tout en le niant !) faire des GoF sur le SARS-CoV-2, en le faisant exprimer les Spikes des différents variants afin d'anticiper un vaccin plus « efficace ».[333]

Allons-nous vers un SARS-CoV-3 ?

En novembre 2021, les CDC, qui font partie du Department of Health and Human Services (HHS) des États-Unis, modifient leur réglementation relative aux agents toxiques et toxines. Cette modification inclut désormais les virus chimériques du SARS-CoV/SARS-CoV-2 et décrit certaines manipulations génétiques soumises à cette nouvelle réglementation, ce qui suggère qu'elles étaient très probablement déjà en cours à cette date. On évoque ainsi la création d'un virus chimère qui aura la transmissibilité du SARS-CoV-2 et la pathogénicité du SARS-CoV-1. Les facteurs de virulence du SARS-CoV-1 à ajouter au SARS-CoV-2 sont précisément décrits. Ces manipulations pourraient mener à l'émergence d'un SARS-CoV-3 très pathogène et transmissible.

Pourtant, de nombreux virologistes estiment que les recherches de gain de fonction (GoF) sont incapables de prévenir de nouvelles pandémies. Selon eux, de tels efforts constituent une « perte de temps absolue ». Il existe un nombre énorme de virus dans la faune sauvage, et essayer de prédire lequel d'entre eux émergera chez l'homme est considéré comme infaisable. Cela revient à utiliser des données rares pour prédire des événements rares, une démarche qui, selon ces experts, ne fonctionne tout simplement pas.[334]

En 2018, la Darpa tente déjà d'anticiper l'évolution de virus très dangereux, tels qu'Ebola, la fièvre de Lassa et la fièvre de la vallée du Rift. Espérons que la pandémie de Covid-19 aura modéré l'ardeur des chercheurs à réaliser des GoF pour rendre ces virus encore plus dangereux.

---

333. *Pfizer Responds to Research Claims*, Jan. 27, 2023, sur Pfizer.com.
334. Schmidt C, *The virome hunters*, *Nat Biotechnol.*, 2018, PMID 30307913.

Les vaccins : une catégorie à part

Le but de ces GoF est bien d'anticiper l'évolution des virus à potentiel pandémique et en même temps de développer des vaccins contre ces virus élaborés en laboratoire. Le Bureau américain pour la biosécurité (*National Science Advisory Board for Biosecurity*) est conscient des risques. En mars 2023, il publie des recommandations spécifiques pour surveiller plus étroitement les GoF destinés au développement de vaccins contre de futurs virus pandémiques. Ces recherches étaient auparavant exclues du moratoire sur les GoF, sous le prétexte qu'il s'agissait de travaux liés aux vaccins. Cette exception soulève des questions, car elle permet aux vaccins d'échapper aux réglementations habituelles, sans justification éthique ni scientifique claire. Cependant, le même NSABB insiste sur l'importance de ne pas laisser les contrôles retarder ces recherches.[335] Cette position ouvre potentiellement la voie à toutes sortes de dérogations.

L'OMS et l'Alliance Gavi, conscientes que la Covid-19 n'est ni la première ni la dernière maladie pandémique à dévaster le monde, appellent à une préparation accrue. Elles encouragent les scientifiques à accélérer la fabrication de vaccins, avec l'objectif ambitieux de les rendre disponibles en cent jours pour la prochaine pandémie.[336] L'OMS et le Gavi dressent une liste des agents pathogènes susceptibles d'émerger.[337] Parmi eux figurent la fièvre de la vallée du Rift, les hantavirus, divers coronavirus, la fièvre hémorragique du Congo, la fièvre de Lassa, Marburg, la fièvre jaune, les grippes H5N1 et H7N9, le Chikungunya, Ebola et Nipah.

Le sujet des recherches de gain de fonction (GoF) est complexe et demande des connaissances poussées en virologie. J'espère avoir réussi à le rendre accessible afin que chacun puisse s'en emparer. Ce sujet devrait en effet être débattu largement et publiquement, car il concerne la santé de toute l'humanité.

---

335. *Proposed biosecurity oversight framework for the futur of science*, A Report of the National Science Advisory Board for Biosecurity, mars 2023.
336. Voir le grand nombre d'article pour le tag *next pandemic* sur le site du Gavi, https://www.gavi.org/vaccineswork/tag/next-pandemic.
337. *L'OMS recense les agents pathogènes susceptibles de provoquer de futures pandémies*, ONU Info, 21 novembre 2022.

4.3. Les vaccins du futur

Les vaccins que nous allons évoquer ici concernent bien sûr les coronavirus, mais aussi d'autres maladies, et ne sont pas encore tous fondés sur la technologie ARNm. Je ne serai pas exhaustive : l'idée est de donner quelques exemples montrant que les vaccins du futur n'offrent pas, du moins pour l'instant, une balance bénéfice/risque favorable, malgré les allégations de leurs promoteurs et les autorisations hâtives des agences sanitaires.

On peut déjà citer les travaux de Ralph Baric (et d'autres équipes) qui développent, par exemple, des vaccins anti-coronavirus fondés sur le virus de la rougeole. Cela peut paraître étonnant, mais le virus vaccinal vivant atténué de la rougeole est utilisé depuis quelques années pour développer des vaccins contre d'autres virus. Il s'agit de construire des chimères du virus rougeoleux qui expriment à leur surface des protéines de ces virus ciblés. Cette technique a été utilisée pour immuniser contre le SARS-CoV-1, le MERS-CoV, le HIV, le virus de l'hépatite C, celui du chikungunya… Baric a déposé le génome[338] d'un virus modifié à partir de la souche vaccinale (Edmonston B/Moraten) de la rougeole, qui exprime à sa surface la protéine Spike du SARS-CoV-2. Une autre équipe américaine a même testé ce vaccin sur des hamsters.[339]

Concernant la promotion vaccinale contre les futurs virus émergents, les États-Unis lancent une stratégie nationale de biodéfense de 88 milliards de dollars afin de rendre possible le développement de vaccins dans un délai de cent jours. Sans surprise, les vaccins ARNm y figurent en première place pour leur rapidité de fabrication face à un nouveau virus.

---

338. *Mutant Measles morbillivirus strain MeVvac2-SARS2-S(H),* Complete genome GenBank: MW090971.1.
339. Lu M et al., *A safe and highly efficacious measles virus-based vaccine expressing SARS-CoV-2 stabilized prefusion Spike, Proc Natl Acad Sci USA,* 2021.

L'avenir des vaccins ARNm

Déjà avant la pandémie de Covid-19, les ARNm sont considérés comme la plateforme technique d'avenir pour les vaccins.[340] Comme déjà vu, en octobre 2019, lors d'un sommet sur la santé du futur, Milken Institute's Future of Health Summit, au cours d'une réunion concernant les vaccins grippaux, les intervenants (et en particulier Anthony Fauci et Margaret Hamburg, secrétaire pour l'étranger de l'Académie nationale de médecine US), proposent à demi-mots de contourner les essais cliniques de vaccins à ARNm et, avec l'aide d'une crise perturbatrice, de les lancer sur le marché sans avoir besoin de dix ans de tests.

Les industriels de la santé investissent des fonds considérables dans la technologie ARNm : thérapie anti-cancéreuse, maladies métaboliques et maladies infectieuses en sont les trois principaux axes. Comme nous l'avons vu pour les GoF, les secteurs public et privé sont toujours étroitement intriqués dans ces investissements qui concernent au premier chef la biopolitique de l'avenir.

Pourtant, on sait avant 2020 que les vaccins ARNm contre les maladies infectieuses sont inefficaces et toxiques. C'est le cas pour des candidats vaccins contre la grippe, la rage et le Sida, comme je le rappelle dans mon article sur les GTP.[341] Dans sa revue de la littérature sur les vaccins à ARNm, la généticienne Alexandra Henrion-Caude met également en évidence la faillite de cette technologie appliquée aux vaccins (*Les Apprentis sorciers*, Albin Michel).

Des vaccins qui courent après les variants

Nous avons déjà évoqué les convergences d'intérêts du complexe politico-militaro-industriel. Parmi ces intérêts, celui pour les variants, que ce soit dans le cas de la grippe ou des coronavirus désormais, permet de relancer la fabrication des vaccins, comme une course sans fin.

Le matériel génétique du vaccin de rappel de Moderna, adapté au variant Omicron, a été fabriqué par la société National Resilience située

340. Lelièvre JD, *Les vaccins de demain* [Vaccine of the future], *Rev Francoph Lab.*, 2019 ; Bruno Pitard. Nanotaxi ® pour les vaccins ARN et ADN. *médecine/sciences*, EDP Sciences, 2019.
341. Banoun, H, *mRNA: Vaccine or Gene Therapy? The Safety Regulatory Issues*, *Int. J. Mol. Sci.*, 2023.

en Ontario. National Resilience a été fondée relativement récemment, en novembre 2020, et cherche à faire tourner ses énormes usines de fabrication avec la technologie ARNm, que ce soit pour des « vaccins » ou des thérapies géniques. Ses dirigeants sont liés à la CIA, au Wellcome Trust, aux grandes banques, à la Fondation Bill Gates, au Johns Hopkins Center, au Cepi, aux entreprises de la Silicon Valley, à Google, à la Darpa, à l'industrie des vaccins et… au crime organisé. C'est ce que révèle en août 2022 une enquête de Whitney Webb pour le magazine *Unlimited Hangout*.[342] Il existe des liens très forts entre Moderna, la FDA (et les régulateurs en général), la Darpa et l'industrie pharmaceutique.

On apprend en mars 2023 que National Resilience a obtenu un financement de 410 millions de dollars du ministère de la Défense US pour fabriquer 1 milliard de doses de vaccins lors d'une prochaine pandémie.[343]

Les États-Unis vont dépenser 5 milliards de dollars pour un partenariat public-privé (Project NextGen), afin de développer des vaccins anti-coronavirus efficaces sur le long terme, des vaccins nasaux et des vaccins pan-coronavirus.[344]

En attendant, le vaccin anti-Covid-19 de l'automne 2023 a déjà été choisi par les agences de santé du monde entier[345] : il sera à ARNm et « adapté » au variant XBB Omicron du printemps 2023 (qui est déjà dépassé en fréquence par les variants EG.5 et FL.1.5.1 depuis la fin de l'été). Une seule dose pour tous (que l'on soit déjà vacciné ou pas), sauf pour les moins de 6 ans, qui auront droit à deux ou trois

342. Whitney Webb. *RNA for Moderna's Omicron Booster Manufactured by CIA-Linked Company*, Unlimited Hangout, août 2022. En français : *L'ARN du booster Omicron de Moderna est fabriqué par une société liée à la CIA*, sur le site Reseauinternational.net.
343. *National Resilience secures funding for domestic biomanufacturing capacity*, *Pharmaceutical Technology*, 27 mars 2023.
344. Project NextGen, *Enhancing Preparedness for Future Covid-19 Strains & Variants with Next Generation Medical Countermeasures ASPR Administration for strategic preparedness and response*.
345. ICMRA (International Coalition of Medicines Regulatory Authorities), Covid-19 Omicron variant workshop, 8 May 2023. Co-chairs: Peter Marks (FDA, US) and Marco Cavaleri (EMA, EU).
Global regulators agree on way forward to adapt Covid-19 vaccines to emerging variants, EMA, 30 mai 2023.

doses ! Aucun nouvel essai clinique ne sera exigé, bien que les régulateurs reconnaissent l'effet d'*empreinte immunitaire* mais n'en soient pas certains. Pour rappel, ceci signifie que plus on vaccine contre le même antigène, plus on bride le système immunitaire et on l'empêche de réagir à tout nouveau variant.

Guérir est-il rentable ?

En 2018, un analyste financier de Goldman Sachs soulevait une question provocatrice dans un rapport de recherche sur la biotechnologie : est-ce que guérir les patients est un modèle d'affaires durable ? Cette interrogation met en lumière une tension fondamentale dans l'industrie de la santé. D'un côté, les thérapies géniques promettent des cures potentiellement définitives pour des maladies génétiques, ce qui représente un immense bénéfice pour les patients. De l'autre, ces cures uniques pourraient ne pas être aussi lucratives à long terme pour les entreprises pharmaceutiques, qui dépendent de flux de revenus constants. L'analyste cite l'exemple du traitement de Gilead contre l'hépatite C, qui était si efficace qu'il a réduit considérablement le nombre de patients nécessitant un traitement, menaçant ainsi les revenus futurs liés à ce médicament. Avec les patients qui se raréfient, disparaît aussi le réservoir du virus et le virus.

De mon point de vue, les vaccins ARNm contre des maladies émergentes sont une aubaine pour les entreprises de biotechnologies. Leur manque d'efficacité garantit que les virus continueront à circuler, assurant ainsi un marché constant pour ces « vaccins ». Et si, par hasard, ces thérapies s'avéraient plus efficaces que prévu, la source de virus pandémique est inépuisable puisqu'ils sont fabriqués en grande quantité par les infatigables Drs Folamour comme Ralph Baric !

Source : *Goldman Sachs Asks in Biotech Research Report: 'Is Curing Patients a Sustainable Business Model?'*, CNBC, 11 avril 2018.

D'autres technologies à haut risque

Les vaccins intranasaux

Anthony Fauci découvre en 2023 que les virus respiratoires ne peuvent pas être contrôlés par des vaccins injectés en intramusculaire, ce que les scientifiques critiques répètent depuis des années. Nous sommes heureux de lire en 2023 ce que nous expliquions en 2020 : les virus se répliquant principalement dans les muqueuses respiratoires ne provoquent pas de virémie (ne circulent pas dans le sang) et ne sont donc pas en contact avec le système immunitaire global, donc pas avec les anticorps, sauf en cas de maladie sévère. En conséquence, la production d'anticorps sanguins par un vaccin injecté en intramusculaire ne peut pas protéger contre un virus respiratoire.

Fauci propose[346] de développer des vaccins administrés sur les muqueuses respiratoires tout en précisant qu'il faut d'abord comprendre pourquoi les réinfections sont fréquentes avec les virus respiratoires avant de développer les vaccins. On peut faire confiance à l'industrie pour sauter cette étape : les vaccins muqueux sont déjà en essais cliniques.[347]

Pourtant, on sait déjà que les vaccins par voie intranasale présentent un risque accru d'inflammation dans les poumons – dans les essais, des animaux sont morts après la seconde dose. De plus, les nanoparticules intranasales peuvent pénétrer directement dans le cerveau.[348]

Les vaccins à ARNm pour animaux

Les vaccins pour animaux sont en avance sur les vaccins humains, comme toujours. Les vaccins ARNm sont déjà utilisés contre la grippe chez les porcs depuis au moins 2020, date à laquelle le produit est approuvé, mais l'information est bien cachée. Il s'agit des produits Sequivity de Merck, qui sont des vaccins ARNm, bien que ce terme sous haute tension ne soit pas mentionné dans la publicité.

---

346. Morens DM, Taubenberger JK, Fauci AS, *Rethinking next-generation vaccines for coronaviruses, influenzaviruses, and other respiratory viruses*, *Cell Host Microbe*, 2023, PMID 36634620.
347. *Nasal Covid-19 vaccine shows promise in early clinical trial*, *NBC News*, février 2023.
348. Ndeupen S et al., *The mRNA-LNP platform's lipid nanoparticle component used in preclinical vaccine studies is highly inflammatory*, *iScience*, 2021, PMID 34841223.

Il est question de fabriquer des vaccins ARNm « auto-amplifiés » contre la fièvre africaine du porc, financés par le gouvernement américain ; « auto-amplifiés » signifie que l'ARNm injecté dans un animal d'élevage a la capacité de se multiplier au sein de cet animal.[349]

Une autre technologie, potentiellement risquée pour l'environnement[350] est en cours d'étude pour vacciner des animaux sauvages. Il s'agit de vaccins « auto-disséminants », qui permettent de vacciner seulement quelques individus tout en protégeant une population entière. Cette technologie est envisagée pour vacciner les chauves-souris contre le virus Ebola.

Nouvelles technologies ARNm appliquées aux humains

Le Cepi soutient le développement de vaccins à ARNm « auto-amplifiés » par une entreprise Indienne[351] : le vacciné va d'abord multiplier les brins d'ARNm injectés et ensuite produire la protéine codée par l'ARN, ceci afin de réduire la quantité à fabriquer par l'industriel. On fait travailler gratuitement deux fois le vacciné à la place du fabricant. Le but avoué est d'augmenter la quantité d'antigène produit et donc d'anticorps par la suite. On va donc encore accentuer l'imprévisibilité de la technique ARNm, pour laquelle on ne connaît pas la quantité d'antigène produite.

Les chercheurs qui évoquent les problèmes de sécurité posés par cette nouvelle technologie n'ont pas encore intégré que l'ARNm ne reste pas au site d'injection : dans un article[352] de 2023, ils affirment que ces vaccins ne poseront pas de problèmes chez les femmes enceintes puisque l'ARN reste dans l'épaule. C'est donc très mal parti...

La technologie des vaccins « auto-disséminants » (*self-spreading vaccines*) est aussi envisagée pour les humains : elle utilise des virus

349. *Genvax Technologies Secures $6.5 Million to Advance Novel Vaccine Platform*, *Pork Business*, 9 août 2022.
350. *As self-spreading vaccine technology moves forward, dialogue on its risks should follow*, Jonas Sandbrink, *Bulletin of the atomic scientist*, 10 juin 2022.
351. *Cepi to support development of self amplifying mRNA vaccine technology for use against Disease X*, *cepi.net*, communiqué de presse du 8 août 2023.
352. Comes JDG, Pijlman GP, Hick TAH, *Rise of the RNA machines - self-amplification in mRNA vaccine design*, *Trends Biotechnol.* 2023, PMID 37328401.

vivants qui vont se multiplier chez le vacciné et être transmis à d'autres individus. Même si ces virus vivants sont atténués, cela présente des risques. Le document du Johns Hopkins Bloomberg School of Public Healthest,[353] qui évoque cette technique, est difficile à trouver, sans doute car on peut y lire des critiques pertinentes : comment protéger les individus qui auraient des contre-indications ? Comment obtenir le consentement éclairé de ceux qui seront vaccinés sans le savoir par contact avec un vacciné ?

Vaccins auto-amplifiés et auto-disséminants seront par ailleurs combinables, il va bientôt falloir se familiariser avec le « SSSR » pour *Self-Spreading and Self-Replicating (vaccines)*... Cependant, il ne faut pas négliger les risques associés, notamment la possibilité que des virus vivants atténués redeviennent dangereux. Par exemple, c'est ce qui se produit avec les vaccins polio vivants, qui se recombinent dans le tube digestif avec le virus sauvage et redonnent des virus polio pathogènes.

Les vaccins contraceptifs
Il faut citer aussi dans ces essais dignes d'apprentis sorciers le vaccin contraceptif basé sur l'hCG (hormone chorio-gonadotrophique),[354] qui revient à créer volontairement une auto-immunité contre une hormone naturelle.[355] Il est censé être réversible, mais c'est hautement improbable.

Les thérapies anti-cancéreuses nommées « vaccins anti-cancer »
Il est important de débattre publiquement de ces techniques expérimentales risquées. J'ai essayé d'alerter à ce sujet dans mon article sur les GTP, où j'ai montré l'inefficacité et la toxicité (connues avant

---

353. *Johns Hopkins Bloomberg School of Public Health Plans To Release Genetically Modified Self-Spreading Vaccines*, 2nd Smartest Guy in the World, 16 février 2023.
Technologies to address Global Catastrophic Biological Risks, PreventionWeb Publication, Rapport 2018, https://www.preventionweb.net/quick/47640
354. Fabriquée par l'embryon peu de temps après la conception et plus tard par le trophoblaste (un tissu du placenta).
355. *Recherche. Le vaccin, prochaine grande avancée des méthodes contraceptives ?, Courrier International*, 18 mai 2023. Lire aussi : *A Vaccine for Birth Control?*, Katherine J. Wu, *The Atlantic,* mai 2023.

2020) des vaccins ARNm contre les maladies infectieuses : il s'agit de vaccins anti-grippe, anti-HIV, anti-rage.

Pour les produits destinés à lutter contre les cancers, les résultats sont également décevants et inquiétants : la plupart des essais cliniques déclarés n'ont pas donné lieu à publication. On peut supposer que les résultats étaient négatifs. Les seuls résultats publiés montrent l'absence d'efficacité et des effets indésirables notoires et concernent des essais *open label*, donc non randomisés et de peu de valeur. Un essai clinique randomisé sur des patients atteints de cancer de la prostate ne montre aucun bénéfice. Un autre sur le cancer du poumon montre les effets indésirables de la technologie ARNm.[356] La dénomination de vaccin fait craindre un allègement des contrôles pour ces produits expérimentaux.

La fuite en avant des vaccins « classiques » dangereux

Un nouveau vaccin classique a été approuvé contre le VRS (virus responsable des bronchiolites). Il contient deux protéines recombinantes de surface du VRS (produites sur cellules d'ovaires de hamster). On apprend cet été 2023 que l'Abrysvo de Pfizer vient désormais d'être autorisé par la FDA chez les femmes enceintes,[357] après avoir été réservé aux plus de 60 ans. L'EMA procède aussi à cette autorisation chez les plus de 60 ans et les femmes enceintes en juillet 2023.[358]

Le vaccin anti-VRS n'est pas autorisé sur les bébés, mais ce point est source de confusion : c'est bien l'immunisation des bébés qui est visée, et elle est censée se faire de manière passive en vaccinant la mère pendant la grossesse. Ceci n'est pas bien compris par les médias généralistes ni même par certains professionnels de santé, qui ne saisissent pas qu'il s'agit d'une vaccination indirecte.

---

356. Voir mon article sur les GTP et aussi le livre d'Alexandra Henrion-Caude, *Les apprentis sorciers*, Albin Michel.

357. Meredith Wadman, *FDA advisers agree maternal RSV vaccine protects infants, but are divided on its safety*, Science.org, 17 mai 2023.

358. Committee for Medicinal Products for Human Use (CHMP), *Summary of opinion on Abrysvo for Respiratory Syncytial Virus (RSV) vaccine*, European Medicines Agency, 20 July 2023; *FDA Approves First Vaccine for Pregnant Individuals to Prevent RSV in Infants*, FDA, 21 août 2023.

Dans la notice de la FDA, on lit qu'il y a eu plus de prématurés dans le groupe vacciné que dans le groupe placebo dans l'essai chez les femmes enceintes. En dépit de ces risques manifestes de prématurité, les autorités sanitaires semblent avoir négligé toute mesure de prudence.

L'essai clinique chez les femmes enceintes n'est pas accessible gratuitement. C'est une exception pour les publications de Pfizer, qui a les moyens de se payer un article en open-access sur le *NEJM*.[359] J'obtiens la version payante, mais n'ai pas accès au « matériel supplémentaire », qui réserve souvent des surprises. D'après les auteurs, le vaccin est efficace sur les hospitalisations des nourrissons pour cause de bronchiolite pendant leurs trois premiers mois, mais il ne réduit pas suffisamment le risque de cette maladie chez les bébés dans cette même période.

Pour information, un autre laboratoire, GSK, stoppe l'essai clinique de son vaccin anti-VRS chez les femmes enceintes, car il entraîne justement un taux élevé de prématurés. C'est pourquoi Arexvy, le vaccin de GSK, n'est autorisé par la FDA que chez les plus de 60 ans. Cet Arexvy est aussi évalué dans le cadre d'une évaluation accélérée par l'EMA.[360] L'Agence européenne l'autorise pour les plus de 60 ans.

Sur la question de la vaccination des femmes enceintes, il est à noter qu'elles font désormais l'objet d'essais cliniques, alors qu'elles en étaient totalement exclues auparavant. Cette population vulnérable est maintenant sujette à diverses recommandations vaccinales, alors que nous, les anciens professionnels de santé, avons appris dans nos études qu'on ne vaccine pas une femme enceinte

Thérapies préventives aux anticorps monoclonaux ?

Un nouveau concept apparaît aussi à l'occasion de la lutte contre la bronchiolite : la thérapie préventive, qui consiste à injecter directement des anticorps. Sanofi commercialise en collaboration avec Astra-Zeneca un anticorps monoclonal contre le VRS, le Beyfortus, destiné à être injecté en prévention chez les nouveau-nés. Un des

---

359. Kampmann B et al., *Bivalent Prefusion F Vaccine in Pregnancy to Prevent RSV Illness in Infants*, N Engl J Med, 2023.
360. EMA, *First vaccine to protect older adults from respiratory syncytial virus (RSV) infection*, 26 avril 2023.

essais cliniques[361] montre des effets indésirables graves du vaccin et 3 décès dans le groupe vacciné contre 0 dans le groupe placebo ; selon la formule rituelle, « les décès ne sont pas attribués au vaccin par l'investigateur » (qui est, bien sûr, totalement impartial).

La FDA enregistré 12 décès dans l'ensemble des essais de cet anti-corps monoclonal : 4 décès cardiaques, 2 gastro-entérites, 2 morts subites, 1 cancer, 1 Covid-19, 1 fracture, 1 pneumonie, mais aucun décès n'est relié au traitement.[362] L'EMA enregistre 3 décès dans les groupes placebo et 11 dans les groupes traités. Conclusion de l'EMA : la balance bénéfice/risque est positive...[363]

Encore une fois, les mêmes catégories de population sont visées par des produits dangereux : les nouveau-nés, les femmes enceintes, les plus de 60 ans. Il faut noter que ce sont les populations les plus suivies d'un point de vue médical, donc facilement vaccinables si l'industrie arrive à persuader les médecins de l'intérêt de ses produits. Il sera aussi plus facile de masquer les effets indésirables et les décès puisque ce sont des populations considérées à risque : la grossesse et le vieillissement sont considérés maintenant comme des maladies. En France, le taux de mortalité néonatale ne baisse plus depuis 2005[364] et les États-Unis ont le plus fort taux de mortalité néonatale des pays développés.[365] Les nouveau-nés sont aussi une population à risque et on pourra donc facilement faire passer les décès et effets indésirables du vaccin comme dus à la fragilité des bébés.

Le ministère français de la Santé recommande d'injecter tous les nouveau-nés avant leur sortie de la maternité avec ce Beyfortus et ceci

---

361. Hammitt LL et al. MELODY Study Group, *Nirsevimab for Prevention of RSV in Healthy Late-Preterm and Term Infants*, *N Engl J Med.*, 2022, PMID 35235726.

362. FDA Biologics License Application (BLA) 761328 Nirsevimab Anti-microbial. Drugs Advisory Committee Meeting June 8, 2023. Division of Antivirals, Office of Infectious Diseases Center for Drug Evaluation and Research, https://www.fda.gov/media/169322/download.

363. EMA/786523/2022 Assessment report Beyfortus 15 septembre 2022, https://www.ema.europa.eu/en/medicines/human/EPAR/beyfortus.

364. https://www.insee.fr/fr/statistiques/7627069.

365. Petrullo, Justina, *US Has Highest Infant, Maternal Mortality Rates Despite the Most Health Care Spending.*, AJMC, 31 janvier 2023.

dès le 15 septembre 2023[366] : une façon déguisée de le rendre obligatoire ? Les mamans n'ont pas toujours l'œil sur les bébés pendant leur séjour après l'accouchement…

Il faut aussi noter le flou volontairement entretenu du point de vue de la qualification de ces nouveaux produits : l'industrie aimerait qu'ils suivent plus ou moins la réglementation plus souple des vaccins, en vue d'éviter des essais cliniques complexes et longs. Par exemple, le Beyfortus contre le VRS est approuvé en urgence comme un vaccin aurait pu l'être. C'est une raison supplémentaire de saisir toute l'importance des enjeux réglementaires, ce que j'ai tenté de mettre en lumière tout au long de cet ouvrage.

---

366. *Prévention* médicamenteuse des bronchiolites à *VRS* à *partir de septembre*, Direction générale de la Santé, 24 août 2023 (Réf : DGS-URGENT N°2023_14).

4.4 Des armes biologiques, vraiment ?

Le virus a certainement fui d'un laboratoire, mais pour affirmer que le SARS-CoV-2 est une arme biologique, il faudrait prouver que la fuite est intentionnelle et dirigée contre un ennemi identifié. Comment un virus aussi contagieux aurait-il été choisi comme arme biologique, puisqu'il peut se retourner contre l'agresseur ? Le virus s'est répandu rapidement sur toute la planète et n'a tué que des personnes très âgées ou très fragiles, une arme donc peu efficace et non maîtrisable.

Rappelons qu'il est le fruit d'une collaboration sino-américaine : qui serait l'agresseur ? La Chine ou les États-Unis ? Si c'est la Chine, elle ne l'aurait pas fait fuir depuis chez elle, et si ce sont les États-Unis, ils ont vraiment raté leur coup : il y a eu plus de morts aux États-Unis qu'en Chine. Certains imaginent que c'est malgré tout une arme biologique, puisque le SARS-CoV-2 a été synthétisé en même temps que des vaccins supposés protéger contre lui. Encore une fois, si cela est de la guerre biologique, le résultat est lamentable vue l'inefficacité de ces vaccins.

La gestion de la pandémie a bien été militarisée particulièrement aux États-Unis et la réaction du pouvoir a été désignée comme un ensemble de contre-mesures contre une arme biologique : est-il judicieux de reprendre à notre compte ce vocabulaire guerrier attaché à une question de santé ? C'est plutôt une source de confusion et cela empêche de comprendre cette question de santé comme une question biopolitique. Les experts en biodéfense affirment que le risque que la Covid-19 soit utilisée comme arme à grande échelle est faible étant donné sa nature hautement infectieuse, qui se retournerait probablement contre tout groupe essayant de le répandre : ils reconnaissent donc que le SARS-CoV-2 n'est pas une *bioweapon*, mais pourrait le devenir dans les mains de bioterroristes : pas question pour les militaires de laisser échapper la gestion des pandémies de leurs mains, ils préfèrent inventer de mauvais scénarios de science-fiction.[367]

---

367. *Officials probe the threat of a coronavirus bioweapon.*, (*Des responsables sondent la menace du coronavirus comme arme biologique*), *Politico*, 04/23/2020.

Le gouverneur de l'État de Floride, Ron DeSantis, affirme aussi que le vaccin anti-Covid-19 est une arme biologique,[368] mais, si c'est une arme, qui en est le créateur et contre qui est-elle dirigée ? Je rappelle que la fabrication des vaccins est supervisée aux États-Unis par le ministère de la Défense, via le PREP Act. Si l'on suit cette logique, cela impliquerait que le gouvernement fédéral aurait volontairement orchestré une attaque contre sa propre population civile. Cette hypothèse devient encore plus déconcertante lorsque l'on considère que les forces armées du pays, dont les soldats sont également vaccinés, seraient également ciblées. En somme, cette théorie, lorsqu'elle est examinée de plus près, semble dénuée de sens et de fondement logique. En revanche, ce qui peut faire sens, c'est d'admettre que, dans l'histoire de la vaccination, certains dommages collatéraux sur les populations civiles ont été tolérés, dans le but de faire place à de nouvelles technologies considérées comme essentielles pour la sécurité nationale.

Je précise toutefois ne pas nier les tendances eugénistes et malthusiennes de certains responsables élus ou non élus du biopouvoir, ni les liens qui unissent l'industrie des vaccins à ces tendances.[369] Certes, les résultats délétères de la fabrication du virus et des vaccins peuvent les contenter a posteriori. Cependant, il est difficile de concevoir raisonnablement que l'ensemble de cette situation a pu être orchestré dans un dessein malthusien et eugéniste. Il ne faut pas surestimer ces individus, en les considérant comme plus intelligents et machiavéliques qu'ils ne le sont en réalité. Ils sont, au fond, des éléments au service d'un système plus vaste qu'ils administrent.

Il existe sans doute des stratégies moins alambiquées et plus efficaces pour réduire la population et induire des maladies. Je laisse le soin aux adeptes des théories du complot d'imaginer ces scénarios.

---

368. *County GOP: Covid-19 vaccine is a bioweapon*, *12News*, 13 juillet 2023.
369. *Developers of Oxford-AstraZeneca Vaccine Tied to UK Eugenics Movement*, *Unlimited Hangout*, 26 déc. 2020.

Conclusion sur la biopolitique du futur

Au niveau spectaculaire, la Covid-19 peut sembler derrière nous : les médias sont passés à d'autres sujets d'actualité, les responsables politiques de la gestion de la pandémie craignent sans doute les suites judiciaires de leurs manipulations, qui apparaissent maintenant à ceux qui cherchent à comprendre. Pourtant, le biopouvoir continue à mener ses projets de vaccination généralisée et de « préparation » aux pandémies futures. Un nombre toujours plus grand de virus sont concernés par cette stratégie d'extension de la vaccination, qu'elle soit obligatoire ou promue à grands renforts de publicité.

En 2019, le gouvernement français envisage de rendre la vaccination contre le papillomavirus obligatoire pour les adolescents. Cette proposition est lancée pour tâter le terrain après les turbulences des onze vaccins obligatoires du nourrisson (2018). Toutefois, face à la méfiance croissante du public envers les vaccins en général, exacerbée par la pandémie de Covid-19, le gouvernement doit revoir sa position. À la rentrée 2023, cette obligation prend finalement la forme d'une intense campagne de promotion, pour une vaccination anti-HPV désormais gratuite dans tous les collèges de France, pour les filles comme les garçons. Pourtant, ce vaccin est extrêmement controversé depuis sa mise en circulation en 2006. Par ailleurs, une procédure judiciaire au long cours se déroule aux États-Unis contre le fabricant du Gardasil,[370] le laboratoire Merck étant accusé d'avoir dissimulé des effets graves au cours des essais cliniques.[371]

Face aux évolutions récentes de la vaccinologie, l'urgence du moment est celle d'un débat public sur les gains de fonction et autres expériences dangereuses financées par les États. Il faut aussi poser la question de la réglementation des produits géniques à ARNm, qu'ils soient utilisés en tant que vaccins ou thérapie génique. Ces produits et leur formulation posent d'importants problèmes de sécurité et d'efficacité.

Les États occidentaux financent le transfert de technologie ARNm vers des pays qui n'ont pas les moyens de la développer. L'OMS ins-

---

370. Voir le site du plus gros cabinet d'avocat impliqué dans la défense des victimes : https://www.wisnerbaum.com/prescription-drugs/gardasil-lawsuit/

371. *Les essais cliniques du Gardasil ont-ils passé sous silence des effets secondaires ?*, Susan Matthews et Frederik Joelving, *Slate*, 4 janvier 2018.

talle des usines clés en main en Afrique, la France étant le premier pays à financer les activités de transfert de la technologie à ARNm et l'Union européenne y participe également, en plus de ses investissements en Europe même. Le total des investissements du fonds Health Emergency Preparedness and Response (Hera) est de 1,3 milliard d'euros en 2023. En Afrique du Sud, l'UE investit 40 millions d'euros pour les usines de vaccin ARNm… Vous l'avez compris, cette technologie aura une place de choix dans la vaccinologie du futur.

Conclusion

Pourquoi encore un livre sur la Covid-19 ? Lorsque l'on m'a conseillé d'écrire un livre regroupant mes articles scientifiques, je n'en ai tout d'abord pas compris l'intérêt : un autre ouvrage sur la Covid-19 par un scientifique critique, alors que la crise semble derrière nous ? Cependant, en y réfléchissant, j'ai réalisé que la forme papier offre une échappatoire à la censure numérique et au caractère éphémère du web. Elle servira, je l'espère, aux historiens de demain. Le soutien matériel et moral de l'association BonSens.org à ce projet est à saluer et à remercier. BonSens.org réunit de nombreux scientifiques et aura fait le maximum pour éveiller notre personnel politique, en continuant, elle aussi, à défendre la science.

L'élaboration de ce livre aura enrichi ma propre compréhension de ce que nous avons traversé. Ainsi, cet ouvrage synthétise et rend accessible aux non-scientifiques le contenu de mes articles, publiés depuis près de quatre ans, que ce soit dans des revues à comité de lecture ou sur des blogs.

Mon travail ne prétend pas offrir une vue d'ensemble de la gestion de cette crise sanitaire. C'est pourquoi j'ai préféré évoquer les contributions de mes collègues, des médecins et scientifiques de diverses disciplines, indépendants et critiques, qui ont eux aussi publié sur le sujet. L'ensemble de ces analyses critiques, mises en perspective avec le concept de biopolitique de Michel Foucault, nous aide à saisir la cohérence et la logique derrière ce qui peut initialement apparaître comme une gestion désastreuse de la santé publique depuis mars 2020. Des retours sur l'époque pré-pandémique me semblaient nécessaires pour renforcer cette explication biopolitique.

Ceux qui s'intéressaient déjà à l'histoire de la santé publique ne peuvent être totalement étonnés par la tournure prise par la politique sanitaire depuis mars 2020, même si l'accélération de cette biopolitique a pu les surprendre. Les annonces officielles et les recherches scientifiques en cours nous donnent des indices sur la future gestion des maladies infectieuses, toujours dans la même direction : une préparation risquée aux pandémies et une vaccination généralisée en guise de réponse. La surveillance numérique des populations, les simulations de pandémies, et les achats groupés de « contre-mesures médicales » – c'est-à-dire de médicaments et de vaccins – deviendront la norme en matière de gestion, conformément aux traités et règlements internationaux, à moins que des voix ne s'élèvent pour s'y opposer.

J'étais naturellement prédisposée à une analyse critique de la gestion de la Covid-19, grâce à ma formation et à mon intérêt constant pour la biologie en général et la théorie de l'évolution en particulier. En parallèle, mon intérêt pour l'épistémologie m'a amenée à m'attaquer, dans cet ouvrage, au fléau du scientisme. Cette idéologie prédomine désormais dans toutes les disciplines sensibles d'un point de vue politico-économique, et la biologie n'échappe pas à la biopolitique. L'ensemble de la recherche sur la Covid-19 a été instrumentalisé au profit du biopouvoir.

La biopolitique, qui tend à notre époque à imposer des normes sanitaires à l'ensemble des populations humaines, s'appuie de plus en plus sur la vaccination comme alternative aux soins en infectiologie (et bientôt dans d'autres domaines, tels que la cancérologie). Depuis le XVIIIᵉ siècle, le vaccinalisme a intégré une dimension autoritaire, privilégiant la couverture vaccinale des populations au détriment de la santé des personnes qui les composent.

Cette idéologie a été renforcée par les profits croissants de l'industrie pharmaceutique sur la vente des vaccins, surtout depuis la loi étatsunienne de 1986, qui décharge les fabricants de toute responsabilité financière pour les effets indésirables.[372] Cette conjonction de l'idéologie avec les intérêts économiques des fabricants de vaccins explique que la biopolitique, initialement conçue pour protéger la santé des populations, contribue désormais à la détériorer considérablement.

Comme toute intervention médicale, la vaccination devrait être soumise à un examen et une évaluation scientifiques rigoureux, surtout qu'elle est destinée à des individus en bonne santé. Or, les vaccins font l'objet de moins de contrôles que d'autres médicaments, qui sont pourtant destinés à des personnes malades. L'efficacité des vaccins traditionnels n'a pas été suffisamment évaluée par des études

372. National Childhood Vaccine Injury Act of 1986, https://en.wikipedia.org/wiki/National_Childhood_Vaccine_Injury_Act, https://www.congress.gov/bill/99th-congress/house-bill/5546

cliniques randomisées en double-aveugle, comme l'ont souligné plusieurs ouvrages spécialisés.[373]

L'autoritarisme qui a caractérisé la gestion de la vaccination depuis l'avènement de l'ère industrielle ne cesse de s'intensifier, tout en négligeant les effets indésirables potentiels de cette pratique généralisée. Avec les vaccins contre la Covid-19, le manque d'évaluation et la pression exercée sur les populations ont atteint des niveaux sans précédent, posant un risque sérieux de dégradation rapide de la santé globale de l'humanité.

Censure systémique

Le biopouvoir est exercé aujourd'hui par une alliance des gouvernements et des agences de santé avec la grande industrie. Les autorités officielles agissent en collaboration avec des organisations non gouvernementales puissantes pour museler et discréditer toute critique de la biopolitique et l'assimiler au complotisme le plus ridicule. Les médias classiques et les réseaux sociaux, canaux totalement soumis au biopouvoir, réalisent presque parfaitement la censure de toute opinion critique et même de toute analyse des documents officiels et des publications scientifiques. Cette omerta médiatique observée ces dernières années interroge profondément sur la manière dont l'information est relayée et contrôlée, en particulier dans un contexte de crise. Lorsque des voix dissidentes sont réduites au silence ou marginalisées, cela pénalise la pluralité des points de vue disponibles pour le grand public. Or, une information équilibrée est essentielle pour permettre aux individus de prendre des décisions éclairées, notamment pour leur santé.

La question des origines

Comme d'autres équipes indépendantes (voir les publications de *France Soir* dans le dossier *Histoire de la Covid-19* dès août 2020) j'ai montré que la pandémie résulte des expériences de gains de fonction (GoF) sur les coronavirus qui ont commencé il y a plusieurs dizaines d'années dans le but d'anticiper les pandémies et la réponse vaccinale à celles-ci. Ces GoF sont réalisés depuis au moins les années

---

373. Michel Georget, *Vaccinations, les vérités indésirables*, Dangles, 2017 ; Michel de Lorgeril, ouvrages de la collection *Vaccins et Société*, Ed. Chariot d'Or.

2000 par une collaboration entre les États-Unis et la Chine, ce qui explique la seule incertitude qui subsiste raisonnablement sur l'origine géographique du SARS-CoV-2 : chinoise, américaine ou autre ?

Cependant, la paternité du virus doit vraisemblablement être attribuée à la recherche civilo-militaire US (en n'oubliant pas les industriels qui ont développé les vaccins anti-Covid-19 et en étaient déjà partie prenante depuis quelques années). Ces GoF sont réalisés dans le but avoué et a priori louable de nous préparer aux pandémies. Cependant, leurs auteurs eux-mêmes, ainsi que la plupart des responsables officiels, sont conscients des risques de ces manipulations. Les plus lucides admettent leur rôle dans l'apparition du SARS-CoV-2 et affirment qu'il est impossible d'anticiper de cette façon les futurs virus émergents à potentiel pandémique.

L'émergence très probable du SARS-CoV-2 dès au moins le printemps 2019 explique l'affinage au cours du temps des scénarios d'anticipation de pandémies. À leur lecture mise en rapport avec l'avancement de la recherche, il apparaît même évident que le biopouvoir anticipait un coronavirus pandémique depuis 2017 au moins. Toutes les contre-mesures décidées au cours de la crise Covid-19 avaient été envisagées et discutées dans ces simulations de pandémies, il est donc important de continuer à s'y intéresser, car ces exercices restent d'actualité pour le futur immédiat.

Les ordonnances et mauvais traitements du biopouvoir
La maladie Covid-19 a subi un traitement politique du point de vue diagnostique, thérapeutique et épidémiologique. Les tests diagnostiques (PCR, tests antigéniques et sérologiques, donc rétrospectifs) ont été surtout utilisés dans le but d'augmenter fictivement la gravité réelle de la maladie, en faisant passer des « cas » pour des malades. Cette manipulation est dans la suite logique de l'exagération du fardeau de la grippe déjà à l'œuvre depuis des années.

L'évaluation de l'immunité individuelle et de la population par des tests sérologiques bien trop spécifiques en a donné une idée par trop restreinte. Tout ceci était destiné à préparer la population à l'arrivée des vaccins comme unique solution. J'ai montré comment ceci a été possible techniquement du point de vue de la biologie clinique (qui est ma spécialité officielle). La focalisation sur les anticorps comme outil diagnostic et étalon de l'efficacité des vaccins était erronée.

Les anticorps ont en effet parfois un rôle délétère plutôt que bénéfique d'un point de vue historique et théorique fondé sur la théorie de l'évolution et ceci s'est vérifié : ils peuvent aggraver la maladie Covid-19 en fonction de leur taux et de leur qualité. Deux phénomènes immunitaires « paradoxaux » à première vue peuvent être responsables de cette aggravation : les effets de l'ADE (facilitation par les anticorps) et l'OAS (empreinte antigénique) peuvent s'additionner dans ce sens et aussi expliquer la facilitation et l'aggravation des Covid-19 post-vaccinales. Ces phénomènes étaient connus et tous les experts avaient mis en garde contre l'ADE au début de la pandémie, mais la plupart se sont ensuite tus ou ont retourné leur veste pour ne pas gêner le développement des campagnes de vaccination.

J'ai passé en revue les études sur les raisons potentielles pour lesquelles les enfants et beaucoup d'adultes ne sont pas atteints par la Covid-19, ce qui a aussi été passé sous silence également dans le but d'aggraver spectaculairement la dangerosité du virus. En résumé, un système immunitaire « jeune » (également chez certains adultes et pas seulement les enfants) est le meilleur garant contre les Covid-19 graves, et il est associé à un microbiote intestinal de qualité. Ces deux facteurs sont donc à préserver en première intention pour prévenir les infections virales en général. Il est important de maintenir à un bas niveau l'état inflammatoire de base de l'organisme. C'est un aspect de la prévention qui n'est pas pris en compte par la biopolitique, car difficilement industrialisable et donc non rentable pour Big Pharma.

Il ne faut cependant pas négliger la dangerosité du virus SARS-CoV-2 due à la manipulation effectuée sur sa protéine Spike, qui est toxique : c'est pourquoi un traitement précoce est essentiel en cas de symptômes d'infection.

J'ai donc repris les résultats des nombreux médecins courageux qui ont décidé de désobéir à l'injonction gouvernementale de ne pas soigner les malades de la Covid-19 : ce sont beaucoup de médecins anonymes, mais aussi de très connus comme le Pr Raoult, le Pr Perronne, le Dr Maudrux, les médecins de l'IHU… Il existe, en effet, des traitements efficaces qui sont tous d'ailleurs des immuno-modulateurs ou des antibiotiques agissant donc sur le microbiote et les co-infections. L'interdiction (toujours partiellement en vigueur) faite aux médecins généralistes de jouer leur rôle essentiel de première ligne en cas de pandémie puis à tous les médecins d'utiliser les traitements efficaces s'explique aussi par l'intérêt biopolitique d'augmenter le fardeau du virus. Rappelons que l'absence de traitement figure en préambule comme justification de toutes les autorisations d'urgence des vaccins et était donc indispensable à celles-ci. De même, les autorités ont nié l'efficacité de compléments tels la vitamine D et le zinc.

J'ai aussi brièvement résumé mon travail théorique sur l'évolution du virus, qui a été publié et m'a valu d'avoir à expertiser le travail d'autres équipes sur ce sujet. Le virus s'était atténué dès le mois de mai 2020, comme l'avaient remarqué les médecins qui soignaient les patients Covid-19. Les variants sélectionnés par l'évolution naturelle des virus suivent en général cette voie : les virus les plus contagieux et les moins agressifs sont plus compétitifs et cette évolution est guidée par l'interaction du virus avec le système immunitaire de son hôte (la population humaine). Sur ce sujet aussi les médias et les autorités ont essayé au début de la pandémie de nous convaincre contre toute évidence que le virus ne mutait pas.

En France, l'IHU Marseille Méditerranée Infection, qui avait la plus grande capacité de séquençage du pays, a été le premier à repérer les variants, mais il a été vilipendé sur ce point, sans doute parce que cet institut était l'un des rares hôpitaux à soigner les malades en traitement ambulatoire précoce, bravant ainsi l'interdiction officielle. Dans ce traitement politique de la maladie, j'ai aussi évoqué la mascarade des masques, dont on connaissait l'inutilité pour limiter la diffusion pandémique d'un virus avant la Covid-19. L'utilisation à grande échelle en population générale n'a fait que confirmer cette inutilité.

Les failles de la pharmacovigilance sur des vaccins à haut risque
La Covid-19 a représenté l'opportunité idéale pour le développement des vaccins ARNm en évitant les dix ans de tests minimums requis habituellement. La technologie ARNm était ciblée comme la solution à l'inefficacité des vaccins contre la grippe dès 2010 (après la pandémie H1N1).

J'ai rassemblé les preuves publiées en *peer-review* montrant que l'immunité naturelle contre les coronavirus est plus solide et disparaît moins vite que l'immunité vaccinale. Ceci a été complètement occulté, alors que c'est un fait admis pour toutes les maladies. Le but de cette volte-face est, bien sûr, la promotion du vaccin. J'ai insisté sur le rôle exagéré attribué aux anticorps, aussi bien dans la détection de l'immunité que comme preuve de protection contre une maladie. Les anticorps sont avant tout des témoins de la rencontre avec un pathogène.

Pour ce qui est de la Covid-19, les anticorps naturels (acquis par l'infection), mais surtout les anticorps vaccinaux, sont capables d'aggraver la maladie. Ceci était admis par tous les experts pour les vaccins anti-coronavirus au début de 2020 (phénomène ADE) et on a découvert ensuite que l'empreinte immunitaire (OAS) rendait les injections répétées de vaccins anti-Spike encore plus délétères, en affaiblissant la réponse aux variants. Le phénomène de l'ADE explique en partie les Covid-19 post-vaccinales observées depuis les essais cliniques et dans toutes les études observationnelles en phase commerciale. L'OAS rend compte aussi en partie de la susceptibilité accrue des vaccinés aux variants successifs du SARS-CoV-2.

Le biopouvoir s'efforce naturellement de dissimuler à la fois l'objectivation de ces phénomènes et leur explication théorique. La majorité des experts, médecins et même victimes des effets néfastes de ces vaccins sont dans l'incapacité de les reconnaître, car ils semblent pris dans le mécanisme de la double pensée d'Orwell. Tous les vaccins anti-Covid-19 et leurs adaptations, basés sur la protéine Spike du virus, sont susceptibles de provoquer ces effets délétères.

Les essais cliniques sur les adultes révélaient déjà la plupart des effets indésirables de tous les types de vaccins anti-Covid-19. Ces pathologies associées au vaccin sont dues à la toxicité propre de la protéine Spike du virus : elle a été choisie comme antigène pour tous les vaccins. Et ceci n'est pas une volonté maléfique des fabricants (ils n'ont pas étudié cette toxicité) : la Spike étant l'antigène le plus accessible et le plus abondant du virus, c'est celui qui fera produire le plus fort taux d'anticorps, l'étalon-or de la vaccinologie. C'est aussi pour cette raison que la Spike vaccinale a été modifiée par rapport à la Spike virale : ceci la rend plus stable et plus productrice d'anticorps et aussi encore plus toxique.

Les essais sur les adolescents, les enfants et les bébés ont montré aussi très clairement l'inefficacité et la grande toxicité des vaccins ARNm. En 2020, aucun essai clinique sur les femmes enceintes n'a été effectué et, ensuite, les résultats de l'essai lancé en février

2021 sur seulement 726 femmes ne sont que partiellement publiés en juillet 2023.[374] Les femmes du groupe placebo ont été vaccinées dès l'accouchement, ce qui empêche le suivi à long terme des effets indésirables. Ces résultats partiels montrent presque deux fois plus d'anomalies congénitales chez les bébés de mères vaccinées et quatre fois plus d'effets indésirables par rapport au placebo. Pourtant, cette population a été « ciblée » dès le printemps 2021 et, comme attendu, tout est fait pour masquer les effets des vaccins anti-Covid-19 sur la grossesse et les bébés à naître. Les effets indésirables sur les femmes enceintes, les fausses couches, les mort-nés, les malformations et maladies des bébés, la baisse de la natalité, ainsi que les perturbations du cycle menstruel ont été l'objet d'une attention particulière des autorités : il s'agit toujours de les rendre invisibles et d'accuser ceux qui les évoquent de « mésinformation ».

L'incidence de certains cancers augmente brusquement dans les statistiques en 2021 après les vaccinations. De même, le risque de myocardite chez les jeunes est nettement plus élevé après la vaccination qu'après une infection par le virus lui-même, un fait également occulté.

Bien qu'il n'ait pas été clairement démontré que l'ARNm du vaccin puisse s'intégrer dans le génome d'une personne vaccinée, ceci reste biologiquement plausible. Il aurait fallu étudier sérieusement ce risque avant d'administrer un produit encore en phase expérimentale à des milliards de personnes, d'autant que l'on connaît maintenant la large contamination des ARNm anti-Covid-19 par de l'ADN.

Les systèmes classiques de pharmacovigilance ont montré leur inefficacité à détecter les effets indésirables des vaccins anti-Covid-19, alors qu'ils étaient prévisibles avant les campagnes de vaccination : tout a été fait pour ne pas les voir. Et maintenant, tout est orchestré pour aggraver encore le fardeau du virus et le présenter comme plus dangereux que les vaccins. Chaque publication qui va dans ce sens comporte des biais facilement identifiables par tout scientifique honnête.

---

374. *To Evaluate the Safety, Tolerability, and Immunogenicity of BNT162b2 Against Covid-19 in Healthy Pregnant Women 18 Years of Age and Older*, ClinicalTrials.gov. Données détaillées : http://tiny.cc/NCT04754594.

J'ai passé en revue les arguments montrant qu'il est tout à fait possible que les vaccinés puissent contaminer les non-vaccinés par contact rapproché : l'ARNm ou la Spike vaccinale peuvent être théoriquement présents dans de nombreux fluides corporels. Cette hypothèse rencontre beaucoup d'opposition, mais personne n'a été en mesure de contredire un seul de mes arguments. D'ailleurs, des publications indépendantes ont montré le passage de l'ARNm vaccinal dans le lait maternel dans les huit jours après l'injection.

J'ai participé à la rédaction d'un document destiné aux magistrats : nous y expliquons pourquoi il est important d'ordonner une autopsie après un décès post-vaccinal, quelle que soit la pathologie associée au décès et la durée écoulée depuis l'injection. Les vaccins anti-Covid-19 sont, en effet, des produits expérimentaux et on ne peut jamais exclure un lien de causalité. Il ne devrait pas incomber aux familles des victimes de prouver ce lien. Au contraire, la responsabilité devrait revenir aux fabricants et aux organismes de pharmacovigilance de fournir des arguments solides pour disculper leur produit.

La course incontrôlée vers les thérapies géniques

Le biopouvoir va essayer de profiter de la pandémie Covid-19 pour continuer à avancer sur deux fronts : les recherches de gains de fonction sur les virus et l'accélération de la vaccination généralisée.

Les vaccins ARNm anti-Covid-19 sont, de fait, des thérapies géniques et auraient dû suivre la stricte réglementation associée à ces produits. En les qualifiant de vaccins, les agences de santé ont permis qu'ils évitent des contrôles de sécurité indispensables.

Il est question d'étendre la technologie ARNm à de nombreux vaccins ou pour traiter des maladies génétiques et des cancers. Sans opposition de la population et des élus, il faut craindre la généralisation de ces produits sans essais précliniques et cliniques suffisants : tous ces ARNm devraient être suspendus pour les populations en bonne santé, jusqu'à ce qu'ils démontrent un rapport bénéfice/risque positif pour les malades, ce qu'ils n'ont pas encore fait.

Les expériences de gains de fonction sur les virus, qui sont certainement à l'origine de la pandémie, continuent comme si rien ne s'était passé : le SARS-CoV-2 continue à être manipulé ainsi que d'autres virus plus dangereux que les coronavirus. Tout cela mériterait un débat public d'envergure.

En ce qui concerne les vaccins de demain et les futures pandémies, d'énormes moyens financiers et techniques sont déjà mobilisés, sans débat non plus. Des usines à ARNm sont construites dans le monde entier et des « améliorations » sont même envisagées, comme les ARNm auto-amplifiés. Les techniques classiques de vaccins nous réservent aussi de mauvaises surprises si nous n'agissons pas : il est prévu, par exemple, des vaccins auto-disséminants pour les animaux (pour le moment !), des vaccins contraceptifs censés être réversibles, des vaccins intranasaux ou par la peau.[375]

La « thérapie préventive » des maladies infectieuses est un nouveau concept, qui va permettre d'alléger la réglementation, en faisant passer ces produits pour des vaccins, comme nous l'avons vu avec le Beyfortus, un anticorps monoclonal contre la bronchiolite des bébés, déjà identifié comme inefficace et toxique, mais autorisé en urgence.

Comment contrer cette biopolitique du futur ?

La balle est dans le camp de la population et des élus, qui doivent s'emparer du travail critique que nous continuons à élaborer, par exemple en France avec le Conseil Scientifique Indépendant (CSI), l'association BonSens.org ou l'Aimsib. De nombreux collectifs sont maintenant en place et portent la responsabilité d'éclairer ceux qui doutent. Cependant, ils doivent se battre pour accéder à des informations et des analyses indépendantes, critiques et honnêtes. Pour répondre à cette demande, il faut signaler les efforts du média en ligne *France Soir*, qui continue à publier le travail original de collectifs de scientifiques de haut niveau (choisissant parfois l'anonymat pour leur sécurité).

Savoir, c'est pouvoir. C'est à chacun de trouver les bons canaux pour s'informer et agir, et cela commence par briser le mur de la censure par tous les moyens possibles.

---

375. *Vaccines Delivered Via Dissolvable Skin Patches*, American Society for Microbiology, décembre 2022.

Abréviations

Sigles	Terme complet	Description
ACE2	Angiotensin converting enzyme 2	Enzyme de conversion de l'angiotensine 2, le principal récepteur du virus SARS-CoV-2
ADE	Antibody dependent enhancement	Facilitation/aggravation de l'infection par les anticorps
Aimsib	Association internationale pour une médecine scientifique indépendante et bienveillante	
ANSM	Agence nationale de sécurité du Médicament	Agence française de régulation des médicaments. A remplacé l'AFSSAPS défaillante dans la surveillance du Mediator
ARN	Acide ribonucléique	RNA en anglais.
BMJ	*British Medical Journal*	
BSL	Biosafety Lab, niveau de 1 à 4	Laboratoires de bio-sécurité. En français, laboratoires P1 (le plus bas) à P4 (le plus élevé).
CDC	Centers of Diseases Control	Centres américains de contrôle des maladies
CEPI	Coalition for Epidemic Preparedness Innovations	Coalition dédiée à la préparation aux épidémies
Covid-19	Coronavirus disease 2019	Maladie due au coronavirus de 2019
CSI	Conseil Scientifique Indépendant	Groupe de scientifiques français constitué lors de la crise sanitaire pour diffuser les travaux de la recherche indépendante

DARPA	Defense Advanced Research Projects Agency	Agence américaine de projets de recherche avancée en défense
DoD	Department of Defense	Ministère de la Défense des États-Unis
EHA	Eco Health Alliance	Organisation non gouvernementale financée par le NIH pour anticiper les pandémies
EI	Effet indésirable	Réaction nocive après une médication
EMA	European Medicines Agency	Agence européenne des médicaments
FDA	Food and Drug Administration	Agence américaine chargée de la réglementation des aliments et médicaments
FEM	Forum économique mondial	En anglais WEF : World Economic Forum
FOIA	Freedom Of Information Act	Loi américaine de 1966 permettant à n'importe quel citoyen, quelle que soit sa nationalité, de consulter les documents administratifs.
GoF	Gain of function	Acquisition de nouvelles fonctions biologiques par un organisme
GTP	Gene therapy product	Produit de thérapie génique
HAS	Haute Autorité de Santé	Instance de régulation de la santé en France
LNP	Lipid nanoparticles	Nanoparticules lipidiques utilisées dans les vaccins à ARN messager
MERS MERS-CoV	Middle East Respiratory Syndrome	Syndrome respiratoire du Moyen-Orient (MERS) causé par le coronavirus MERS-CoV

NIAID	National Institute of Allergy and Infectious Diseases	Institut national des allergies et des maladies infectieuses (une branche du NIH)
NIH	National Institutes of Health (États-Unis)	Instituts nationaux de la santé aux États-Unis
OAS	Original Antigenic Sin	Péché antigénique originel. Phénomène de réponse immunitaire pouvant conduire à la facilitation de l'infection
OMS	Organisation mondiale de la santé	World Health Organization (WHO), agence spécialisée de l'ONU
PCR	Polymerase Chain Reaction	Technique de réplication de l'ADN ou de l'ARN
SARS-CoV-2	Severe Acute Respiratory Syndrome Coronavirus 2	Virus responsable du syndrome respiratoire aigu sévère de la Covid-19
SI	Système immunitaire	
Spike	Protéine de surface du virus SARS-CoV-2	Donne au virus sa forme en couronne, d'où son nom
VAERD	Vaccine-Associated Enhanced Respiratory Disease	Maladie respiratoire facilitée par l'administration d'un vaccin
VAERS	Vaccine Adverse Event Reporting System	Système de notification des événements indésirables liés aux vaccins (États-Unis)

Table des matières

Quatrième partie
LA BIOPOLITIQUE DU FUTUR...
QUE NOUS RÉSERVE-T-ELLE ?

www.ingramcontent.com/pod-product-compliance
Lightning Source LLC
Chambersburg PA
CBHW031119020426

42333CB00012B/140